Dohmen
Baby-Ernährung

Barbara Dohmen kennt die vielen Fragen, die sich junge Mütter rund um das Thema Stillen und Füttern stellen. Sie wollen von Anfang an alles richtig machen, ihrem Baby den besten Start ermöglichen – sind aber oft verunsichert durch viele verschiedene Ratschläge und Informationen hierzu. Diese Verunsicherung möchte Ihnen die Diplom-Ökotrophologin und Mutter zweier mittlerweile erwachsener Kinder mit ihrem umfassenden Ratgeber zur richtigen Baby-Ernährung nehmen. Barbara Dohmen ist seit vielen Jahren Ernährungsberaterin in eigener Praxis in Gelnhausen/ Hessen, arbeitet als Journalistin, Autorin und Hochschuldozentin. Durch ihre Mitarbeit beim Netzwerk »Gesund ins Leben – Junge Familie« des Bundesministeriums für Ernährung und Landwirtschaft ist sie nah dran an allen Entwicklungen in Sachen Baby- und Kinderernährung. Auf zahlreichen Veranstaltungen berät sie zusammen mit Hebammen junge Mütter und Väter und gibt ihnen ein Stück ihrer Expertise weiter – immer mit dem Ziel: das Beste für Ihr Kind!

Barbara Dohmen

Baby-Ernährung

Stillen, Fläschchen, Breie: richtig und gesund ernährt

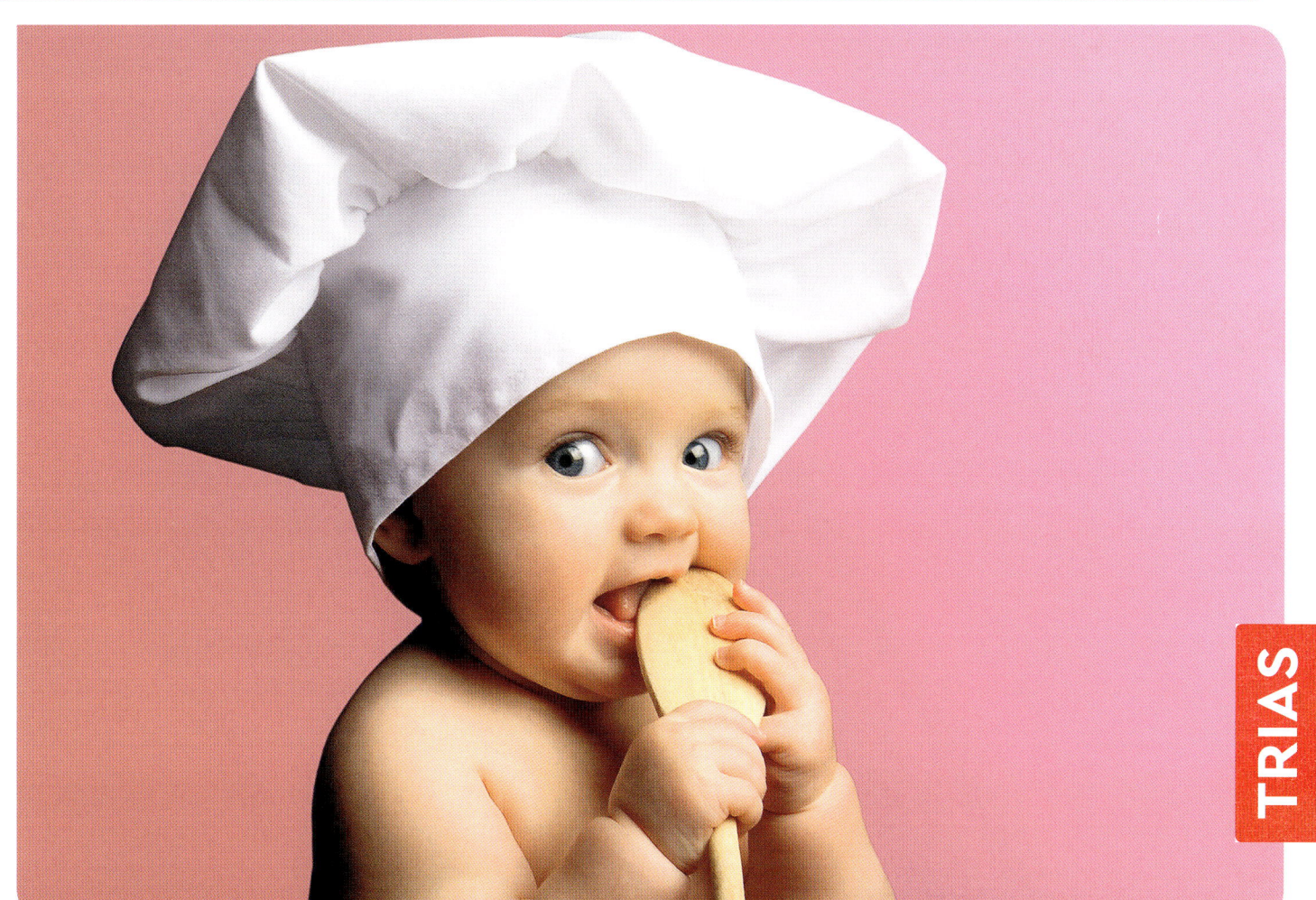

TRIAS

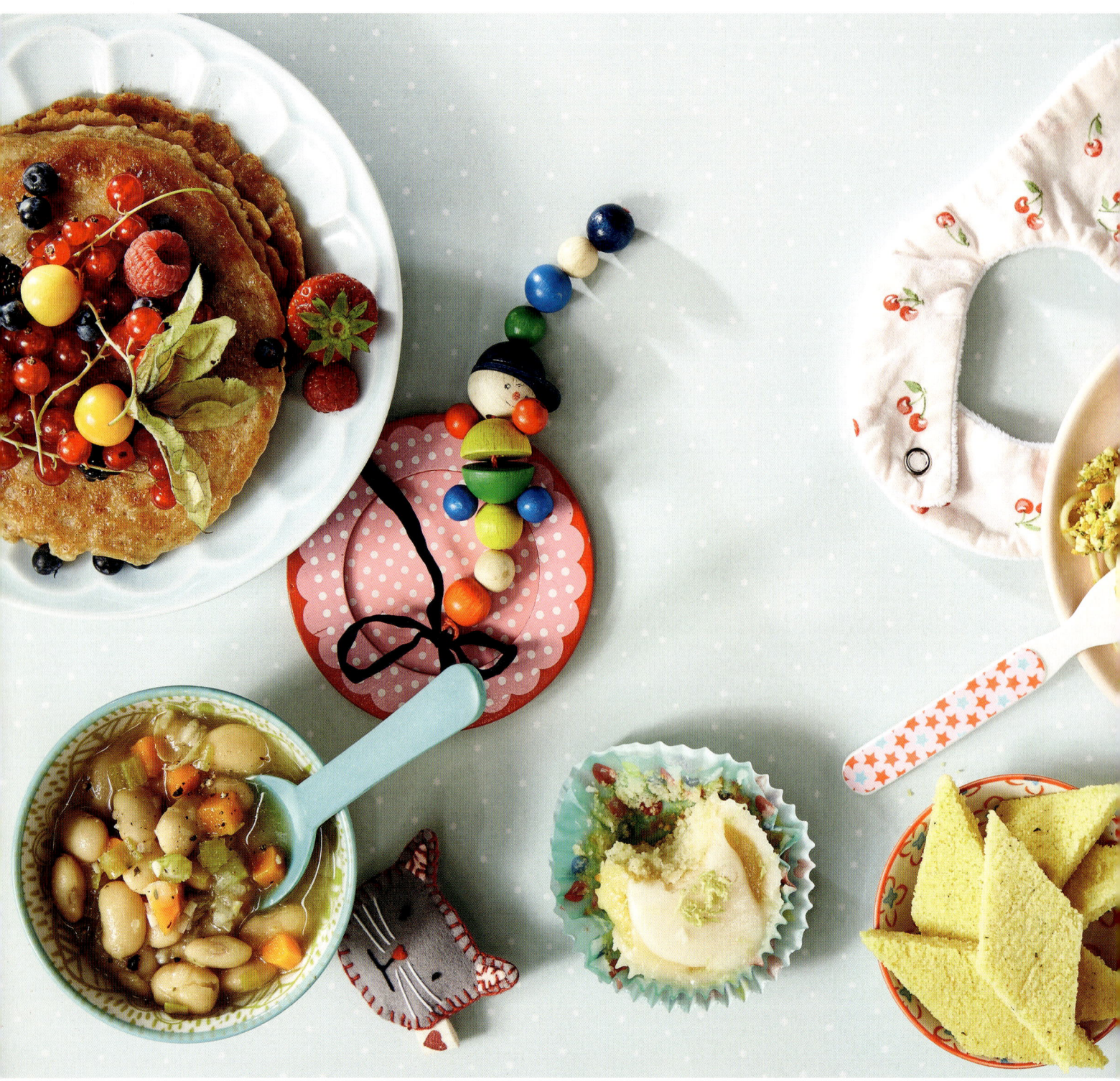

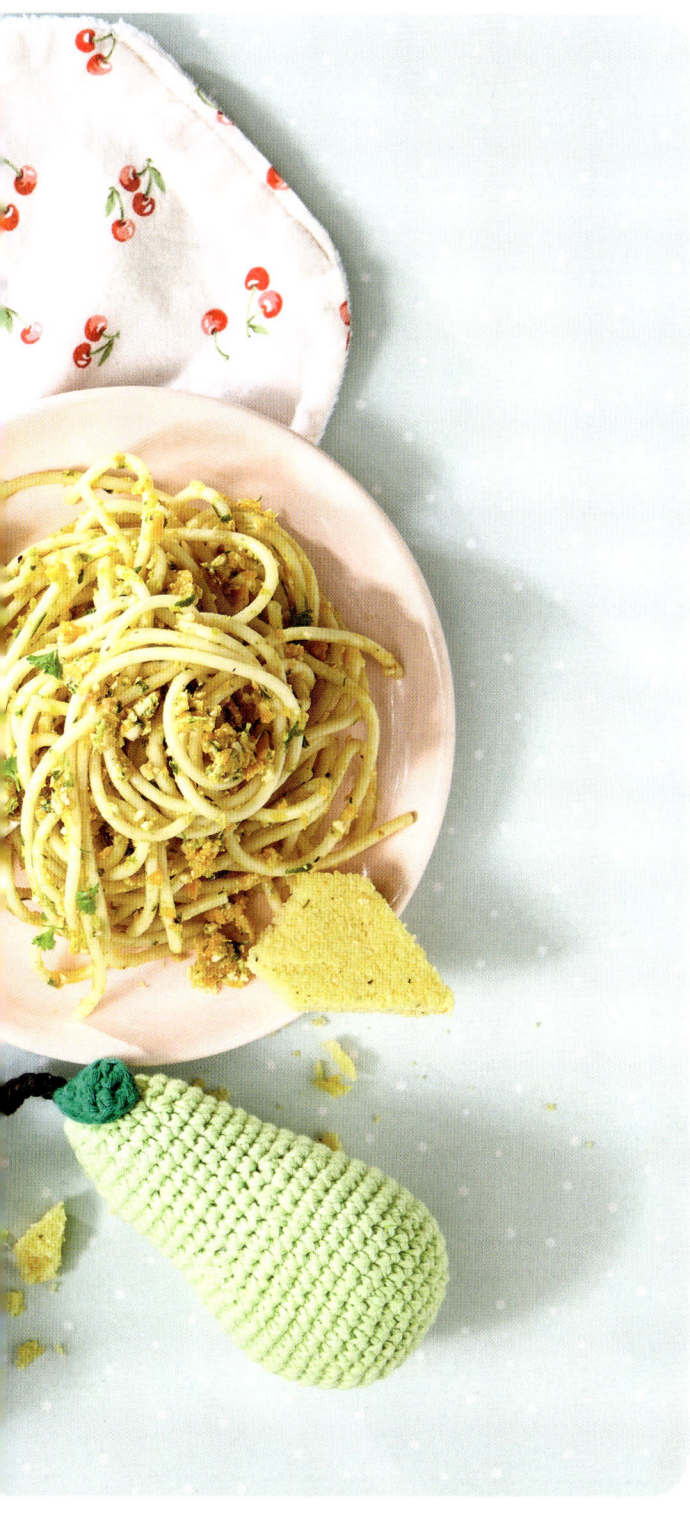

6 Liebe Eltern

9 Mamas Ernährung in der
Schwangerschaft und Stillzeit
10 Gut versorgt in der Schwangerschaft und Stillzeit

17 Im 1. Halbjahr: nur Milch
18 Muttermilch – unschlagbar gut
30 Fertige Flaschenmilch – die beste Alternative

43 Der Beginn des 2. Lebenshalbjahrs:
Zeit für B(r)eikost
44 »Ich bin soweit«
52 Mit Beginn des 5./7. Monats:
Gemüse-Kartoffel-Fleisch-Brei
60 Mit Beginn des 6./8. Lebensmonats:
Milch-Getreide-Brei
64 Ab dem 9. Lebensmonat: Getreide-Obst-Brei

69 Ab dem 10. Lebensmonat:
Familienmahlzeiten
70 Brei ade
76 Nach dem 1. Geburtstag
88 Geschmacksbildung und Esserziehung
94 Vegetarische, vegane und nachhaltige Familienkost
100 Kindergewicht und Ernährungsprobleme

113 Rezepte für die ganze Familie
114 Kochen für Babys und Kinder
122 Ab dem 5. – 7. Monat: Gemüse + Kartoffel + Fleisch
130 Ab dem 5. – 7. Monat: vegetarische Gemüsebreie
134 Ab dem 6. – 8. Monat: Breie mit Getreide
142 Frühstück und Abendbrot: Kraft tanken mit Getreide
152 Suppen
158 Salate, Dips und Saucen
164 Getreide-Beilagen und Kartoffeln
172 Gemüse als Beilage und als Hauptgericht
186 Gerichte mit Fisch und Fleisch
192 Zwischenmahlzeiten: gut versorgt über den Tag

Liebe Eltern,

mit der Geburt Ihrer Babys beginnt für Sie ein neuer Lebensabschnitt, dem Sie sicher voller Spannung und Freude, aber auch mit Ungewissheit und offenen Fragen entgegensehen. Nutzen Sie die Dauer der »Milchzeit« im ersten Lebenshalbjahr Ihres Kindes, um sich auf abwechslungsreiche und auch gesundheitsfördernde Mahlzeiten für Ihr Kind und Ihre ganze Familie vorzubereiten. Dieses Buch soll Sie dabei unterstützen. Mein fachliches Wissen, meine beruflichen und privaten Erfahrungen mit meinen beiden Kindern (heute 22 und 26 Jahre alt), Gespräche und Aktivitäten mit Experten, Eltern und Kindern haben mir ermöglicht, es für Sie zu schreiben. Grundlagen meiner Informationen und Empfehlungen sind aktuelle wissenschaftliche Erkenntnisse aus der Kindermedizin, -gesundheit und -ernährung.

Babyernährung ist kein Hexenwerk. Vertrauen Sie auf die naturgegebene, evolutionsbiologisch »vorprogrammierte« Fähigkeit einer Mutter, ihr Kind zunächst selbst bedarfsgerecht mit eigener Milch nähren zu können, und die Fähigkeit des Babys, sich bedarfsgerecht zu ernähren. Wann und wie viel Milch es braucht, weiß allein Ihr Kind. Lernen Sie seine typischen Hunger- und Sättigungssignale kennen und reagieren Sie angemessen darauf – ob mit Mutter- oder fertiger Flaschenmilch oder später mit Brei und festen Speisen. Kinder sollten nie zum Essen verführt und genötigt werden, wenn sie keinen Hunger (mehr) haben! Das Risiko, an Überernährung und Übergewicht zu »leiden«, ist bei Kindern hierzulande sehr viel höher als das der Mangelernährung und des Untergewichts.

Schon im Mutterleib erhält das Ungeborene über das Fruchtwasser den passenden »Cocktail« zum Wachsen. Nach der Geburt hat die Natur Muttermilch vorgesehen. Fertige Flaschenmilch ist nur annähernd so gut, aber die einzige empfohlene Alternative, wenn Sie nicht stillen können oder wollen. Ich möchte Sie aber ermutigen, es zu versuchen – egal wie lange, ob voll (ausschließlich) oder nur teilweise (mit Zufüttern). Jeder Tropfen Muttermilch und jede Zeit des Stillens tut Ihrem Baby gut.

Auch das hat die Natur so vorgesehen: Im ersten Lebenshalbjahr Ihres Kindes braucht es nicht mehr als Milch. So haben Eltern und Baby Zeit, sich miteinander und mit den Veränderungen im Alltag vertraut zu machen. Beobachten Sie jeden Entwicklungsschritt Ihres Kindes, seine Blicke, Gesten und Verhaltensweisen, wenn es Ihnen signalisiert, was es braucht – ob Milch, frische Windeln, Ruhe, Schlaf, Spiel, Bewegung, Trost, Zuwendung, Kuscheln und Zärtlichkeit. Nur so klappt Kommunikation, bis es erste Worte sprechen kann. Und dass es mal Verständigungsprobleme gibt, ist ganz normal.

Nach etwa sechs Monaten entdeckt Ihr Kind seine sensomotorischen Essfähigkeiten, nimmt Finger in die Hand und kaut darauf herum. Neugierig blickt und greift es nach dem, was andere essen. Jetzt ist es Zeit für Abwechslung, Vielfalt, Breie und Fingerfood. Breie selbst zu kochen hat Vorteile und ist einfach. Wenn Sie sich aber noch unsicher in der Einkaufs- und Kochpraxis fühlen und mehr Zeit für den neuen Alltag brauchen, machen Sie mit Fertigbreien nichts verkehrt. Um den 1. Geburtstag herum wird Ihr Kind selbstständig essen und keinen Brei mehr wollen. Dann ist Zeit für »hand- und bissfeste« Familienkost.

Väter können zwar nicht stillen, aber für die emotionalen Bedürfnisse von Mutter und Baby und bei der Flaschen- und Breifütterung gehören sie von Anfang an dazu. Außerdem sind sie eine große Unterstützung beim Wickeln, Wiegen, Kuscheln, Einschlafen, Spielen und Spazierengehen oder im Haushalt beim Putzen, Waschen, Einkaufen und Kochen. Ihr Kind lernt so schon früh, dass in Familien Aufgaben geteilt werden und dass nicht nur die Mama, sondern auch der Papa für seine Bedürfnisse da ist.

Aller Anfang ist schwer und erst die Erfahrung macht den »Meister«. In diesem Sinne wünsche ich Ihnen gute Lernerfahrungen und eine unvergessliche, einmalige schöne Zeit mit Ihrem Baby.

Barbara Dohmen, im Sommer 2017

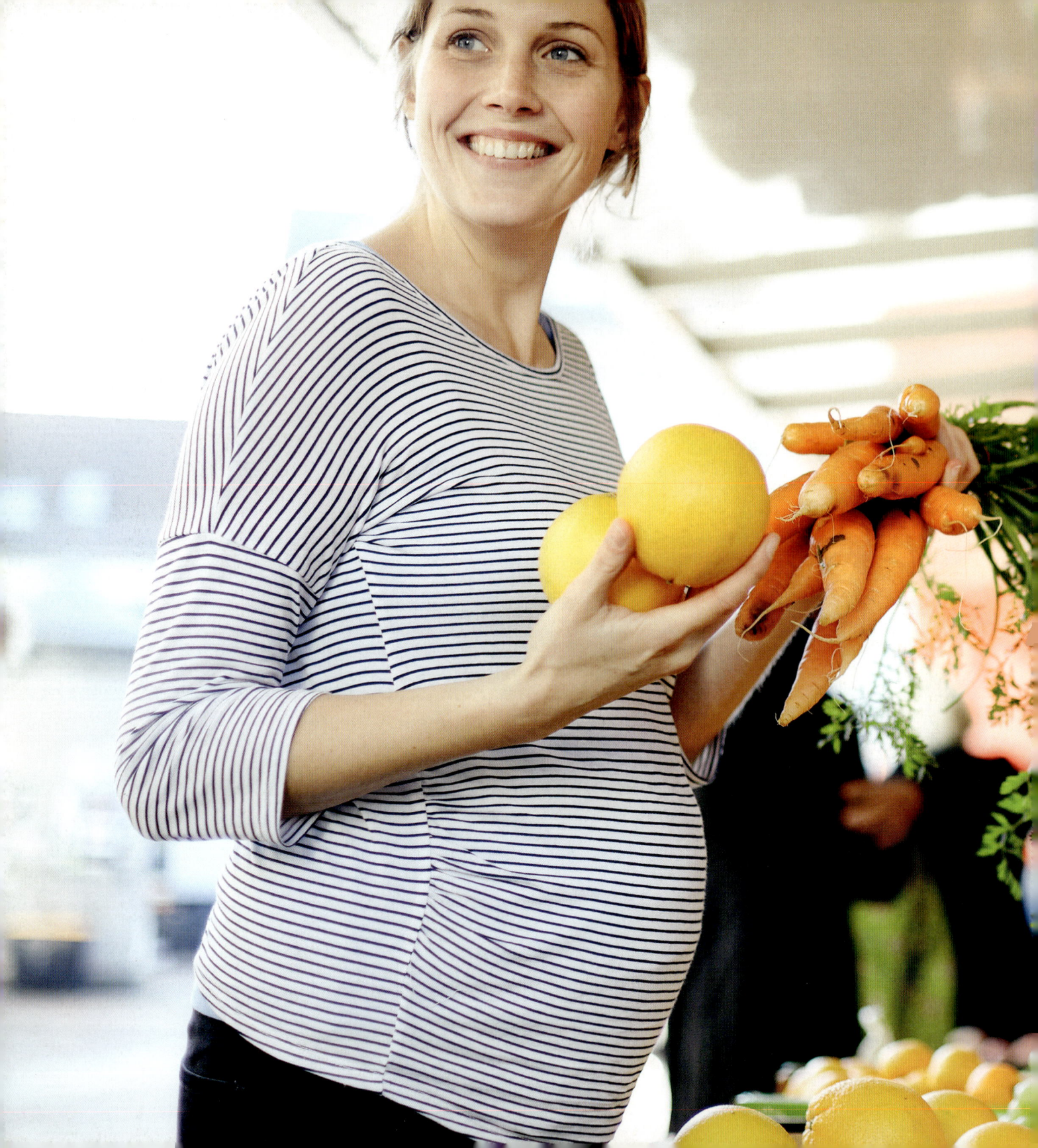

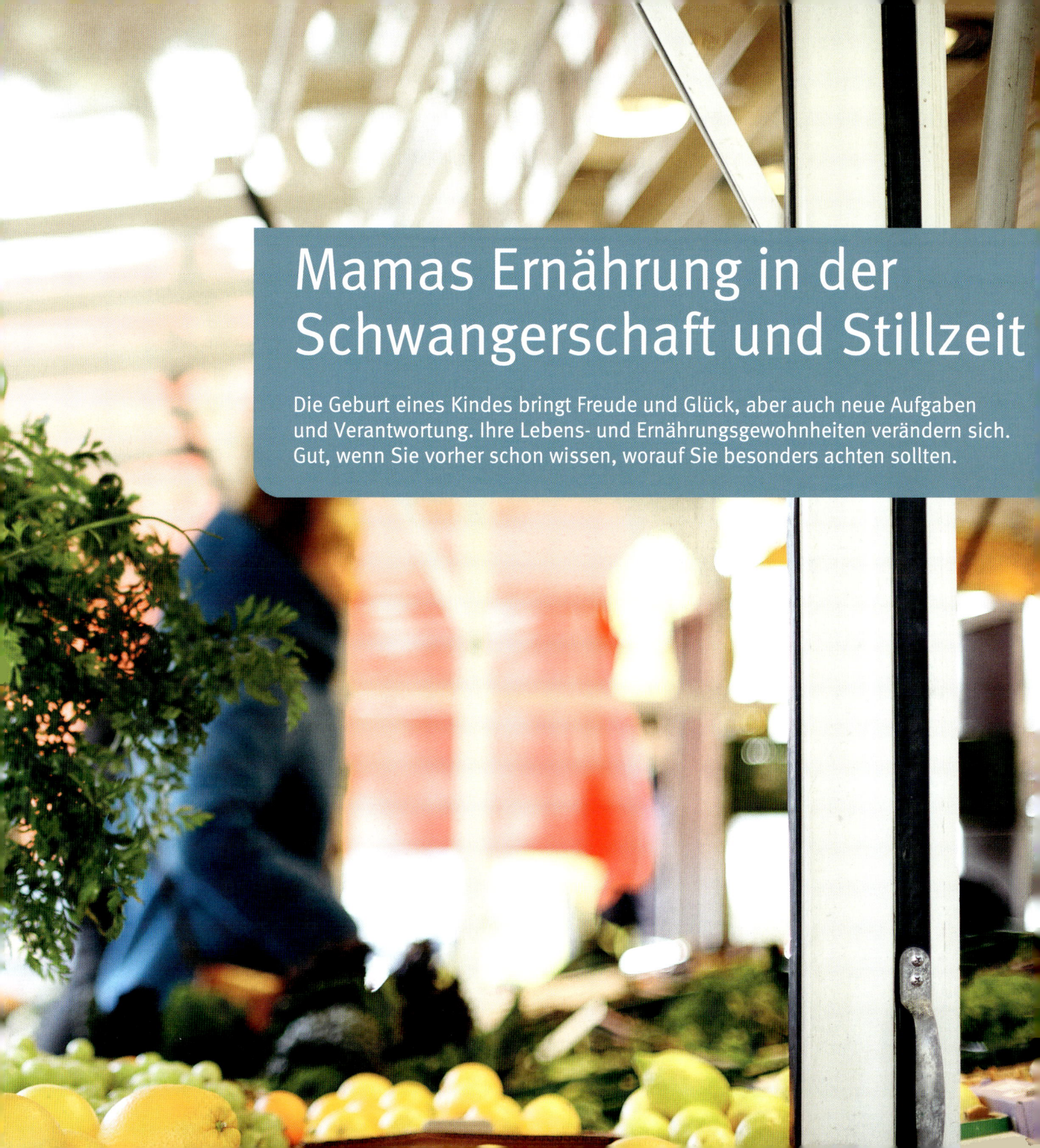

Mamas Ernährung in der Schwangerschaft und Stillzeit

Die Geburt eines Kindes bringt Freude und Glück, aber auch neue Aufgaben und Verantwortung. Ihre Lebens- und Ernährungsgewohnheiten verändern sich. Gut, wenn Sie vorher schon wissen, worauf Sie besonders achten sollten.

Gut versorgt in der Schwangerschaft und Stillzeit

Wie sich ein Kind im Mutterleib und nach der Geburt entwickelt, hängt stark davon ab, wie gut Sie selbst auf sich achten. Sie legen sozusagen das Fundament für die Gesundheit Ihres Kindes. Sorgen Sie gut für sich, kommt das auch Ihrem Kind zugute.

Schwangerschaft und Stillen fordern Kraft, die Sie als Mutter aus der täglichen Nahrung, aus Entspannung und Bewegung an frischer Luft gewinnen. Mit dem Wachstum Ihres Kindes, im Mutterleib genauso wie nach der Geburt, nimmt Ihr Bedarf an Nährstoffen (z. B. Eiweiß, Vitamine, Mineralstoffe) aus der Nahrung deutlich zu, während sich der (Ruhe-)Energiebedarf nur geringfügig erhöht.

Eine einseitige, energie- statt nährstoffdichte Kost in der Schwangerschaft und Stillzeit kann Auswirkungen auf Ihre Gesundheit und die Entwicklung Ihres Kindes haben. Bei Mangel werden auch Nährstoffe aus Ihren mütterlichen Speichern, z. B. Kalzium in Knochen und Zähnen, für die Versorgung Ihres Kindes entzogen.

Kritische Nährstoffe mit Präparaten ergänzen

Kritische Nährstoffe wie Folsäure und Jod – bei Bedarf auch Eisen, Vitamin B_{12}, Vitamin D und Omega-3-Fettsäuren – deren Zufuhr mit der Nahrung nicht ausreichend gedeckt werden kann, sollten Sie während der Schwangerschaft und Stillzeit mit Supplementen ergänzen. Besondere Risikogruppen sind Frauen mit einseitiger oder veganer Ernährungsweise und bestimmten Unverträglichkeiten wie Fisch- und Milcheiweißallergie.

Folsäure

Experten empfehlen für Folsäure eine Supplementierung mit 400 µg Folsäure pro Tag (allein oder in Kombination mit anderen Mikronährstoffen) schon in der Phase der Schwangerschaftsplanung bis zum Ende des ersten Schwangerschaftsdrittels. Damit soll das Risiko für kindliche Fehlbildungen des Gehirns, der Schädelknochen und Wirbelsäule bzw. Neuralrohrdefekte (z. B. offener Rücken), möglicherweise auch für angeborene Herzfehler und Lippen-Kiefer-Gaumen-Spalten gesenkt werden.

Symptome eines Folatmangels, meist in Kombination mit einem Vitamin-B_{12}- und Eisenmangel, können Blutarmut, Müdigkeit, Konzentrationsstörungen und Vergesslichkeit, Schlaf- und Verdauungsstörungen, Appetitverlust und Gewichtsabnahme, Haarausfall, Entzündungen der Schleimhäute (insbesondere der Darmschleimhaut)

und schlechte Wundheilung, Stimmungsveränderung und Depressionen sein. Folatreiche Lebensmittel sind z. B. grünes Gemüse wie Spinat und Brokkoli, Hülsenfrüchte, Weizenkeime, Eigelb, Vollkorngetreideerzeugnisse, Zitrusfrüchte und -säfte sowie angereicherte Lebensmittel, z. B. Frühstückscerealien (Getreideflocken, Müsli), Milcherzeugnisse oder Speisesalz.

Jod

Jod wird von der Schilddrüse zum Aufbau von Schilddrüsenhormonen benötigt, die wichtige Stoffwechselvorgänge, Energieverbrauch, Körpertemperatur, Leistungsfähigkeit, Stimmung, Wachstum und die gesunde Entwicklung der inneren Organe, des Nervensystems, der Kreislauforgane und der Muskulatur des Kindes schon im Mutterleib regulieren. Haben Sie über längere Zeit während der Schwangerschaft Jodmangel, produziert die Schilddrüse Ihres Ungeborenen zu wenig Hormone. Es bildet sich ein Jodmangelkropf (Schilddrüsenvergrößerung), der gleich nach der Geburt zu Atemstörungen und Schluckbeschwerden führen kann. Früher Jodmangel kann Wachstum, Knochen- und Lungenreifung, Gehirn- und Intelligenzentwicklung Ihres Kindes beeinträchtigen und auch das Risiko für Hördefekte ist erhöht.

Experten empfehlen, in Absprache mit dem behandelnden Arzt, schon in der Phase der Schwangerschaftsplanung mit der Supplementierung von 100 bis 150 µg Jod pro Tag zu beginnen und dies bis zum Ende der Stillzeit beizubehalten. Kinder, die nicht gestillt werden, sind über fertige angereicherte Flaschenmilch und später mit Fertigbreien ausreichend versorgt.

Symptome eines Jodmangels bei Schwangeren und Stillenden können eine Kropfbildung mit sichtbarer Zunahme des Halsumfangs, Enge-, Druck- und Kloßgefühl im Hals, Atem- und Schluckbeschwerden, Müdigkeit, Konzentrationsschwäche, Schlaf- und Verdauungsstörungen, depressive Stimmungen, Verstopfung, Kälteempfindlichkeit, trockene, teigige Haut und Haarausfall sein. Besondere Risikogruppen sind Frauen, die sich vegan ernähren, die Pille nehmen oder rauchen. Nennenswerte Mengen Jod sind in Meeresfischen und Algen, Milch und Milcherzeugnissen (wenn die Tiere jodiertes Futter bekommen), jodiertem Speisesalz und daraus hergestellten Lebensmitteln und Speisen enthalten.

Vegetarische und vegane Kost

Die Deutsche Gesellschaft für Ernährung e. V. hält eine vegetarische Kost bei sorgfältiger und gezielter Aus-

So viele Kalorien sollten Sie pro Tag zusätzlich zu sich nehmen

Zeitpunkt	Kalorienmenge
ab dem zweiten Trimester (13. – 28. SSW)	+ 250 Kalorien
ab dem dritten Trimester (29. – 40. SSW bzw. 42. SSW bei Übertragung)	+ 500 Kalorien
in der Stillzeit	+ 500 Kalorien

Beispiel: In 1 Scheibe Vollkornbrot mit Gemüserohkost oder 1 Schoko-Haferriegel oder 1½ großen Bananen oder ½ l fettarmer Milch sind etwa 250 Kalorien enthalten.

wahl nährstoffdichter Lebensmittel wie Vollkornerzeugnisse, Gemüse, Hülsenfrüchte, Obst, Nüsse, Milch und/oder Milcherzeugnisse auch für Schwangere und Stillende geeignet. Eine vegane, rein pflanzliche Kost empfiehlt sie dagegen nicht. »Bei einer rein pflanzlichen Ernährung ist eine ausreichende Versorgung mit einigen Nährstoffen nicht oder nur schwer möglich. Der kritischste Nährstoff ist Vitamin B_{12}. Zu den potenziell kritischen Nährstoffen bei veganer Ernährung gehören außerdem Protein bzw. unentbehrliche Aminosäuren und langkettige n-3-Fettsäuren sowie weitere Vitamine (Riboflavin, Vitamin D) und Mineralstoffe (Kalzium, Eisen, Jod, Zink, Selen).

Für Schwangere, Stillende, Säuglinge, Kinder und Jugendliche wird eine vegane Ernährung von der DGE nicht empfohlen. Wer sich dennoch vegan ernähren möchte, sollte dauerhaft ein Vitamin-B_{12}-Präparat einnehmen, auf eine ausreichende Zufuhr vor allem der kritischen Nährstoffe achten und gegebenenfalls angereicherte Lebensmittel und Nährstoffpräparate verwenden. Dazu sollte eine Beratung von einer qualifizierten Ernährungsfachkraft erfolgen und die Versorgung mit kritischen Nährstoffen regelmäßig ärztlich überprüft werden.«

Konkrete Empfehlungen zur vegetarischen und veganen Kost mit Mengenempfehlungen und Rezepten finden Sie auf der Homepage des Vegetarierbundes (vebu.de).

Übergewicht und Untergewicht vermeiden

Ihr Körpergewicht vor und während der Schwangerschaft beeinflusst die Empfängnisbereitschaft, den Schwangerschafts- und Geburtsverlauf, Ihre eigene Gesundheit und die Ihres Kindes. So ist Übergewicht und/oder eine zu hohe Gewichtszunahme in der Schwangerschaft ein Risiko für Schwangerschaftsdiabetes mit gesundheitlichen Folgen für das Kind (z. B. Frühgeburt, Geburtskomplikationen, Fehlbildungen, Herzfehler und Späterkrankungen wie Adipositas und Diabetes mellitus). Untergewicht führt zu Mangelerkrankungen durch Unterversorgung mit Energie und wichtigen Nährstoffen. Deshalb ist es ratsam, die Schwangerschaft mit Normalgewicht zu starten und während der Schwangerschaft die Gewichtsentwicklung zu beachten.

Ab dem zweiten Schwangerschaftsdrittel steigt Ihre Körpermasse deutlich an und setzt sich zusammen aus: Gewicht des Kindes, Fruchtkuchen (Plazenta), Fruchtwasser, Ihren Brüsten, von Gebärmutter, Körperflüssigkeiten, Ihrem Blut und Ihren Fettdepots.

Stillenden empfehlen Experten, das Gewicht, das sie vor der Schwangerschaft hatten, nicht zu unterschreiten, ob durch Auslassen von Mahlzeiten, einseitige Diäten oder exzessiven Sport. Schadstoffe, die möglicherweise im Fettgewebe gespeichert sind, werden bei starker Gewichtsabnahme während der Stillzeit freigesetzt und gehen in die Muttermilch über. Außerdem wird bei Mangelernährung auch Ihr Kind schlechter mit Nährstoffen versorgt. Lassen Sie sich darum Zeit und beginnen Sie, wenn nötig, mit der Gewichtsabnahme erst dann, wenn Ihr

Empfehlung für die Gewichtszunahme in der Schwangerschaft

Gewicht	BMI	Gewichtszunahme
bei Untergewicht	BMI 18	+ 12 – 18 kg
bei Normalgewicht	BMI 18 – 25	+ 10 – 16 kg
bei Übergewicht	BMI 25 – 30	+ 7 – 11 kg
bei schwerem Übergewicht bzw. Adipositas	BMI › 30	+ 6 kg

Baby nur noch wenig Milch trinkt und schon Breie, Fingerfood und Familienkost isst.

Werden Sie mit Normalgewicht schwanger und nehmen Sie normal zu, erreichen Sie nach der Geburt von selbst wieder Ihr Ausgangsgewicht.

Schwangerschaftsdiabetes – Risiko für Mutter und Kind

Ein vorsorglicher ärztlicher Glukosetoleranztest (Zuckerbelastungstest) in der Schwangerschaft kann Schwangerschaftsdiabetes, Übergewicht des Ungeborenen und schwerem Übergewicht (Adipositas) und Diabetes im späteren Leben Ihres Kindes vorbeugen. Dies betrifft vor allem Schwangere mit schneller Gewichtszunahme ab dem zweiten und dritten Schwangerschaftsdrittel, Übergewicht bzw. Adipositas und einer Veranlagung zu Diabetes. Wird bei Ihnen eine Glukosetoleranzstörung in der Schwangerschaft festgestellt, schützt eine diätetische oder notfalls medikamentöse Therapie die Gesundheit von Ihnen und Ihrem Kind.

Guter Geschmack will gelernt sein

Bereits im Mutterleib lernt Ihr Kind über Aromastoffe im Fruchtwasser den vielfältigen Geschmack von Lebensmitteln und die Vorlieben seiner Mutter kennen. Anscheinend können Sie so schon vor der Geburt über die Qualität Ihrer Ernährung auch die nachgeburtliche Vorliebe Ihres Kindes für eine abwechslungsreiche, gesundheitsfördernde Kost »vorprogrammieren«. In Fachkreisen spricht man von pränataler Prägung, die, wenn Sie stillen, postnatal durch Ihre Ernährung fortgesetzt wird.

Zunächst hat es die Natur (»evolutionsbiologisches Programm«) so vorgesehen, dass alle Kinder über das Fruchtwasser und die Muttermilch bis etwa zum 4.–6. Lebensmonat den Geschmack »süß« als »Sicherheits- und Überlebensgeschmack« bevorzugen. Süßgeschmack war für den Menschen schon immer ein Hinweis auf Unbedenklichkeit (nicht giftig) eines Lebensmittels sowie schnelle, lebens- und leistungserhaltende Energie. Das bedeutet aber nicht, dass Schwangere und Stillende viel Süßes benötigen. Im Gegenteil: Aus kohlenhydratreichen, nährstoffdichten Lebensmitteln wie Vollkorngetreideerzeugnissen, Gemüse, Obst, Trocken- und Hülsenfrüchten kann der Körper schneller als aus Fett in Lebensmitteln über den Abbau im Stoffwechsel Energie in Form von Traubenzucker und zugleich Nährstoffe für Mutter und Kind gewinnen.

12 Tipps für Schwangerschaft und Stillzeit

1. Regelmäßige Mahlzeiten beugen »Tiefs« und Heißhunger vor und laden zum Pausieren, Entspannen und Genießen ein. Sorgen Sie vor und sparen Sie Zeit mit Einkaufszettel, Großeinkäufen und frischen oder konservierten Vorräten.
2. Vielfalt und Abwechslung, vor allem bei der Auswahl pflanzlicher Lebensmittel, kann vorgeburtlich über die Versorgung im Mutterleib (pränatal) und nachgeburtlich über Muttermilch (postnatal) den Geschmack Ihres Kindes prägen.
3. Vegetarische Mahlzeiten kombiniert aus nährstoffdichten Zutaten wie Vollkorngetreideerzeugnissen, Gemüse, Hülsenfrüchten, Kartoffeln, Obst, Nüssen, fettarmer Milch und/oder Milcherzeugnissen und Ei fördern Ihre Gesundheit und die Ihres gestillten Kindes. Die Deutsche Gesellschaft für Ernährung empfiehlt für warme Mahlzeiten folgende Wochenstruktur: 3-mal vegetarisch, 2-mal Fisch, 2-mal Fleisch/Geflügel.
4. Bringen Sie 2-mal wöchentlich Fisch auf den Tisch: für die Jodzufuhr 1 Portion fettarmen Meeresfisch (z.B. Seelachs, Rotbarsch, Kabeljau) und wegen der Omega-3-Fettsäuren 1 Portion fetten Meeresfisch (z.B. Makrele, Hering,

Lachs, Sardine), welche die Sehfähigkeit, Gehirn- und Intelligenzentwicklung Ihres Kindes fördern. Meiden Sie Raubfische (z. B. Thunfisch, Schwertfisch), die am Ende der Meeresnahrungskette stehen und mit Schadstoffen wie Quecksilber belastet sind.

5. Vitamin D fördert die Aufnahme von Nahrungskalzium in die Knochen bei Ihnen und Ihrem Kind. Gute Quellen sind fettreiche Meeresfische und Sonnenlicht. UV-B-Licht fördert die Bildung von Vitamin D in der Haut. Machen Sie deshalb täglich einen Spaziergang im Freien. In den Sommermonaten reichen 5–10 Minuten Sonne auf Gesicht und Arme (ohne Lichtschutz).

6. Die besten Quellen für das Knochenmineral Kalzium sind fettarme Milch und/oder Milcherzeugnisse und bei veganer Kost oder Milcheiweißallergie mit Kalzium angereicherte Sojaerzeugnisse, Hafer-, Mandel-, Haselnuss- oder Reisdrink und kalziumreiches Mineralwasser (≥ 300 mg/l). Ein halber Liter Milch oder angereicherter Sojadrink liefert bereits etwa die Hälfte der empfohlenen Kalziummenge (1000 mg/Tag) und die Tagesmenge Eiweiß (ca. 60 g/Tag) für Schwangere und Stillende.

7. Jodiertes Speisesalz (max. 1 TL/ Tag) und damit angereicherte Lebensmittel, Meeresfisch, fettarme Milch und/oder Milcherzeugnisse tragen zur Jodversorgung bei.

8. Trinken Sie mindestens 1,5 l über den Tag verteilt – bei hoher Umgebungstemperatur, erhöhter körperlicher Aktivität, fiebrigen Erkrankungen oder Brechdurchfall auch mehr. Drei Tassen Kaffee über den Tag verteilt sind okay, koffeinhaltige Energydrinks dagegen sind ein No-go. Wassermangel kann Kreislaufbeschwerden, Kopfschmerzen, Müdigkeit, Tiefs und Verstopfung verursachen. Außerdem geht, wenn Sie stillen, Ihre Milchbildung zurück. Die besten Getränke sind Wasser, z. B. Leitungswasser, Mineralwasser (still, medium) und ungesüßter Tee. Gewöhnen Sie sich daran, zu jeder Mahlzeit bzw. Stillmahlzeit ein Glas Wasser zu trinken.

9. Verzichten Sie auf Diäten in der Schwangerschaft und Stillzeit – weder zur Gewichtsabnahme noch zur Allergieprävention. Priorität haben die optimale Versorgung und der Gesundheitsschutz Ihres Kindes.

10. Meiden Sie Alkohol, Nikotin und den Aufenthalt in verrauchten Räumen. Alkohol- und Nikotinkonsum verringern die Milchbildung und schaden Ihrem Kind. Mögliche Folgen von Alkohol in der Schwangerschaft können Fehlbildungen, Wachstumshemmung, Schädigung von Gewebemung und Nervenzellen, bleibende Intelligenzminderung, Hyperaktivität, Impulsivität, Ablenkbarkeit und Störungen im kindlichen Verhalten sein.

11. Beugen Sie bakteriellen Infektionen (z. B. mit Toxoplasma gondii und Listerien) vor, vor allem in der Schwangerschaft. Meiden Sie rohe oder nicht ausreichend erhitzte tierische Lebensmittel (z. B. Rohmilch und Rohmilcherzeugnisse, Tatar, Sushi, kaltgeräucherter Lachs, roher Schinken, Mett- und Teewurst). Auch um ungewaschenes rohes Gemüse und Obst, ungewaschenen oder abgepackten Salat sollten Sie einen großen Bogen machen. »Reine« Lebensmittel sollten nicht in Kontakt mit »unreinen« Lebensmitteln kommen (»Schmierinfektion«). Schälen Sie z. B. erdnah gewachsenes Gemüse und bewahren Sie es getrennt von »reinen« Lebensmitteln auf.

12. Nehmen Sie sich täglich Zeit für Bewegung, wie Spaziergänge oder moderaten Sport, bei dem Sie sich noch unterhalten können (z. B. Walken, Schwimmen, Radfahren) und für Entspannung, wie Lesen, Malen, Musik hören, Baden, Faulenzen oder Schlafen. Auch Ihr Kind profitiert schon im Mutterleib davon, wenn es Ihnen gut geht.

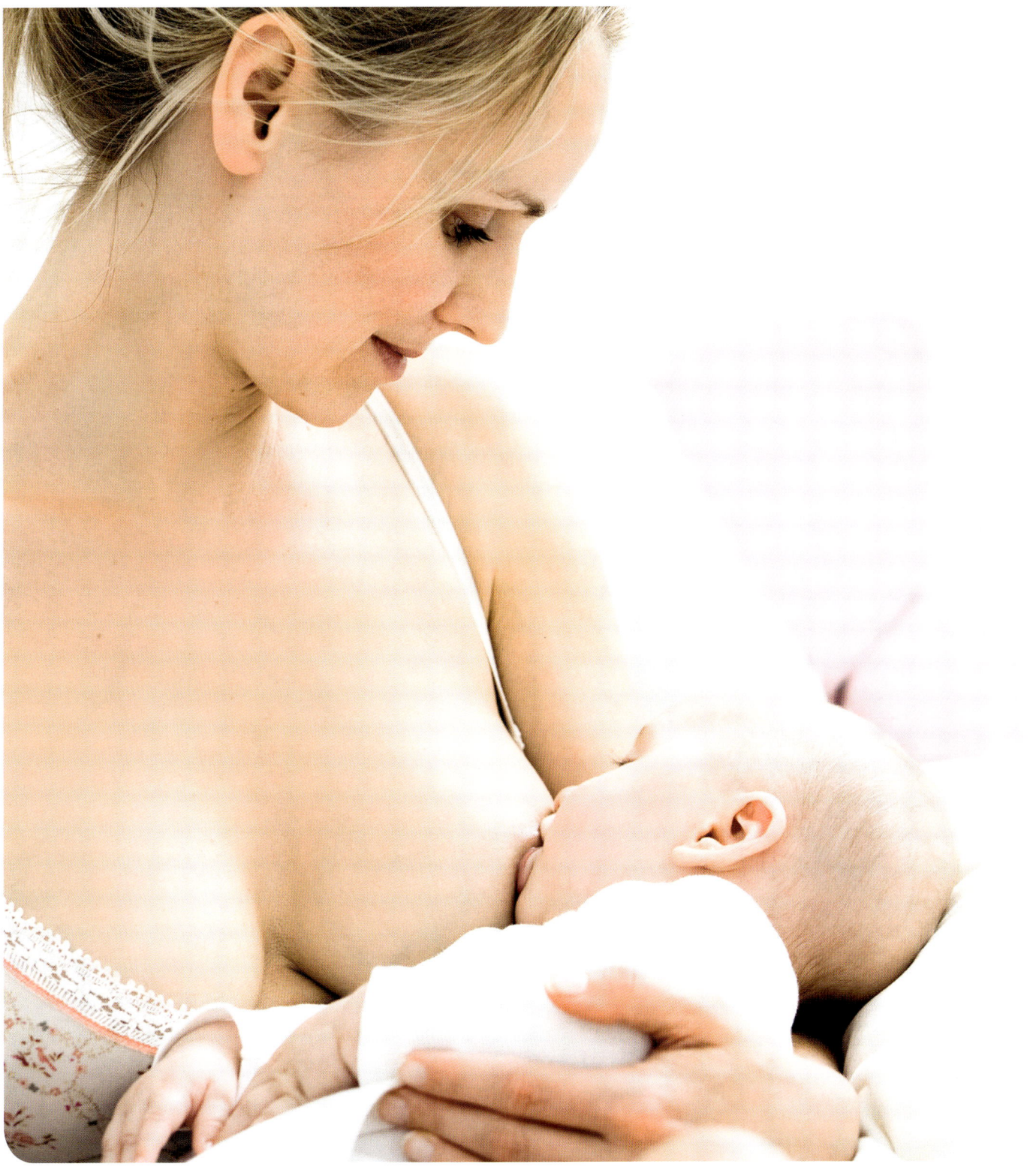

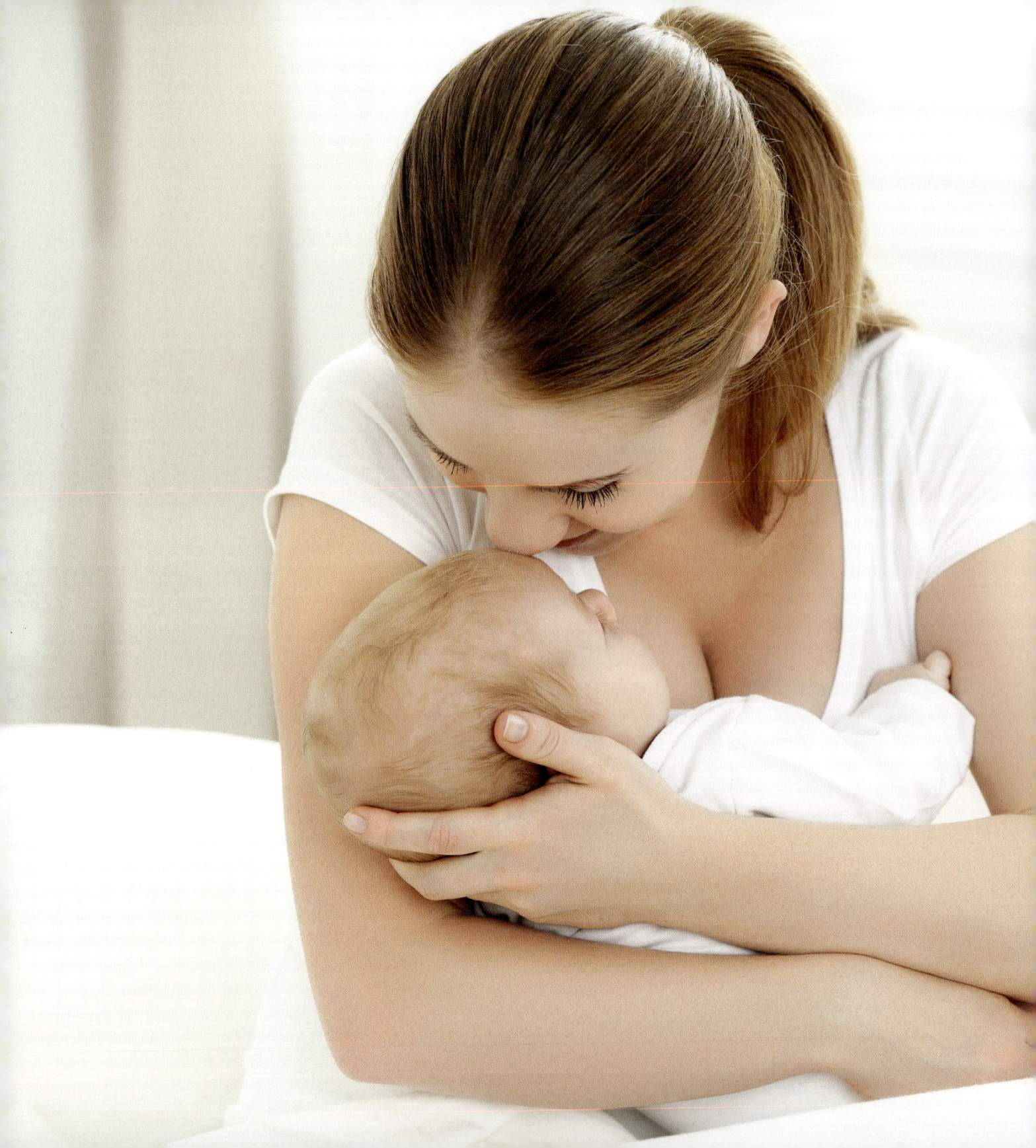

Im 1. Halbjahr: nur Milch

In den ersten vier bis sechs Lebensmonaten macht Ihr Baby enorme Entwicklungsschübe. Dadurch ist sein Bedarf an Energie und Nährstoffen besonders hoch. In dieser Zeit ist Milch die beste Nahrung für Ihren kleinen Schatz.

Muttermilch – unschlagbar gut

Muttermilch ist optimal an die Bedürfnisse Ihres Babys angepasst. Sie enthält so gut wie alles, was Ihr Liebling im ersten Lebenshalbjahr für Wachstum und Entwicklung braucht. Außerdem hat Stillen viele Vorteile für Mutter und Kind.

Das Verdauungs- und Immunsystem, der Stoffwechsel und die Stoffwechselorgane (z.B. Nieren) Ihres Babys sowie seine motorischen Essfähigkeiten sind noch nicht so weit entwickelt, dass es andere Nahrung als Milch zu sich nehmen kann. Erst nach rasanten Wachstums- und Entwicklungsschritten mit etwa einem halben Lebensjahr ist Zeit für zusätzliche »B(r)eikost«.

Perfekter Cocktail zum Wachsen

Stillen ist das von der Natur vorgegebene Ernährungsprogramm nach der Geburt. Sie selbst bilden die Nahrung passgenau für Ihr Kind. Schon in der Schwangerschaft setzen Hormone diesen Prozess in Gang: Progesteron vergrößert die Drüsenläppchen des Brustgewebes, Prolaktin fördert die Milchbildung und Oxytocin presst die Milch von den Drüsenläppchen in die Ausführungsgänge. Das Saugen und Schlucken trainiert das Baby bereits mit Fruchtwasser im Mutterleib. Nach der Geburt sucht es instinktiv Ihre Brust. Sein erster (Hunger-)Schrei und der Saugreiz bringen hormonell bedingt die Bildung und Ausschüttung der Milch in Gang. So sichert die Natur seit Millionen von Jahren den Fortbestand der Menschheit. Muttermilch wird immer genau in der Menge und Zusammensetzung gebildet, wie sie das Baby (oder auch Mehrlinge) gerade braucht – vorausgesetzt, es wird nach Bedarf und lang genug pro Mahlzeit gestillt. Muttermilch ist nie konstant. Sie passt sich immer den aktuellen, wachstums- und entwicklungsbedingten Bedürfnissen, dem Hunger und Durst des Kindes an. Dazu verändert sie sich innerhalb einer Mahlzeit, eines Tages und von Monat zu Monat. Von der dünnen Vormilch (Kolostrum) in den ersten Tagen nach der Geburt wandelt sie sich hin zur energiereichen, »reifen« Milch. Die ersten Schlucke Muttermilch sind immer wässrig und löschen den Durst. Dann nimmt der Energie- und Fettgehalt der Milch zu und sättigt Ihr Baby. Muttermilch liefert immer in ausreichender Menge alle Nährstoffe für Wachstum und Entwicklung Ihres Kindes (außer die Vitamine K und D). Auch für seine geistige Reifung (z.B. Aufmerksamkeit, Konzentration, Erinnerungsvermögen, Denk- und Lernfähigkeit) scheint der Cocktail gut gemixt zu sein.

Stillen schützt

Frühgeborene, kranke und behinderte Kinder oder Kinder mit Allergierisiko profitieren besonders vom Stillen und den Schutzfaktoren aus der Muttermilch. Für Frühgeborene mit einem Geburtsgewicht unter 1500 g kann abgepumpte Muttermilch mit Energie, Proteinen und anderen Nährstoffen angereichert und zusätzlich mit der Flasche gefüttert werden. Bei (Brech-)Durchfall wird in Absprache mit dem Kinderarzt der Flüssigkeits- und Elektrolytverlust zusätzlich mit einer Rehydratationslösung ausgeglichen.

Muttermilch hat viele Vorteile

Kinder, die ausschließlich und nach Bedarf gestillt werden, können sich zwar in den ersten Lebensmonaten kräftiger entwickeln als nicht gestillte Kinder, werden aber nicht überernährt und übergewichtig. Ihre Brust bildet nur so viel Milch, wie Ihr Kind zur Mahlzeit braucht, und ein Stillkind trinkt nur so viel, bis es satt ist. So einfach sichert die Natur die Gewichtsentwicklung ausschließlich gestillter Kinder.

Muttermilch enthält nicht nur Energie und Nährstoffe für Wachstum und Entwicklung Ihres Kindes, sondern auch eine Vielzahl von Substanzen, die das Immunsystem günstig beeinflussen, antibakteriell und antientzündlich wirken. So kann Stillen nachweislich das Risiko des Kindes für infektiöse Durchfallerkrankungen, akute Mittelohrentzündung, plötzlichen Kindstod, spätere Adipositas, akute lymphatische Leukämie und möglicherweise auch für Diabetes mellitus Typ 1 und Herz-Kreislauf-Erkrankungen verringern. Vermutlich gibt es sogar weitere, aber noch nicht bekannte gesundheitliche Vorteile, die für das Stillen sprechen.

Auch Sie selbst profitieren vom Stillen. Das Anlegen gleich nach der Geburt beschleunigt die Gebärmutterrückbildung und senkt Ihr Risiko für Brust- oder Eierstockkrebs sowie Diabetes mellitus Typ 2, sofern kein Schwangerschaftsdiabetes vorlag. Stillen hat auch emotionale Vorteile. Stillhormone wirken entspannend und bringen die Milchbildung in Gang. Das tut auch dem Baby gut.

Stillen ist in gewisser Weise die Fortsetzung der Schwangerschaft, in der Mutter und Kind eine Einheit bildeten. Beim Stillen wird Ihr Baby weiterhin von Ihrem Körper genährt, gewärmt und geschützt. Und erstmalig macht es nach der Geburt die Erfahrung, dass Nahrungsaufnahme nicht nur satt macht, sondern auch lustvoll ist, Geborgenheit, Sicherheit und (Ur-)Vertrauen schenkt und es eng mit Ihnen verbindet. Studien zufolge soll der (frühe) Hautkontakt beim Stillen die Verständigung und Bindung (Bonding) zwischen Mutter und Kind, die Sensibilität der Mutter für das Kind und das »Muttergefühl« fördern. Natürlich entwickeln auch Väter durch direkten Hautkontakt intensive »Vatergefühle« für ihr Kind.

Muttermilch schmeckt allen Babys gut, denn ihre leichte Süße ist evolutionsbedingt ein überlebenswichtiger »Sicherheitsgeschmack«. Süß steht für Unbedenklichkeit (»nicht giftig«), aber auch für schnell verfügbare, konzentrierte Energie in Form von Kohlenhydraten (Zucker). Frühestens mit etwa vier Monaten akzeptieren Babys auch andere Geschmäcker, außer bitter (»giftig«) und sauer (»verdorben«).

Muttermilch macht satt und löscht den Durst. Ein anderes Getränk außer Muttermilch brauchen Stillkinder nicht. Muttermilch ist jederzeit und überall in der richtigen Menge fix und fertig zum Füttern bereit – ganz ohne Einkauf, Abwiegen und Zubereitung, immer frisch, keimarm und wohltemperiert – auch nachts. So ist schnell und bequem nächtliches Stillen (z. B. im Bett) und schnelles Weiterschlafen möglich. Ohne Aufwand können Sie mit Ihrem Baby on Tour sein. Und für Unternehmungen ohne Kind wird Muttermilch einfach vorher ausgestrichen oder abgepumpt, in Fläschchen umgefüllt, kühl gestellt oder auf Vorrat und für den »Notfall« eingefroren. Das liebevolle Füttern übernimmt dann der Vater, der Babysitter oder eine andere fürsorgliche Betreuungsperson.

Stillen spart Kosten für fertige Flaschenmilch, Fläschchen, Schnuller, Leitungswasser oder spezielles Mineralwasser für die Zubereitung von Flaschenmilch sowie Flaschenwärmer. Es entstehen auch keine Energiekosten für die Herstellung von Flaschenmilch oder die Reinigung der Küchengeräte, Flaschen und Sauger.

Stillen hat auch ökologische Vorteile: Es werden keine Rohstoffe wie für die Herstellung von Flaschen, Saugern und Verpackungen und keine Ressourcen wie Strom, Gas und Wasser für die industrielle und private Herstellung von Flaschenmilch sowie für die Reinigung von Flaschen und Saugern benötigt. Außerdem entsteht kein Müll, der umwelt- und klimaschädigend entsorgt werden muss.

Erste Stillversuche

Gleich nach der Geburt sucht Ihr Neugeborenes instinktiv die Mutterbrust. Ihr Herzschlag, der Körperkontakt und Ihre Körperwärme wirken beruhigend: Ihr Baby fühlt sich sicher und geborgen. Nur wenige Tropfen Muttermilch braucht es, um seinen ersten Durst und Hunger zu stillen. Frühes Anlegen, am besten liegend auf Ihrer Brust gleich im Kreißsaal oder in den ersten beiden Stunden, und häufiges Anlegen nach Bedarf des Kindes sowie das Entleeren der Brüste bringen die Milchbildung in Gang und beugen einer Neugeborenen-Gelbsucht vor. Sogar Stunden nach Geburtskomplikationen und Kaiserschnitt kann das Stillen noch gelingen.

Die erste Muttermilch (Vormilch oder »Kolostrum« genannt) ist klar, gelblich, leicht verdaulich und regt den ersten Stuhlgang (Mekonium oder wegen der Schwarzfärbung »Kindspech« genannt) an. Ihr Gehalt an wertvollem Eiweiß mit antibakterieller, antiviraler, antitumoraler und immunstimulierender Wirkung ist besonders hoch. Jeder Tropfen zählt, um Ihr Kind zu schützen. Zwei bis vier Tage nach der Geburt entwickelt sich durch häufiges Anlegen und Entleeren der Brust sahnige, gelbe Übergangsmilch und etwa zwei Wochen später die reife, weißbläuliche Muttermilch. Die Milchzusammensetzung und -menge verändert sich so, wie es Ihr Baby gerade braucht und verträgt.

Geduld, bitte

Bis das Baby beim ersten Stillversuch spontan die Mutterbrust findet, mit dem Mund die Brustwarze und Teile des Warzenhofs erfasst und das Saugen beginnt, kann es 20 Minuten, eine Stunde oder sogar länger dauern. Greifen Sie nicht in den natürlichen Ablauf ein. Es braucht Zeit und Übung, bis das Stillen gut klappt und sich ein Stillrhythmus einstellt. Frühchen müssen die Koordination von Schlucken und Atmen erst lernen und Babys mit Trinkschwäche schlafen während des Trinkens auch ein. Haben Sie Geduld.

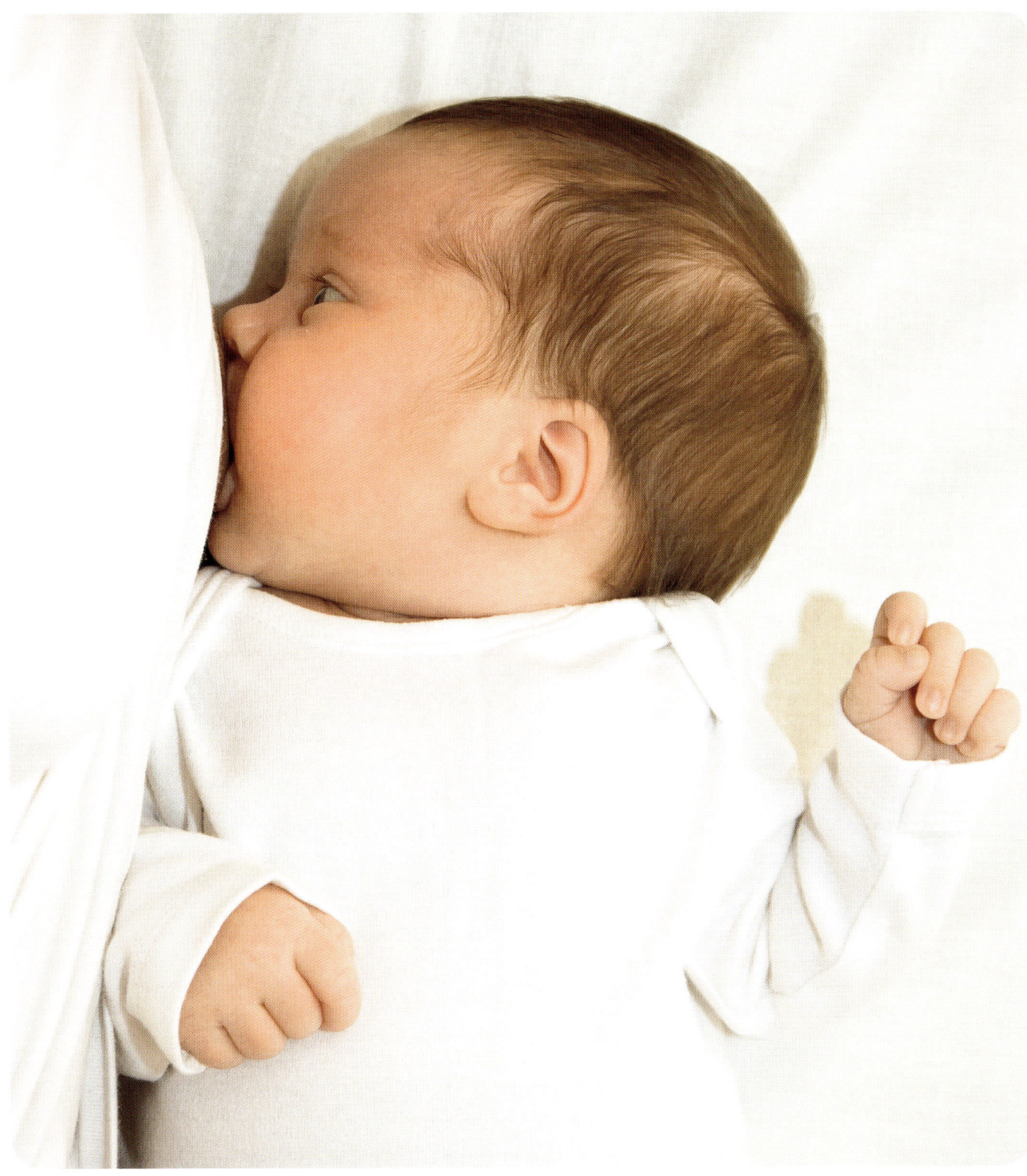

Allergievorsorge für Ihr Kind

Einen 100-prozentigen Schutz vor Allergien gibt es nicht, vor allem nicht, wenn ein oder beide Elternteile oder Geschwister betroffen sind. Sie können aber Vorsorgemaßnahmen treffen – nicht nur hinsichtlich Ihrer Ernährung und der Ihres Babys.

Allergische Erkrankungen wie allergisches Asthma, Heuschnupfen und Neurodermitis nehmen weiter zu. Unter den Kleinkindern leiden etwa 4% an einer Allergie und bis zu 50% an einer Nahrungsmittelallergie bei Neurodermitis. Das Erkrankungsrisiko eines Babys mit einem allergischen Elternteil liegt zwischen 20–40%, wenn beide Elternteile allergisch sind, zwischen 60–80%, denn Allergien sind genetisch bedingt.

Nach mehrmaligem Kontakt mit dem Allergen kommt es zu einer Überreaktion des Immunsystems, das dann gegen das Allergen Abwehrstoffe bildet. Die Ursachen für die Entwicklung und Zunahme von Allergien sind noch weitgehend ungeklärt und die Therapiemöglichkeiten beschränkt. Deshalb kommt der Vorbeugung von Allergien eine besondere Bedeutung zu. Fachgesellschaften der Allergologie haben folgende Empfehlungen für Risiko-Kinder (mindestens ein Elternteil und/oder Geschwisterkind haben eine Allergie, Asthma, Heuschnupfen oder Neurodermitis) und Nicht-Risiko-Kinder in ihren Leitlinien zur Allergieprävention zusammengefasst (s. Serviceteil).

Die wichtigsten Ernährungsempfehlungen für Sie zusammengefasst:

- Stillen Sie bis zum vollendeten 4. Lebensmonat voll, länger bringt keine Vorteile in Bezug auf die Allergieprävention.
- Wenn Sie nicht oder nur teilweise stillen können und ein Risikokind haben, verwenden Sie HA-Milch oder therapeutische Spezialmilch. Verzichten Sie auf Säuglingsmilch auf Sojabasis (S. 31 f.).
- Führen Sie Beikost nicht vor dem vollendeten 4. Lebensmonat ein.
- Erste Beikost nach der 16. Lebenswoche hat Vorteile und fördert die Toleranz gegen Allergene.
- Achten Sie auf eine ausgewogene, nährstoffdeckende Kost in der Schwangerschaft und Stillzeit und in der Beikost Ihres Kindes. Verzichten Sie auf eine vorsorgliche allergenarme Diät.
- Meiden Sie nicht vorsorglich Allergene wie Kuhmilch, Hühnerei und Fisch im 1. Lebensjahr. Im Gegenteil: Die frühe Gabe mit der Beikost fördert die Toleranzentwicklung gegen Allergene.
- Vermeiden Sie Übergewicht in der Schwangerschaft und Stillzeit und bei Ihrem Kind.
- Mediterrane Kost mit viel Gemüse und Obst, Omega-3-Fettsäuren, Milchfett, Probiotika und Präbiotika in der Schwangerschaft, Stillzeit und in der Beikost Ihres Kindes

haben möglicherweise einen präventiven Effekt, insbesondere bei Neurodermitis. Aufgrund der unzureichenden Studienlage gibt es dazu aber noch keine Empfehlungen. (aus: Leitlinien Allergieprävention 2014, Gesellschaft für Pädiatrische Allergologie und Umweltmedizin)

Weitergehende Empfehlungen:

- Bei Nicht-Risiko-Kindern gibt es keine Einschränkung der Haustierhaltung. Bei Risiko-Kindern sollten Sie keine Katzen halten.
- Achten Sie darauf, dass in Ihrer Wohnung kein schimmelpilzförderndes Innenraumklima herrscht.
- Vermeiden Sie während der Schwangerschaft und Stillzeit aktives und passives Rauchen. Auch Ihr Kind sollten Sie vor Passivrauchen schützen.
- Achten Sie darauf, dass Ihre Wohnung und die Wohnumgebung möglichst wenig Luftschadstoffen ausgesetzt ist, z. B. Lösungsmittel, Autoabgase.

(nach: Empfehlungen der Ständigen Impfkommission des Bundesministeriums für Gesundheit, STIKO)

Gut zu wissen: Es gibt Hinweise, dass eine frühe unspezifische Immunstimulation vor der Entwicklung von Allergien schützen kann, z. B. Aufwachsen auf einem Bauernhof, Besuch einer Kindertagesstätte in den ersten beiden Lebensjahren und eine höhere Anzahl von Geschwistern.

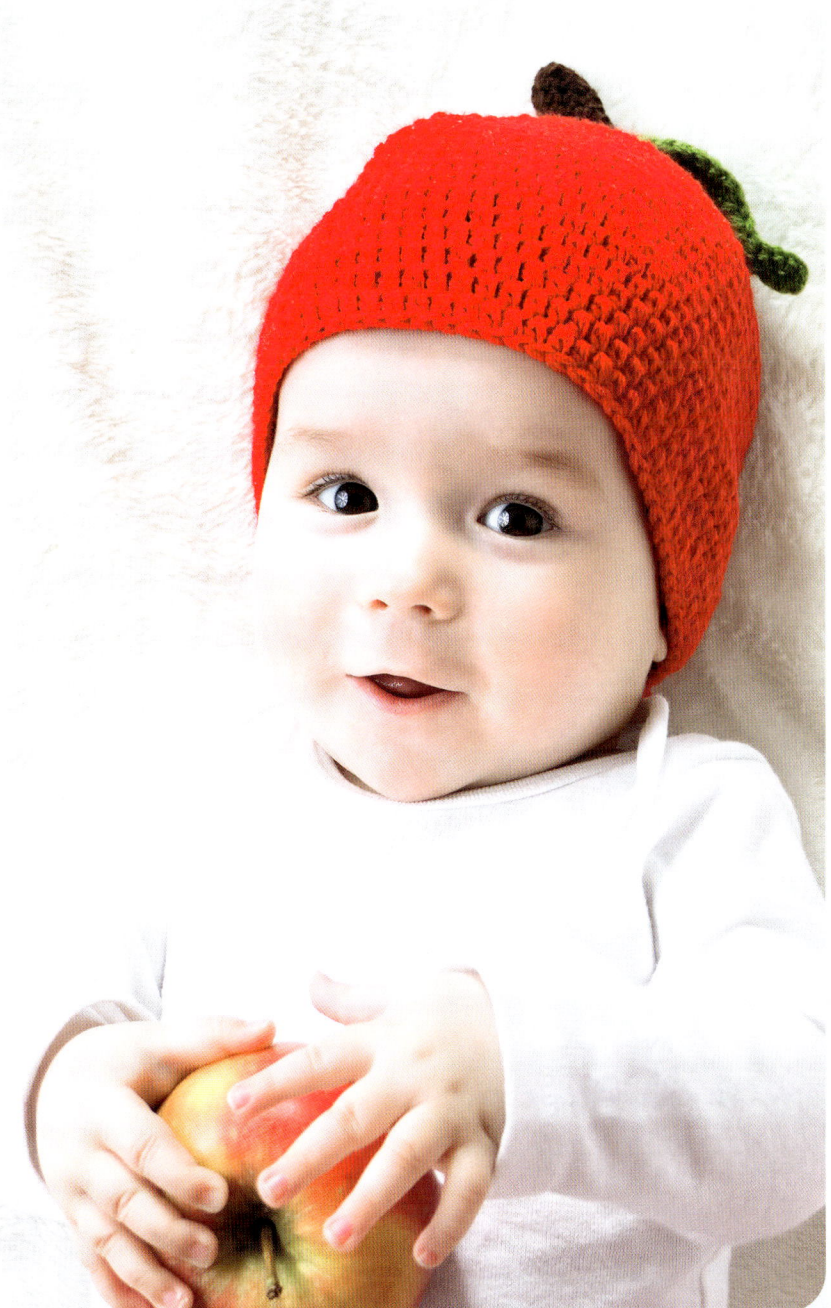

Rund um die Uhr und nach Bedarf

Aller Anfang ist schwer. Während das Ungeborene im Mutterleib rund um die Uhr über die Nabelschnur ohne zu saugen, zu schlucken und zu verdauen (direkte Verstoffwechslung) mit Energie und Nährstoffen versorgt wurde, muss Ihr Neugeborenes lernen, Hunger wahrzunehmen, Nahrung zu suchen, aktiv über den Mund aufzunehmen und über den Darm zu verdauen. Keine leichte Umstellung! Außerdem fühlt es erstmalig Hunger – zunächst ein bedrohliches Gefühl, einfach zum Schreien: »Was muss ich tun, damit meine Hunger gestillt wird und meine Hungersignale nicht missverstanden werden?« Ein Lernprozess für Mutter und Kind, bis die Verständigung und Versorgung zuverlässig klappen. Achten Sie also auf die Hungersignale Ihres Kindes.

In den ersten 6 – 8 Lebenswochen unterscheiden Babys noch nicht zwischen Tag und Nacht. An einen geregelten Tages- und Trinkrhythmus muss sich Ihr Neugeborenes erst gewöhnen. Je nach Baby können rund um die Uhr bis zu 12 Stillmahlzeiten und Stillzeiten bis zu 45 Minuten möglich sein. Manche Babys schlafen vor Anstrengung beim Trinken ein oder schlafen zwischen den Mahlzeiten länger. Der Abstand sollte aber nicht mehr als vier Stunden betragen, damit es nicht zum Milchstau und zur Milchrückbildung kommt. Wecken Sie Ihr »schläfriges« Baby behutsam und bringen bzw. halten Sie durch häufiges und beidseitiges Anlegen sowie nächtliches Stillen die Milchbildung in Gang.

Jedes Kind i(s)st anders

Jedes Kind hat seinen persönlichen Energiebedarf und Hunger und trinkt mehr oder weniger viel – je nach Geschlecht, Alter, Größe, Gewicht, Hormonen und körperlicher Aktivität. Jedes Kind hat sein eigenes Trinktempo und seinen eigenen Trinkrhythmus, der u. a. davon abhängt, wie energiehaltig und sättigend die letzte Mahlzeit war. Auch Krankheiten und emotionaler Stress beeinflussen das Trink- und spätere Essverhalten. Beobachten Sie Ihr Kind genau und lernen Sie, seine Hungersignale zu deuten. Vergleichen Sie Ihr Kind nicht mit anderen: Jedes Kind is(s)t anders!

In den ersten Tagen nach der Geburt fließt Ihre Milch noch spärlich, die Windeln sind kaum nass und das Baby nimmt ab. Keine Sorge, das ist normal. Bei einem gesunden, reif geborenen Baby ist das Zufüttern mit Zucker-(Glukose-)Lösung, Tee oder fertiger Flaschenmilch nicht nötig. Im Gegenteil, die Natur hat vorgesorgt: Energie- und Wasserreserven sind für den Übergang angelegt und der Stoffwechsel des Neugeborenen läuft ökonomisch auf sparsamen Touren. Wird es gleich nach der Geburt (im Kreißsaal), nach Bedarf und lang genug angelegt (anfangs etwa 6- bis 8-mal täglich und 5 – 10 Minuten je Brust), bildet Ihre Brust genug Milch für Ihr Kind. Die Nachfrage regelt das Angebot! Unnötiges und unerwünschtes Zufüttern (ohne medizinischen Grund) schadet dem Stillerfolg, denn mit abnehmender Stillhäufigkeit geht auch die Milchbildung zurück.

Es ist ganz normal, wenn das Geburtsgewicht (im Kreißsaal) Ihres Neugeborenen in den ersten Tagen fällt. Das Baby verliert überschüssige Wasserreserven und den schwarzen, billirubinhaltigen Stuhl (»Kindspech«). Außerdem kommt die Milchbildung erst langsam in Gang. Nach etwa zwei Wochen ist das Geburtsgewicht wieder erreicht. Kontrollieren Sie sicherheitshalber in den ersten Tagen die Gewichtsentwicklung Ihres Babys.

Stillbabys brauchen anfangs länger, um an Gewicht zuzulegen als »Flaschenmilchbabys«. Dann aber nehmen sie erst einmal schneller zu und sind am Ende ihres ersten Lebensjahres meist leichter als nicht gestillte Babys.

Bei einer Gewichtsabnahme von etwa 10% des Geburtsgewichts (bei kleinen Neugeborenen oder

Frühgeborenen bereits ab einem Gewichtsverlust von 7 – 8 %), bei Trinkschwäche des Neugeborenen, drohender Austrocknung und Unterzuckerung, wird das Zufüttern mit fertiger Säuglingsmilch nötig. Der Arzt entscheidet darüber, was und wie viel das Baby braucht.

Hunger- und Sättigungssignale kennenlernen

Normalerweise entscheiden Körpersignale wie Hunger und Sättigung über Beginn und Ende einer Mahlzeit und die Energie- und Nahrungsaufnahme. Beim Stillen nach Bedarf lernt Ihr Kind, seine physiologischen Bedürfnisse mit gezielten Reaktionen zu befriedigen, z. B. mit Gesten, Wimmern bis hin zum Schreien und später mit Worten. Sobald es laufen kann, geht es selbst auf Nahrungssuche. Eltern müssen lernen, die Signale Ihres Kindes richtig zu deuten, um richtig reagieren zu können.

Typische Hungersignale sind:
Unruhe, Strampeln, Armbewegungen, angespannte Körperhaltung, geballte Fäuste, Runzeln der Stirn, sanfte Laute, Seufzen, Such-, Saug-, Schmatzbewegungen, Bewegung der Hand zum Mund, Saugen an den Fingern oder am Betttuch, Wimmern, Schreien (spätes Hungersignal).

Wenn Sie beim Stillen ein ausdauerndes, rhythmisches Saug- und Schluckmuster hören, die Arme und Hände Ihres Kindes entspannt sind, sein Mund feucht ist und es einen satten und zufriedenen Eindruck macht, fließt genug Milch. Sicherheitshalber können Sie es in den ersten Lebenstagen täglich, später wöchentlich oder im Rahmen von Vorsorgeuntersuchungen wiegen. In den ersten drei Monaten nimmt ein Baby etwa 20 – 30 g am Tag oder 150 – 200 g in der Woche zu.

Typische Sättigungssignale sind:
kein hörbares Schlucken mehr, Freigabe der Brustwarze, Fäuste öffnen sich, weit geöffneter Blick auf die Mutter, Ihr Baby öffnet den Mund nicht mehr, dreht den Kopf weg oder schläft ein.

Ein sattes Baby hat etwa nach jeder Stillmahlzeit eine nasse Windel. Sein Urin ist hell und fast geruchlos. Es ist normal, wenn 12 – 48 Stunden nach der Geburt der Stuhl grünlich bis schwarz ist. Das liegt am Biliverdin (Abbauprodukt des roten Blutfarbstoffs), genannt Mekonium bzw. Kindspech. Nach dem »Milcheinschuss« wird der Stuhl gelblich bis ocker, breiig oder leicht schaumig und hat einen unaufdringlichen und süßlichen Geruch.

In den ersten 4 – 6 Wochen hat Ihr Baby mindestens 2 – 3-mal täglich Stuhlgang. Danach kann der Stuhlgang auch mehrtägige Pausen machen. Das kann normal sein und noch nicht Verstopfung bedeuten.

Wichtig ist, dass Sie Ihrem Kind von Anfang an beibringen, dass »emotionaler Hunger« nach Zuwendung, Beschäftigung, Zärtlichkeit, Ruhe, Schlaf oder Bewegung nicht mit Nahrung gestillt wird. Schweres Übergewicht und psychosoziale Störungen im Kindes- und Erwachsenenalter können sonst die Folgen sein.

In der Ruhe liegt die Kraft

Bis alles »rund« läuft, braucht es Zeit, Geduld und möglichst viel Gelassenheit. Nichts und niemand muss perfekt sein, schon gar nicht im Alltag mit Kind. Am besten Sie starten nicht mit idealen Vorstellungen und Erwartungen, die sich vielleicht so nicht erfüllen. Stress blockiert die Milchbildung und überträgt sich auf Ihr Kind. Beim Stillen wird es unsicher (»Was ist mit Mama los?«) und trinkt nervös (»Warum fließt nicht genug Milch und was muss ich tun?«). Es wird nicht satt, sondern unruhig und schreit. Entspannung für Sie beide ist angesagt!

Das könnte in Stresssituationen helfen: Atmen Sie tief durch, summen oder singen Sie Ihrem Kind ein Lied vor, wiegen und streicheln Sie es in Ihrem Arm. Dann legen Sie es entspannt, in gemütlicher und ruhiger

Atmosphäre wieder an. Vertrauen Sie auf Ihre Stillfähigkeit! Überlegen Sie, was Sie stresst, entspannen Sie in Auszeiten, bauen Sie Stressfaktoren ab, gehen Sie mit Stresssituationen gelassener um und legen Sie zur Milchbildung das Baby in kürzeren Abständen an.

Identifizieren Sie Ihre persönlichen Stressfaktoren und üben Sie Strategien für den Stressabbau, z. B. Zeitmanagement, Organisation, Sport, Tanzen, Singen, Yoga, Meditation, Hobbys und ganz wichtig: die Unterstützung durch die Familie, Babysitter, Nachbarn oder Mütter aus der Krabbelgruppe.

Muttermilch auf Vorrat

Muttermilch auf Vorrat ist praktisch, z. B. für Ausflüge ohne Baby, Flaschenfütterung in der Kindertagesbetreuung, Zufüttern bei Krankheit und Trinkschwäche des Babys oder Trennung von Mutter und Kind in Krankheitsfällen.

Sie können Muttermilch gut mit gereinigten Händen ausstreichen oder abpumpen, z. B. mit einer Handpumpe, einer batteriebetriebenen oder elektrischen Pumpe aus der Apotheke oder aus dem Sanitätsfachhandel. Elektrische Pumpen haben den Vorteil, dass sie sanft, mühelos und

schnell arbeiten und die Milch an beiden Brüsten gleichzeitig abgepumpt werden kann. Elektrische Pumpen eignen sich besonders dann, wenn über längere Zeit viel abgepumpte Milch gebraucht wird. Elektrische Pumpen sind teuer, können aber in der Apotheke ausgeliehen werden.

Frisch ausgestrichene oder abgepumpte Muttermilch ist, steril in Flaschen abgefüllt und gut verschlossen, ohne Kühlung bis zu 8 Stunden, im Kühlschrank (unter 5 °C) bis zu 72 Stunden (3 Tage) oder tiefgefroren im Gefrierschrank (−18 bis −40 °C) bis zu 6 Monate haltbar. Beschriften Sie die Flaschen mit dem Abfülldatum.

Muttermilch einfrieren

- Milch mit gut gereinigten Händen in sterile Flaschen aus Kunststoff oder Glas füllen. Flaschen nicht randvoll füllen, denn Milch dehnt sich beim Gefrieren aus. Mit Datum und Uhrzeit beschriften.
- Milch schockgefrieren, um die Milchqualität weitgehend zu erhalten.
- Tiefgefrorene Milch langsam im Kühlschrank auftauen. Wenn es schnell gehen muss, unter fließendem kalten oder lauwarmen (max. 37 °C) Wasser auftauen.

- Unter fließend warmem Wasser oder im Flaschenwärmer auf Trinktemperatur (37 °C) erwärmen und die Milchflasche dabei schwenken, so wird aufgerahmtes Fett verteilt. Muttermilch nicht in der Mikrowelle erhitzen, denn die Milch wird ungleichmäßig heiß und wichtige immunologische Stoffe in der Milch werden dabei zerstört.
- Erwärmte Milch mit einem langstieligen Löffel umrühren und die Temperatur auf dem Handrücken prüfen.
- Erwärmte Milch innerhalb von 12 Stunden verbrauchen. Nicht wieder einfrieren!
- Milchreste wegschütten oder im Kühlschrank für ein Babybad sammeln.
- Aufgetaute, nicht erwärmte Milch höchstens 24 Stunden im Kühlschrank aufbewahren. Nicht wieder einfrieren!
- Kühlschrank und Gefriergerät regelmäßig auf Temperatur und Sauberkeit prüfen.
- Gebrauchte Flaschen erst kalt ausspülen, dann mit heißer Spülmittellauge und Flaschenbürste gut reinigen, mit klarem Wasser nachspülen oder in der Spülmaschine reinigen. Flasche und Sauger gut trocknen. Auskochen (3 Minuten) ist nicht nötig, gibt aber zusätzliche Sicherheit.

Stillen trotz Job

Mütter, die schon im 1. Lebenshalbjahr Ihres Babys wieder in den Beruf einsteigen, haben das Recht, an Ihrem Arbeitsplatz zu stillen oder Muttermilch in Flaschen auszustreichen oder abzupumpen (auch als Teilzeitbeschäftigte). Dazu brauchen Sie eine Kühlbox oder einen Kühlschrank, um die Milch bis zum Füttern kühl zu halten. So lautet das Gesetz: »Stillenden Müttern ist auf ihr Verlangen die zum Stillen erforderliche Zeit, mindestens aber 2-mal täglich eine halbe Stunde oder einmal täglich 1 Stunde freizugeben. Bei einer zusammenhängenden Arbeitszeit von mehr als 8 Stunden soll auf Verlangen 2-mal eine Stillzeit von mindestens 45 Minuten oder, wenn in der Nähe der Arbeitsstätte keine Stillgelegenheit vorhanden ist, einmal eine Stillzeit von mindestens 90 Minuten gewährt werden. Die Arbeitszeit gilt als zusammenhängend, soweit sie nicht durch eine Ruhepause von mindestens 2 Stunden unterbrochen wird.« Die Zeiten können, falls erforderlich, auch überschritten werden. Falls das Baby nicht am Arbeitsplatz gestillt werden kann, ist es auch möglich, in den Stillpausen Milch abzupumpen. Informationen zum Thema »Stillen und Berufstätigkeit« gibt die Nationale Stillkommission heraus (s. Anhang).

Frühzeitiges Abstillen

Sollten Sie aus beruflichen oder medizinischen Gründen vorzeitig abstillen müssen, gehen Sie behutsam und liebevoll vor. Ihr Baby ist an den genussvollen, emotional wichtigen hautnahen Kontakt mit Ihnen, Ihre Wärme, Ihren Geruch und Herzschlag beim Stillen gewöhnt – so wie es die Natur für den Lebensstart bis zum 2. Lebenshalbjahr vorgesehen hat. Tauschen Sie vorbereitend und bestenfalls Woche für Woche oder alle 2 – 3 Tage eine Stillmahlzeit gegen eine Flasche Säuglingsanfangsmilch aus. Anfangsmilch »Pre« kommt der Muttermilch nahe. Mit dem Abstillen von Mahlzeit zu Mahlzeit geht Ihre Milchbildung zurück. Sollte es zu einem Milchstau kommen, sprechen Sie mit Ihrem Arzt oder Ihrer Hebamme. Bei Bedarf erhalten Sie ein Abstillpräparat.

Richtig anlegen

Die Stillposition von Mutter und Kind ist das A und O für erfolgreiches Stillen. Nur, wenn das Baby bequem an Ihrer Brust liegt (z. B. in Ihren Armen, an Ihrer Seite oder auf Ihrem Bauch), seine Nase frei zum Atmen und Ihre Brustwarze gut mit seinen Lippen zu umfassen ist, kann es ungehindert saugen. Berühren Sie zum Anlegen mit Ihrer Brustwarze Nase, Wangen und Lippen Ihres Babys. Es öffnet reflektorisch seinen Mund, umfasst mit dem Mund die ganze Brustwarze und einen Teil des Brustwarzenhofs. Die Unterlippe ist vorgestülpt und sein Kinn berührt Ihre Brust. Sie hören gedämpfte Schlucklaute statt Saug- oder Schmatzgeräusche und sehen, wie sich der Kiefer Ihres Kindes bewegt. Wenn Ihr Kind satt ist, lässt es Ihre Brustwarze los oder Sie schieben Ihren kleinen Finger behutsam in seinen Mundwinkel. Es macht leise »Plopp« und der Saugvorgang ist beendet.

Häufig gestellte Fragen: Stillen

Mütter möchten für ihre Kinder nur das Beste und das von Anfang an. Perfektionismus bedeutet jedoch Stress – für die Mutter, die Familie und auch für das Kind. Vertrauen Sie stattdessen auf Ihre naturgegebenen Fähigkeiten und die Ihres Kindes.

Mein Baby trinkt unruhig und schreit an der Brust. Warum?

Das kann viele Ursachen haben: Wachstumsschübe und mehr Hunger, Unverträglichkeit der Muttermilch, Saug- und Schluckprobleme, Infektionskrankheiten, irritierende Unruhe und Ablenkung beim Trinken. Sprechen Sie mit dem Kinderarzt und der Hebamme, vielleicht können schon einfache Maßnahmen helfen.

Gut zu wissen: Es ist normal, wenn Babys in schnellen Wachstumsphasen ungeduldiger trinken und mehr Hunger haben: um den 10. Lebenstag, in der 6. Lebenswoche und um den 3. oder 4. Lebensmonat herum. Bringen Sie die Milchbildung in Gang und legen Sie Ihr Kind häufiger an. Sie können auch die wässrige Vormilch für den Durst ausstreichen, damit Ihr Baby gleich die fett- und energiereiche Nachmilch zum Sattwerden trinkt.

Mein Baby nimmt ab. Muss ich zufüttern?

Wenn Sie trotz aller möglichen Maßnahmen und häufigem Anlegen den Hunger Ihres Kindes nicht stillen können, braucht es zusätzlich nach dem Stillen eine fertige Säuglingsmilch – am besten Anfangsmilch »Pre«, die der Muttermilch sehr nahe kommt, oder bei Milchunverträglichkeit HA-Milch oder therapeutische Säuglingsmilch. Ab dem 5. Lebensmonat könnten Sie es auch mit dem 1. Brei versuchen. Beraten Sie sich mit Ihrem Kinderarzt, der Hebamme oder einer qualifizierten Ernährungsfachkraft.

Mein Baby verträgt meine Milch nicht. Kann ich weiterstillen?

Ja. Möglicherweise verträgt es Kuhmilcheiweiß aus der Muttermilch nicht. Meiden Sie vorübergehend, also bis etwa zum Ende der Breizeit, Kuhmilch und daraus hergestellte Erzeugnisse, z. B. Käse, Joghurt, Quark. Wechseln Sie auf vegane, kalziumangereicherte Ersatzerzeugnisse, z. B. Soja-, Hafer-, Mandel-, Haselnussdrink, und essen Sie häufiger Hülsenfrüchte, Soja- und Vollkornerzeugnisse, kalziumreiches Gemüse, Nüsse, Kerne und Samen. Trinken Sie kalziumreiches Mineralwasser, kalziumangereicherte Säfte und Sojamilch. Beraten Sie sich vor der Umstellung mit Ihrem Arzt und einer qualifizierten Ernährungsfachkraft.

Kann ich mein allergie-gefährdete Kind mit selbst hergestellter Milch füttern?

Nein, allergiegefährdete Babys brauchen fertige HA-Anfangsmilch oder bei nachgewiesener Allergie eine therapeutische Säuglingsmilch, aber keinesfalls eine selbst hergestellte Ziegen-, Schafs-, Stuten-, Reis-, Hafer-, Mandel- oder Frischkornmilch. Schwere Entwicklungs- und Gesundheitsschäden, insbesondere bei ausschließlicher Milchernährung im 1. Lebenshalbjahr, können die Folgen sein. Auch Säuglingsmilch auf Sojabasis ist wegen hormonähnlicher Substanzen bei ausschließlicher Milchernährung für Babys kein empfehlenswerter Ersatz.

Haben auch Stillkinder Blähungen?

Ja, wenn sie sehr schnell trinken und viel Luft dabei schlucken, einen sensiblen Magen und Darm haben, auf blähende Substanzen aus der Muttermilch (z. B. Milchzucker) reagieren oder unter einer Magen-Darm-Störung leiden. Klären Sie die Blähungen mit Ihrem Arzt ab.

Darf ich (weiter-)stillen, trotz Krankheit und Medikamenteneinnahme?

Es gibt nur wenige medizinische Gründe, nicht weiter zu stillen oder abzustillen, z. B. eine HIV-Infektion, Chemotherapie oder schwere Herzfehler, Missbildungen oder Galaktosämie (Enzymdefekt mit schweren gesundheitlichen Folgen durch unverdauten Zucker namens Galaktose aus der Muttermilch) beim Kind. Für andere Erkrankungen und Medikamenteneinnahme gibt es in der Regel eine Lösung, sodass Ihr Kind ohne Bedenken in den Genuss von Muttermilch kommen kann. Je nach Erkrankung ist möglicherweise eine Stillpause nötig, die mit abgepumpter Milch aus dem Tiefkühlvorrat überbrückt werden kann. Nehmen Sie keine frei verkäuflichen »Heilmittel« (z. B. gegen Husten, Schnupfen, Schlafstörungen, Schmerzen oder Verstopfung), sondern beraten Sie sich mit Ihrem Arzt.

Gut zu wissen: Haben Sie eine Infektionskrankheit, geben Sie Ihre Antikörper über die Muttermilch an Ihr Baby weiter und tragen so zu seinem Schutz bei.

Kann ich trotz Sport stillen?

Ja, aber stillen Sie nicht gleich nach dem Sport. Je nach Anstrengung bildet sich Milchsäure im Muskel, die über den Blutkreislauf in die Muttermilch gelangt. Babys mögen keine »saure Milch«. Stillen Sie kurz vor oder etwa 1½ Stunden nach dem Sport, bis dahin ist die Milchsäure abgebaut. Oder Sie füttern an sportlichen Tagen Ihr Baby mit abgepumpter Muttermilch aus dem Tiefkühlvorrat.

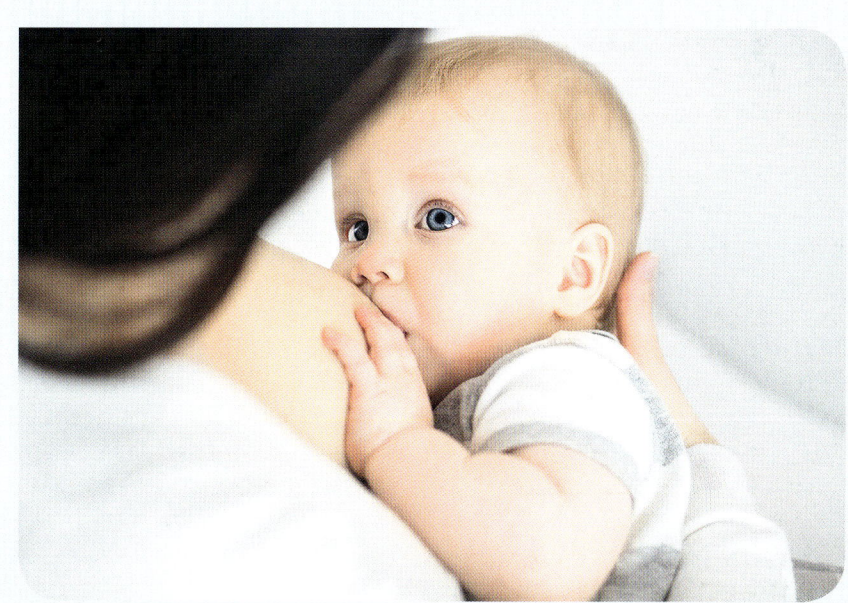

Fertige Flaschenmilch – die beste Alternative

Babys, die nicht oder nur teilweise gestillt werden, brauchen eine Ersatzmilch, die in ihrer Zusammensetzung und Verträglichkeit annähernd so gut ist wie Muttermilch. Die einzige empfehlenswerte Alternative ist fertige Flaschenmilch aus dem Handel.

Spätestens beim Einkauf im Supermarkt oder im Drogeriemarkt wird klar, wie praktisch Stillen und wie verwirrend das unüberschaubare, breite Angebot an Flaschenmilch im Handel ist. Sie stehen vor dem Regal und sehen viele verschiedene Sorten, wie Anfangs- oder Folgemilch, HA- oder Spezialmilch, mit verschiedenen Namen, Buchstaben und Ziffern, von unterschiedlichen Herstellern zu verschiedenen Preisen, in bunten Packungen mit scheinbar wichtigen Zusätzen. Welche Milch ist für mein Baby die beste? Ist Qualität abhängig vom Preis?

Die Qual der Wahl – Pre, HA, 1, 2 oder 3?

Per Gesetz wurde bereits Ende 2006 die Entscheidung beim Einkauf vereinfacht. EU-Richtlinien schreiben einheitlich Zusammensetzung, Rückstandshöchstmengen und Kennzeichnung von Flaschenmilch für Babys vor. In der Umsetzung in die deutsche Diätverordnung ist einheitlich ein Energiegehalt von 60 – 70 Kalorien pro 100 ml sowie die Eiweißquelle, die Art und Menge der Aminosäuren, Fettsäuren, Kohlenhydrate, Mineralstoffe und Vitamine festgelegt. Somit ist sichergestellt, dass jede zugelassene Flaschenmilch im Handel, unabhängig von Marke, Aufmachung und Preis, konstant die gleiche Qualität hat und den Ernährungsbedürfnissen des noch unreifen, wachsenden Babys entspricht.

Vorsicht bei selbst hergestellter Milch!

Eine selbst hergestellte Flaschenmilch, z. B. aus Kuh-, Schaf-, Ziegen-, Stuten- oder Sojamilch, auf Hafer-, Reis- oder Mandelbasis, kann die Qualität und Verträglichkeit von fertiger Flaschenmilch oder gar Muttermilch nicht erreichen. Sie birgt deshalb aus physiologischen, hygienischen und toxikologischen Gründen gesundheitliche Risiken für Ihr Baby. Als einzige Nahrung im ersten Lebenshalbjahr kann selbst hergestellte Flaschenmilch zu schweren kindlichen Wachstums- und Entwicklungsstörungen führen. Die erste Wahl statt Stillen sollte daher fertige Flaschenmilch sein.

Guter Start mit Anfangsmilch Pre und 1

Anfangsmilch Pre und 1 können Sie wie Muttermilch im ersten Lebenshalbjahr als einzige Nahrung nach Bedarf Ihres Babys füttern. Sie sind in ihrer Qualität und Verträglichkeit der Muttermilch am nächsten und in ihrer Nährstoffzusammensetzung der Muttermilch weitgehend angeglichen. Beide Sorten unterscheiden sich nur in den Kohlenhydraten: Die dünnflüssige Anfangsmilch Pre enthält wie Muttermilch ausschließlich gut verträglichen, verdauungsfördernden und antibakteriell wirkenden Milchzucker (Laktose), während Anfangsmilch 1 zusätzlich eine geringe Menge Stärke enthält. Dadurch ist die Milch sämig und möglicherweise sättigender als Anfangsmilch Pre. Benutzen Sie wegen der Konsistenz bei Anfangsmilch 1 einen mittelgroßen Sauger. Wichtig: Bereiten Sie die Milch immer exakt nach Herstellerangaben zu.

Übrigens können Sie Anfangsmilch auch im zweiten Lebenshalbjahr zur Beikost geben. Ein Wechsel von Anfangsmilch zu Folgemilch ist überflüssig.

Folgemilch 2 und 3 – kein Muss

Folgemilch 2 kann, muss aber nicht, die Anfangsmilch frühestens nach dem 6. Lebensmonat und mit Beginn der Beikost ersetzen. Nach dem 10. Lebensmonat, etwa mit Übergang zur stückigen Familienkost, kann Folgemilch 2 gegen Folgemilch 3 ausgetauscht werden.

Folgemilch unterscheidet sich in ihrem Energie- bzw. Kaloriengehalt kaum von Anfangsmilch, aber die Zusammensetzung der Milch verändert sich von Milch 2 zu 3 mit zunehmender Reife des Babys: Der Fettgehalt nimmt ab und der Kohlenhydrat-, Stärke-, Eiweiß- und Mineralstoffgehalt nehmen zu. Außerdem kann Folgemilch Stärke, Zucker (z. B. Maltodextrin) und geschmacksverstärkende Aromen (z. B. künstliches Vanillin) enthalten.

Wichtig: Folgemilch muss exakt nach Herstellerangaben mit der richtigen Pulver- und Wassermenge zubereitet und gefüttert werden.

Sonst erhält Ihr Baby mehr Kalorien als nötig und mehr Eiweiß und Mineralstoffe als für seinen Stoffwechsel und die Nieren verträglich sind.

HA-Milch für allergiegefährdete Babys

HA-Anfangsmilch ist geeignet für nicht gestillte oder teilweise gestillte, allergiegefährdete Babys, deren Eltern oder ein Elternteil unter Lebensmittelallergien, allergischem Asthma, Heuschnupfen oder Neurodermitis leiden. HA steht für hypoantigen oder hypoallergen oder weniger allergen. In HA-Milch ist das Kuhmilcheiweiß sozusagen »vorverdaut« und so weit in kleine Bruchstücke gespalten (teilhydrolisiert), dass es im Körper des Babys kaum noch allergen wirkt. Zwar kann HA-Milch die Entstehung einer Allergie nicht 100-prozentig verhindern, aber den Ausbruch verzögern und die Symptome verringern.

HA-Milch schmeckt leicht bitter, aber der Geschmack stört Babys erfahrungsgemäß nicht, wenn sie die Milch von Anfang an trinken. Also: nicht nachsüßen! HA-Milch ist wie Anfangs- und Folgemilch im Super- oder Drogeriemarkt erhältlich.

Welche Flaschenmilchsorten gibt es?

Milchsorten	Wann und wie
Anfangsmilch Pre oder Start	als alleinige Nahrung im 1. Lebenshalbjahr und danach bis zum Ende des 1. Lebensjahres zur Beikost für gesunde Babys enthält wie Muttermilch als einziges Kohlenhydrat Laktose auch als HA-Milch für allergiegefährdete Babys bis zur Einführung von Beikost
Anfangsmilch 1	als alleinige Nahrung im 1. Lebenshalbjahr und danach bis zum Ende des 1. Lebensjahres zur Beikost für gesunde Babys kann Stärke enthalten auch als HA-Milch für allergiegefährdete Babys bis zur Einführung von Beikost
Folgemilch 2	ab dem 6. Monat zur Beikost kann Stärke, Maltodextrin und Aroma enthalten auch als HA-Milch, aber überflüssig
Folgemilch 3	ab dem 10. Monat zur Beikost kann Stärke, Maltodextrin und Aroma enthalten auch als HA-Milch, aber überflüssig
therapeutische Spezialmilch	Dauermilch von Geburt an für allergische Babys rezeptpflichtig und nur in Apotheken erhältlich
Spezialmilch bei leichten Befindlichkeitsstörungen	vorübergehend bei Magen-Darm-Störungen, Aufstoßen und Spucken nur nach ärztlicher Beratung füttern
Spezialmilch auf Sojabasis	Dauermilch bei Kuhmilchunverträglichkeit und veganer Ernährung des Kindes nur nach ärztlicher Beratung füttern
Gute-Nacht-Fläschchen 2	nach dem 6. Monat zur Beikost enthält Folgemilch mit sättigender, glutenfreier Getreidestärke und weniger Laktose, dafür Maltodextrin überflüssig, da im zweiten Lebenshalbjahr der abendliche Milch-Getreide-Brei eingeführt wird
Gute-Nacht-Mahlzeit 3	Trinkmahlzeit nach dem 10. Monat, mit Folgemilch, Hafervollkornmehl, Maisstärke und Maltodextrin überflüssig, da etwa ab 10. Monat die Familienkost mit Abendbrot eingeführt wird
Kindermilch 1+	ab dem 1. Lebensjahr überflüssig, da gesunde Kinder jetzt normale Milch trinken können und keine speziellen Kinderlebensmittel brauchen
Kindermilch 2+	ab dem 2. Lebensjahr überflüssig, da gesunde Kinder jetzt normale Milch trinken können und keine speziellen Kinderlebensmittel brauchen

Allergie-Babys

Mit Einführung der Beikost kann auch ein allergiegefährdetes Baby bis zum Ende des ersten Lebensjahres Säuglingsanfangsmilch Pre oder 1 trinken. Der Wechsel zu HA-Folgemilch hat keine präventiven Vorteile. Wird das herangereifte Verdauungs- und Immunsystem des Babys jetzt nämlich mit Allergenen aus der Beikost und Kuhmilcheiweiß konfrontiert, entwickelt es eine Toleranz gegen das Eiweiß. Beim Übergang zur Familienkost, ab etwa dem 10. Lebensmonat, darf auch das allergiegefährdete Kind zum Frühstück- oder Abendbrot einen Becher Kuhmilch trinken.

Therapeutische Säuglingsmilch für allergische Babys

Babys, die von Anfang an auf Kuhmilcheiweiß aus Anfangsmilch allergisch reagieren (z. B. mit Bauchweh, Blähungen, Koliken, Erbrechen, Durchfall, blutigen Stühlen, Wundsein, Hautrötungen, Hautjucken, Schnupfen oder Atembeschwerden), brauchen mindestens bis zum Ende des ersten Lebensjahres eine sogenannte therapeutische Säuglingsmilch mit verträglichem (hydrolisiertem) Eiweiß. Sie wird nach sicherer Diagnosestellung vom Kinderarzt verschrieben und ist nur in Apotheken erhältlich, z. B. Alfare®, Althera®, Aptamil Pepti®, Aptamil Pregomin®, Neocate® und Aptamil Pregomin AS®. Therapeutische Säuglingsmilch schmeckt sehr bitter, aber Babys, die diese Milch von Anfang an trinken, stört der Geschmack erfahrungsgemäß nicht. Darum bitte nicht nachsüßen.

Säuglingsmilch auf Sojabasis – für wen?

Fertige Flaschenmilch ohne Kuhmilch (»SL« = ohne Milch) und auf Basis von hochwertigem Sojaeiweiß ist weitgehend dem Energie- und Nährstoffgehalt der Anfangsmilch angeglichen. Trotzdem wird sie wegen ihres relativ hohen Gehalts an hormonähnlichen Substanzen (Phytoöstrogene) und Phytat (hemmt die Aufnahme von Mineralstoffen und Spurenelementen) als alleinige Nahrung im ersten Lebenshalbjahr vorsorglich nur in medizinisch begründeten Fällen (z. B. bei Milchzuckerunverträglichkeit) oder bei veganer Ernährung des Kindes empfohlen. Beraten Sie sich mit Ihrem Kinderarzt.

Spezialmilch bei »leichten Befindlichkeitsstörungen«

In den ersten Lebensmonaten können die noch unreifen, kindlichen Verdauungsorgane empfindlich reagieren. Blähungen, Koliken, Verstopfung und Bauchweh sind typische Folgen. Dazu bieten Hersteller von Flaschenmilch verdauungsregulierende und stuhlauflockernde Spezialnahrung (»Comfort«) an, z. B. mit reduziertem Laktosegehalt, leicht verdaulichem Eiweiß und Fett sowie prebiotischen Ballaststoffen.

Spezialnahrung (»AR«) bei vorübergehendem Aufstoßen und Spucken enthält natürliche Quellstoffe, die die Verweildauer der Milch im Magen verlängern und den Rückfluss der Milch in die Speiseröhre (Reflux) verhindern. Heilnahrung (»HN«) wird zur diätetischen Behandlung akuter Durchfallerkrankungen und Laktoseintoleranz empfohlen. Beraten Sie sich bei Befindlichkeitsstörungen Ihres Babys erst mit Ihrem Kinderarzt. Spezialmilch und Heilnahrung sind diätetische Lebensmittel für medizinische Zwecke und sollten nicht ohne ärztliche Diagnose und dauerhaft gefüttert werden.

Besonderer Zusätze – was ist dran?

Hersteller von fertiger Flaschenmilch dürfen auf der Verpackung mit besonderen Zusätzen und ihren Funktionen werben, aber nicht mit dem Gesundheitswert des Produkts (z. B. stärkt das Immunsystem), wenn es dafür keinen eindeutigen Nachweis gibt. Sie dürfen fertige Flaschenmilch

Milchzubereitung Schritt für Schritt

Auch mit Flaschenmilch wird sich Ihr Baby gut entwickeln, wenn Sie die Zubereitungsanleitung des Herstellers genau beachten. Denn nur so erhält Ihr Kind die richtige Menge an wichtigen Nährstoffen. Bereiten Sie das Fläschchen einfach nach meiner Schritt-für-Schritt-Anleitung zu.

Wenn Sie Ihr Baby mit Flaschenmilch füttern, sollten Sie auf seine Hungersignale achten und es nur dann füttern, wenn es wirklich hungrig ist. Bereiten Sie die Milch genau nach Herstellerangaben zu. Nehmen Sie nämlich längerfristig weniger Milchpulver oder mehr Wasser als vom Hersteller empfohlen, gefährden Sie durch Mangelversorgung die gesunde Entwicklung Ihres Kindes. Nehmen Sie mehr Milchpulver und weniger Wasser als empfohlen, kann das zu Verstopfung, Blähungen und Bauchweh bei Ihrem Baby führen. Außerdem werden die noch unreifen Nieren mit dem Abbau unerwünscht großer Mengen Eiweiß und Mineralstoffe überfordert. Langfristig besteht sogar das Risiko für die Entwicklung von Übergewicht.

So bereiten Sie Flaschenmilch zu:
- Waschen Sie Ihre Hände gründlich.
- Kochen Sie frisches Trinkwasser ab und lassen Sie es auf etwa 40 °C abkühlen. Prüfen Sie unbedingt, ob die Temperatur etwa lauwarm ist.
- Füllen Sie die Hälfte des benötigten Wassers (siehe Dosierungstabelle des Herstellers) in eine gereinigte Flasche.
- Füllen Sie den Löffel des Herstellers (keinen anderen!) locker mit Pulver und streichen Sie überschüssiges Pulver mit einem Messerrücken ab.
- Geben Sie die erforderliche Menge Pulver (siehe Dosierungstabelle des Herstellers) in die Flasche.
- Verschließen Sie die Flasche, halten Sie die Flasche schräg und schütteln Sie kräftig.
- Gießen Sie dann die restliche Wassermenge dazu. Verschließen Sie die Flasche und schütteln Sie sie nochmals kräftig.
- Öffnen Sie die Flasche und befestigen Sie den Sauger.
- Prüfen Sie den Flascheninhalt auf Trinktemperatur (etwa 37 °C), z. B. an der Wange oder der Innenseite des Unterarms.

Jetzt kann Ihr Baby gefüttert werden: Setzen Sie es dazu auf Ihren Schoß, legen Sie es mit seinem Kopf in Ihre Armbeuge und nehmen Sie beim Füttern Blickkontakt mit ihm auf. Das gibt Ihrem Kind das Gefühl von Sicherheit, Geborgenheit und Vertrauen bei der Nahrungsaufnahme.

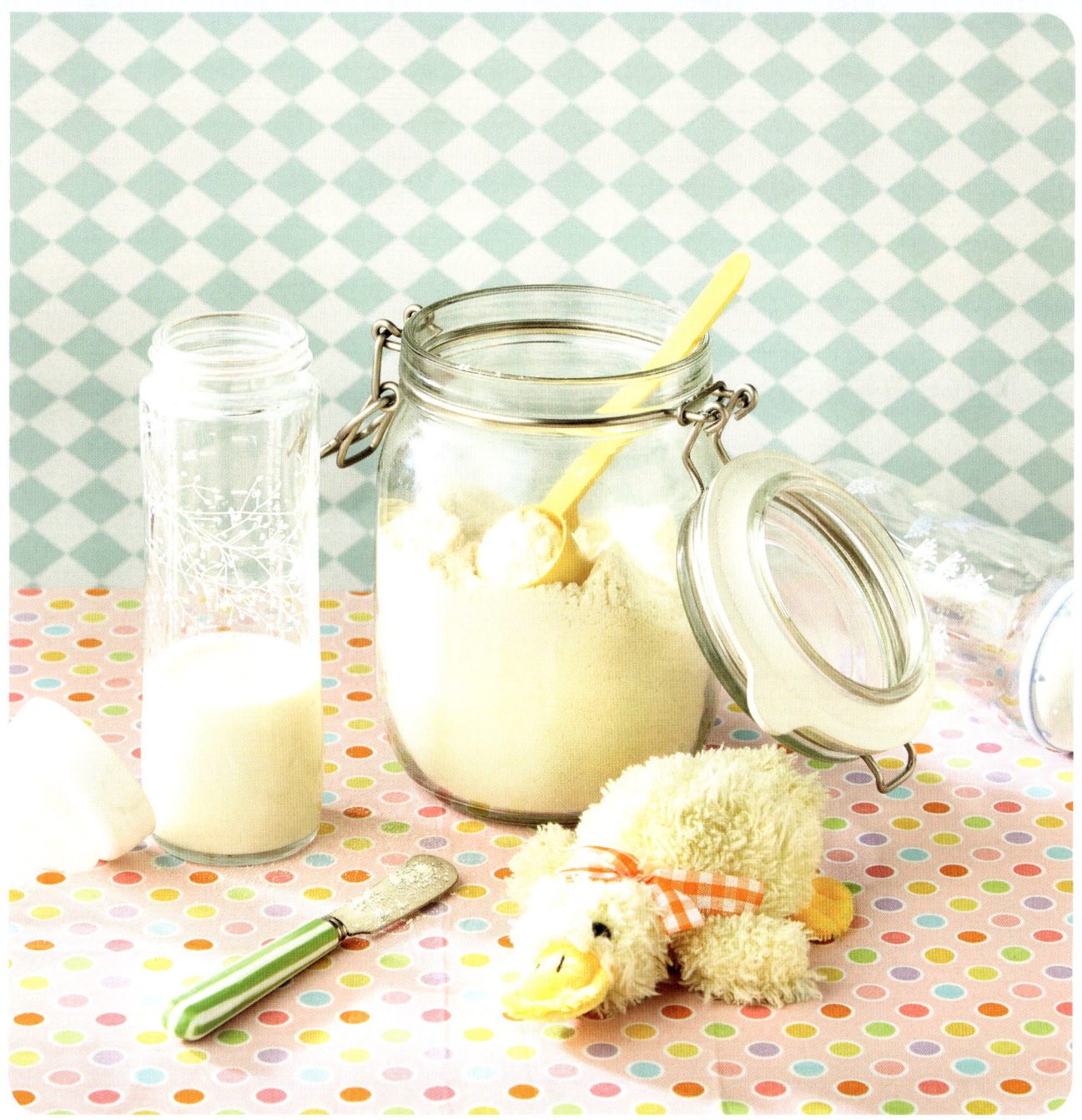

Besondere Zusätze in fertiger Flaschenmilch

Abkürzung	Inhaltsstoff	Funktion	Vorkommen
Probiotika	Bifidobakterien und Milchsäurebakterien	können bei regelmäßiger Zufuhr Häufigkeit und Dauer von Durchfallerkrankungen verringern und das Immunsystem anregen	sind in Muttermilch enthalten, die gesundheitsfördernde Wirkung als Zusatz in fertiger Flaschenmilch ist aber noch nicht nachgewiesen
Prebiotika	unverdauliche Kohlenhydrate (z. B. GOS und FOS)	regen Wachstum und Aktivität günstiger Bakterien wie Bifidobakterien und Milchsäurebakterien im Darm an	sind in Muttermilch enthalten, die gesundheitsfördernde Wirkung als Zusatz in fertiger Flaschenmilch ist aber noch nicht nachgewiesen
GOS	Galacto-Oligosaccharide (Prebiotikum)	siehe Prebiotika	siehe Prebiotika
FOS	Fructo-Oligosaccharide (Prebiotikum)	siehe Prebiotika	siehe Prebiotika
LCP	Long Chain polysaturated fatty Acids, d. h. mehrfach ungesättigte Fettsäuren, wie Omega-3- und Omega-6-Fettsäuren	wirken vermutlich günstig auf Sehfähigkeit und Gehirnentwicklung	sind in Muttermilch enthalten, der langfristige Nutzen als Zusatz in fertiger Flaschenmilch ist aber noch nicht nachgewiesen

auch nicht mit Begriffen und Aussagen wie »adaptiert«, »wie Muttermilch«, »muttermilchnah« oder »nach dem Vorbild der Natur« bewerben, die fertige Flaschenmilch nicht idealisieren oder versuchen, vom Stillen abzuhalten. Die ideale Nahrung für Babys ist und bleibt Muttermilch. Sie ist einzigartig und in ihrer Zusammensetzung und Anpassung an das Wachstum des Kindes und ihre Wirkungen auf seine Gesundheit unnachahmlich. Es ist nicht möglich, eine fertige Flaschenmilch herzustellen, die vergleichbar ist mit Muttermilch – allein schon wegen der vielfältigen antimikrobiellen, antientzündlichen und immunbeeinflussenden Faktoren in Muttermilch.

Die richtige Milchmenge

Jedes Baby hat seinen persönlichen Energie-, Nährstoff- und Flüssigkeitsbedarf, sein eigenes Trinktempo und seinen eigenen Trinkrhythmus. Damit Ihr Kind die Menge Milch bekommt, die es braucht, ist es wichtig, dass Sie seine Durst- bzw. Hunger- und Sättigungssignale und die Angaben des Herstellers zur Zubereitung der Flaschenmilch beachten. Herstellerangaben zur Trinkmenge und zur Häufigkeit der Mahlzeiten dienen nur zur Orientierung für Sie. Ihr Kind entscheidet, wann, wie lang, wie viel und wie oft es trinkt. Nötigen Sie Ihr Baby nie zum (Leer-)Trinken der Flasche. Wenn es den Mund nicht öffnet oder den Kopf wegdreht oder gar schreit, mag es offensichtlich nicht (mehr). Es meldet sich, sobald es wieder Hunger hat, wahrscheinlich nach etwa 2 – 4 Stunden.

In den ersten Wochen schafft ein Baby nur kleine Mengen Milch pro Mahlzeit (ca. 100 – 150 ml) und trinkt, verteilt über den Tag und die Nacht, etwa alle 2 – 4 Stunden bis zu 8 Fläschchen.

Sobald es Tag und Nacht unterscheiden kann und nachts mehr schläft, stellt sich bei den meisten Babys ein regelmäßiger Trinkrhythmus ein. Sie trinken dann in größeren Abständen und dafür mehr Milch pro Mahlzeit (ca. 150 – 200 ml). Ihr Baby ist gut versorgt, wenn es einen zufriedenen Eindruck macht und der Kinderarzt mit seiner (Gewichts-)Entwicklung zufrieden ist.

Richtig füttern mit der Flasche

Ein Baby mit einer Flasche zu füttern ist nicht schwer. So geht's:

- Setzen Sie Ihr Baby auf Ihren Schoß und betten Sie seinen Kopf in Ihre Armbeuge. Stützen Sie dabei Ihren Arm auf der Stuhl- oder Sofalehne oder einem dicken Kissen ab. Füttern Sie mit Blickkontakt. Die

Mein Baby verträgt die Milch nicht

Soll ich die Milchsorte wechseln? Nein, nicht ohne ärztliche Diagnose und Empfehlung. Wenn Ihr Baby die Milch plötzlich ablehnt, erbricht oder mit Blähungen, Durchfall oder Hautirritationen (z. B. Rötungen, Pickel) reagiert, müssen organische, allergologische oder dermatologische Ursachen untersucht werden. Ist Ihr Kind gesund, dann können Sie es mit der gleichen Milchsorte (z. B. Anfangsmilch) eines anderen Herstellers versuchen.

Händchen Ihres Babys sollten frei sein.
- Halten Sie die Flasche schräg in der Hand, damit sich der Sauger mit Milch füllt. Schluckt Ihr Baby zu viel Luft, kann es Blähungen und Bauchweh bekommen.
- Vermeiden Sie beim Füttern Störungen und Ablenkungen wie laute Geräusche, Musik und Fernsehen. Die Unruhe überträgt sich auf Ihr Kind und sein Trinkverhalten. Trinkt es hastig oder mit Unterbrechungen, schluckt es zu

viel Luft oder trinkt sich nicht satt.
- Haben Sie Geduld beim Füttern. Babys brauchen in der Regel etwa 10 – 15 Minuten, bis die Flasche leer ist. Manche Babys schlafen zwischendurch auch mal ein. Dann dürfen Sie Ihr Kind sanft wecken.
- Nach dem Füttern oder auch zwischendurch sollten Sie Ihr Baby für ein »Bäuerchen« an die Schulter halten, vor allem, wenn es hastig trinkt. So kann mitgeschluckte Luft besser entweichen.

Beispiel für die Flaschenfütterung eines Babys

Alter des Babys	Wasser (ml)	Messlöffel (à 4,5 g)	trinkfertige Nahrung (ml)	Trinkmahlzeiten pro Tag
1. Woche	nach Anweisung des Arztes oder der Hebamme	nach Anweisung des Arztes oder der Hebamme	nach Anweisung des Arztes oder der Hebamme	nach Anweisung des Arztes oder der Hebamme
2. – 8. Woche	90	3	100	7 – 8
3. Monat	120	4	130	6 – 7
4. Monat	150	5	170	5 – 6
nach dem 4. Monat	180	6	200	4 – 5

- In den ersten Wochen braucht Ihr Baby viel Ruhe. Legen Sie es nach den Mahlzeiten hin. Neue Erkenntnisse zeigen: Die Rückenlage ist nicht gefährlich.
- Überlassen Sie Ihrem Kind die Milchflasche nie als Dauernuckel, z. B. im Bett oder Kinderwagen oder in der Wippe. Längerfristig schadet Dauernuckeln den Zähnen und kann Übergewicht zur Folge haben.

Frisches Wasser aus der Leitung

Wenn Ihr Baby ein halbes Jahr lang nur fertige Flaschenmilch trinkt, brauchen Sie dafür ein Wasser mit besonders hoher Qualität. Leitungswasser aus der öffentlichen Wasserversorgung unterliegt in Deutschland strengen Kontrollen und kann in der Regel täglich ohne gesundheitliche Bedenken für die Babyernährung verwendet werden. Wenn Sie sich dennoch wegen der Qualität vergewissern möchten, fragen Sie bei Ihrem zuständigen Gesundheitsamt oder beim Wasserwerk nach.

Lassen Sie das Leitungswasser vor Gebrauch immer so lange ablaufen, bis es gleichmäßig kühl aus der Leitung fließt. Ablaufwasser eignet sich z. B. als Putz- oder Gießwasser. Eine gute Alternative zu Leitungswasser ist abgepacktes Wasser speziell »für die Zubereitung von Säuglingsnahrung geeignet«.

Ungeeignetes Wasser für die Babyernährung:

- Standwasser aus der Leitung
- Standwasser aus Wasserboilern
- gefiltertes Wasser (kann unerwünschte Silberionen aus Filterpatronen enthalten)
- Wasser aus Bleileitungen (in alten Häusern, gebaut vor 1973, aber heute verboten)
- Wasser mit einem niedrigen pH-Wert (unter 7,0) aus Kupferleitungen (kann für Babys leberschädigende Mengen an Kupfer enthalten)
- Wasser aus Regionen mit erhöhtem Urangehalt (kann für Babys nierenschädigend sein)
- Wasser aus ungeprüften Hausbrunnen (überhöhte Mengen Nitrat- bzw. Nitrit können bei Babys zu »Blausucht« und Erstickung führen)

Auskunft über das Material der Wasserrohrleitung gibt der Hauseigentümer. Mit Teststreifen aus der Apotheke können Sie den Säuregehalt Ihres Leitungswassers prüfen.

Frische Flaschenmilch für unterwegs und nachts

Aus hygienischen Gründen und wegen der gesundheitlichen Risiken für Ihr noch empfindliches Baby sollten Sie Flaschenmilch möglichst nicht auf Vorrat fix und fertig vorbereiten. Stand- bzw. Warmhaltezeiten bei Trink- oder Zimmertemperatur über zwei Stunden sind ideale Bedingungen für die Vermehrung krankheitserregender Bakterien in Flaschenmilch. Erbrechen, Durchfall, Bauch- und Kopfweh sowie Fieber können nach dem Verzehr verdorbener Milch die Folgen sein. Bei Frühgeborenen kann eine Infektion mit Hirnhautentzündung sogar tödlich enden. Sprechen Sie vorsorglich bei Brech-Durchfall direkt mit dem Kinderarzt.

So machen Sie es richtig:

- Waschen Sie Ihre Hände gründlich unter fließend warmem Wasser und mit Seife.
- Füllen Sie das Milchpulver portioniert in die saubere, trockene Flasche und verschließen Sie sie gut.
- Kochen Sie frisches kaltes Leitungswasser ab und füllen Sie es in eine gereinigte Thermoskanne.
- Transportieren Sie alles in einer sauberen Box/Tasche.
- Erst kurz vor dem Füttern bereiten Sie die Flaschenmilch nach Herstellerangabe zu.
- Schütteln Sie die verschlossene Milchflasche und kühlen Sie sie auf Trinktemperatur (lauwarm) herunter. Prüfen Sie vor dem Füttern unbedingt die Temperatur.
- Spülen Sie Flasche, Löffel und Sauger direkt aus oder reinigen Sie alles nach Ankunft zu Hause sehr gründlich.

Tagesvorrat nur für die Kindertagesbetreuung

Für den Tagesvorrat in der Kindertagesbetreuung können Sie Flaschenmilch unter Einhaltung besonders hygienischer Bedingungen und einer ununterbrochenen Kühlkette frisch auf Vorrat vorbereiten:

- Waschen Sie Ihre Hände gründlich unter fließend warmem Wasser und mit Seife.
- Bereiten Sie die Flaschenmilch fertig zu und verschließen Sie die Flaschen.
- Kühlen Sie die Milch schnell unter fließend kaltem Wasser oder im kalten Wasserbad herunter.
- In einer Kühlbox, die Sie nur für Babymilch verwenden, transportieren Sie die Milch in die Kindertagesbetreuung.
- Im regelmäßig gereinigten Kühlschrank (unter 5 °C) können Sie die Milch maximal 24 Stunden aufbewahren. Prüfen Sie die Temperatur des Kühlschranks regelmäßig.
- Kurz vor dem Füttern erwärmen Sie die Milch schnell auf Trinktemperatur (z. B. im Wasserbad) und verfüttern Sie die Milch innerhalb von zwei Stunden.
- Reinigen Sie Flaschen, Löffel und Sauger gründlich mit heißem Wasser und Spülmittel oder in der Spülmaschine bei 65 °C und lassen Sie alles trocknen. Das Auskochen (etwa zwei Minuten) nach jedem Gebrauch bietet besonders in der Kindertagesbetreuung zusätzliche

Sicherheit vor der Übertragung von Krankheitserregern unter den Kindern.
- Trennen Sie die Zubereitung von Flaschenmilch und die Reinigung von Flasche, Löffel und Sauger immer räumlich bzw. zeitlich von der Verarbeitung roher Lebensmittel.

Hygieneregeln für zu Hause

Babys sind viel empfindlicher als Erwachsene. Deshalb ist es wichtig, grundlegende Hygieneregeln zu beachten.

- Waschen Sie sich vor der Zubereitung des Fläschchens die Hände gründlich unter fließend warmem Wasser und mit Seife.
- Bereiten Sie die Flaschenmilch immer frisch, d. h. direkt vor dem Füttern, zu.
- Trennen Sie die Zubereitung räumlich und zeitlich von der Verarbeitung roher Lebensmittel und der Reinigung der Gerätschaften.
- Arbeiten Sie auf einer gereinigten Arbeitsfläche mit gereinigten Küchengeräten, -bestecken und -tüchern.
- Verwenden Sie für die Milchzubereitung kein Standwasser (vor allem nicht morgens), sondern nur frisches, fließend kaltes Leitungswasser oder frisches, spezielles Babywasser (»speziell für die Zubereitung von Säuglingsnahrung«). Kochen Sie Wasser aus einer geöffneten Flasche oder Verpackung ab. Verschließen Sie eine geöffnete

Wasserflasche bzw. -packung gleich und bewahren Sie sie im Kühlschrank auf.
- Verfüttern Sie die fertige Milch innerhalb von zwei Stunden und entsorgen Sie die Reste.
- Verschließen Sie die Milchpulverpackung gleich nach der Zubereitung (z. B. mit einem Clip) und bewahren Sie sie im sauberen, trockenen Vorratsschrank auf. Milchpulver darf nicht feucht werden.
- Reinigen Sie Flasche, Löffel und Sauger direkt nach dem Füttern gründlich mit heißem Wasser, Geschirrspülmittel und einer Kunststoffflaschenbürste (extra für die Flaschenreinigung). Spülen Sie mit klarem Wasser nach. Oder geben Sie die Flasche zusammen mit der Kunststoffflaschenbürste in die Geschirrspülmaschine (bei 65 °C). Auskochen (etwa zwei Minuten) bietet zusätzliche Sicherheit, vor allem für Babys in der Kindertagesbetreuung.
- Kochen Sie Gummisauger mehrmals wöchentlich aus, denn poröse Stellen können ein »Sammelplatz« für Milchreste und Bakterien sein.
- Trocknen Sie nach der Reinigung Löffel, Sauger und die Flasche mit der Öffnung nach unten auf einem frischen Geschirrtuch. Bewahren Sie alles unter einem frischen Geschirrtuch auf.
- Ersetzen Sie Flasche, Flaschenbürste und Sauger regelmäßig.

Was braucht mein Baby außer Milch?

Wird Ihr Baby voll gestillt oder bekommt es Anfangsmilch nach Bedarf, braucht es im ersten Lebenshalbjahr fast nichts anderes als Milch, um sich gesund zu entwickeln. Einzige Ausnahme: Vitamin K, Vitamin D und Fluorid.

Vitamin K bekommt Ihr Baby automatisch bei den Vorsorgeuntersuchungen, darum müssen Sie sich also nicht kümmern. Ihr Kinderarzt wird Ihnen ein Präparat mit Vitamin D und Fluor für Ihr Kind verschreiben.

Gesundheitsvorsorge mit Vitamin K und Vitamin D

Vitamin K fördert die Blutgerinnung. Ein Mangel kann zu lebensbedrohlichen Hirnblutungen und lebenslanger Behinderung führen. Sichere Vorboten dafür gibt es nicht. Deshalb bekommen alle Babys vom Kinderarzt vorsorglich Vitamin-K-Tropfen: am 1. Lebenstag, am Ende der 1. Lebenswoche (Vorsorgeuntersuchung U2) und zwischen der 4. und 6. Lebenswoche (U3). Nur Neugeborene, die Vitamin-K-angereicherte Anfangsmilch trinken, brauchen die 2. und 3. Vitamin-K-Gabe nicht.

Vitamin D fördert die Aufnahme von Nahrungskalzium aus dem Darm und seine Einlagerung in die Knochen. Ein Mangel kann zu Rachitis, eine Knochenerkrankung mit Verformung der Wirbelsäule, des Brustkorbs, der Beine (O- oder X-Beine) und der weichen Schädelknochen, zu Muskelschlaffheit und erhöhte Infektanfälligkeit führen. Vitamin D wird normalerweise bei häufigem Aufenthalt im Freien unter Einwirkung von UV-Licht in der Haut gebildet. Die Eigensynthese hängt aber vom Klima, der Jahres- und Tageszeit und der Kleidung des Babys während des Aufenthaltes im Freien ab.

Ab der 2. Lebenswoche bekommt Ihr Baby vorsorglich bis zum Ende des 2. Lebensjahres (für alle im Winter geborenen Kinder auch noch während des 2. Winters) jeden Tag ein Vitamin-

D-Präparat (z. B. Vigantoletten oder Vigantolöl). Häufig wird auch ein Kombipräparat mit Fluorid (z. B. D-Fluoretten oder Zymafluor D) empfohlen.

Gut zu wissen: Manche Präparate können Erdnussöl oder Milchzucker und somit Spuren von Erdnuss- und Milcheiweiß enthalten. Für allergische Kinder gibt es aber Alternativen.

Fluorid zum Schutz der Zähne

Fluorid ist ein Spurenelement, das die Knochen und Zähne Ihres Babys aufbaut und festigt. Es fördert den Zahndurchbruch und die Zahngesundheit. Schon in der Phase der Zahnbildung reichert sich Fluorid im Zahnschmelz (äußere Schicht der Zahnkrone) an. Dort schützt es die Zähne vor dem Angriff aggressiver Säuren, die kariesfördernde Bakterien im Mund aus Zucker bilden. Im Speichel und Zahnbelag (Plaque) hemmt Fluorid die Vermehrung und Aktivität der Bakterien, ihre Besiedelung auf der Zahnoberfläche, die Demineralisierung des Zahnschmelzes und fördert gleichzeitig dessen Remineralisierung.

Ein Fluoridpräparat ist überflüssig, wenn

- das Trinkwasser mehr als 0,3 mg Fluorid/Liter enthält (beim Gesundheitsamt nachfragen)
- das Mineralwasser mehr als 0,3 mg Fluorid/Liter enthält (siehe Flaschenetikett oder Auskunft des Herstellers)
- das Baby eine Diätnahrung (bilanzierte Diät) erhält
- Sie die Zähne Ihres Babys mit fluoridierter Zahnpasta putzen
- Sie in der Küche fluoridiertes Speisesalz (0,25 mg Fluorid/g Salz) verwenden

Zahnpflege ab dem 1. Zähnchen

Die ersten kariesfördernden Bakterien können Sie selbst auf Ihr Baby übertragen, z.B. beim Küssen, Ablutschen oder Ablecken des Schnullers, Fläschchensaugers oder Löffels. Den ersten kariesfördernden Zucker bekommt Ihr Baby schon über die Muttermilch oder Flaschenmilch. Mit zunehmendem Alter kommen zucker- und säurehaltige Getränke, süße Breie, süße Milchdrinks, Brotaufstriche, süße Frühstückscerealien (z.B. Cornflakes, Smacks, Pops) und Kekse hinzu. Und je länger und häufiger Zucker und

Säuren in flüssiger oder fester Form im Mund verweilen, die Zähne umspülen (z.B. Milch, süßer Tee oder Saft im Fläschchen) oder an den Zähnen kleben, desto größer ist das Risiko für die Entstehung von Karies.

Die Zahnpflege beginnt schon mit dem 1. Zahn. Putzen Sie die Zähnchen mit einem feuchten Wattestäbchen oder einer speziellen Babyzahnbürste und Wasser morgens und abends behutsam rundum sauber. Im 4. Lebensjahr könne Sie fluoridierte Zahnpasta (mindestens 1000 ppm) verwenden – vorausgesetzt, Ihr Kind spuckt die Zahnpasta zuverlässig aus.

Vorsicht: Eine Überdosierung mit Fluorid durch regelmäßiges Verschlucken oder »Essen« größerer Mengen Zahnpasta kann zur Dentalfluorose mit bandförmigen weißen Flecken im Zahnschmelz bis hin zu einer deutlichen braunen Zahnverfärbung führen. Dentalfluorose ist nur ein kosmetisches Problem, das während der Zahnentwicklung etwa bis zum Alter von 8 Jahren auftreten kann.

So schützen Sie die Zähne Ihres Kindes

- Pflegen Sie Ihre eigenen Zähne und lassen Sie sie ggf. behandeln. Karies ist ansteckend.
- Verwenden Sie Zahnseide für die Zahnzwischenräume und benutzen Sie fluoridhaltige Zahncreme (ca. 1500 ppm bzw. 1500 mg Fluorid/kg Zahncreme).

- Vermeiden Sie es, Flaschensauger, Schnuller, Löffel oder Gabel Ihres Kindes abzulecken.
- Die Flasche als Dauernuckel zur Beruhigung oder zum Einschlafen ist schädlich – egal was drin ist. Das gilt auch für das Dauernuckeln an der Brust.
- Wasser löscht am besten den Durst. Geben Sie Ihrem Kind keine süßen Getränke ins Fläschchen – auch keine Kindertees und Säfte »ohne Zuckerzusatz«.
- Mit etwa einem halben Jahr und nach geduldigem Üben kann ein Baby aus einem fast randvoll gefüllten Becher trinken.
- Fertige Getreide- und Obstbreie und sogenannte Trinkmahlzeiten enthalten häufig relativ viel Zucker. Füttern Sie diese Breie auf keinen Fall mit der Flasche.
- Kinder sollen nicht ständig »naschen« – vor allem keine klebrigen Süßigkeiten, Lutscher, Schokolade oder Kekse.
- Verwenden Sie sparsam fluoridiertes Speisesalz.
- Geben Sie Ihrem Kind im 1. Lebensjahr und im 2. Lebenswinter ein Fuoridpräparat (z.B. als Tablette in Kombination mit Vitamin D).
- Mit 2½ Jahren sollten Sie mit Ihrem Kind zur ersten Vorsorgeuntersuchung zum Zahnarzt gehen.

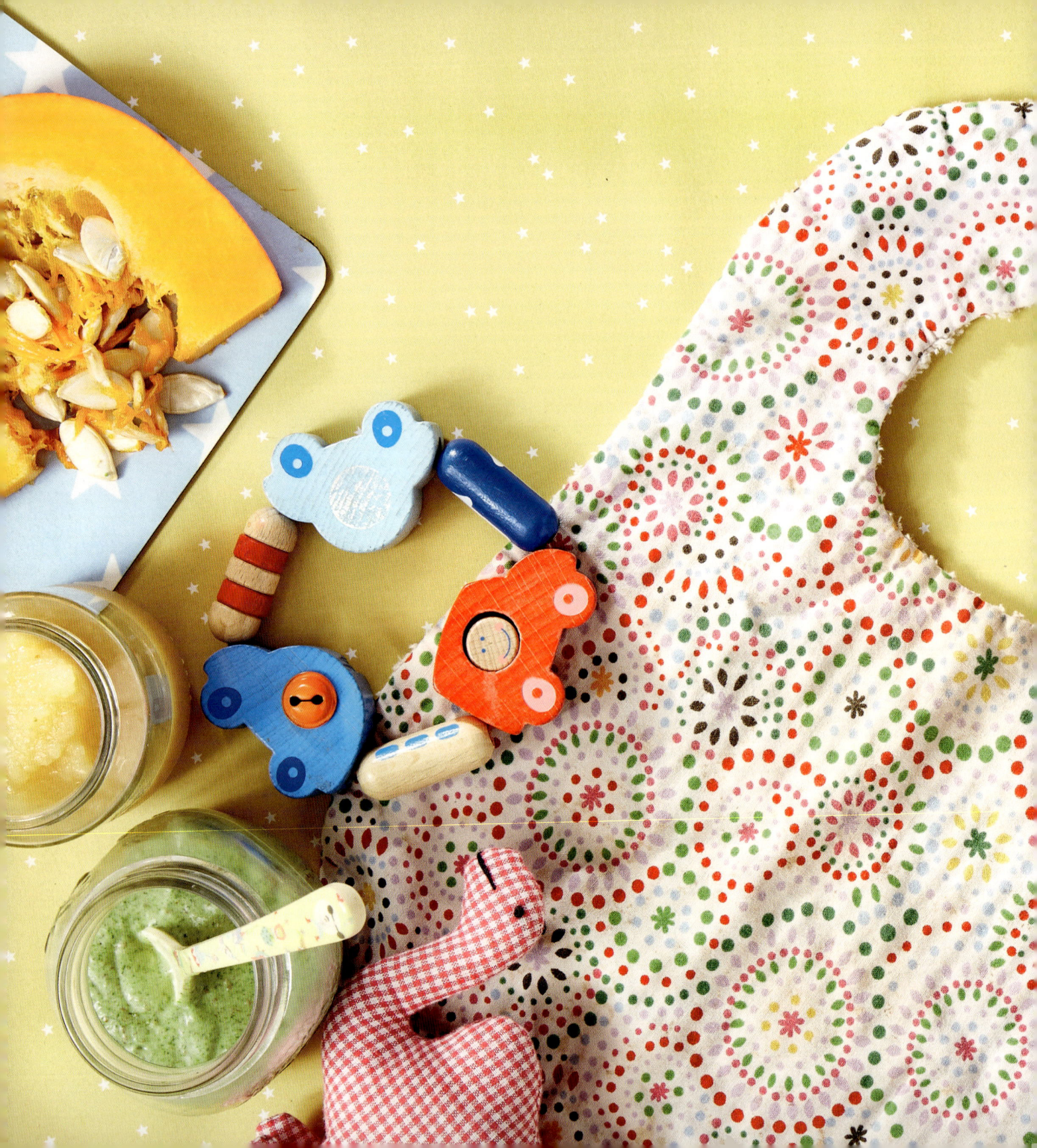

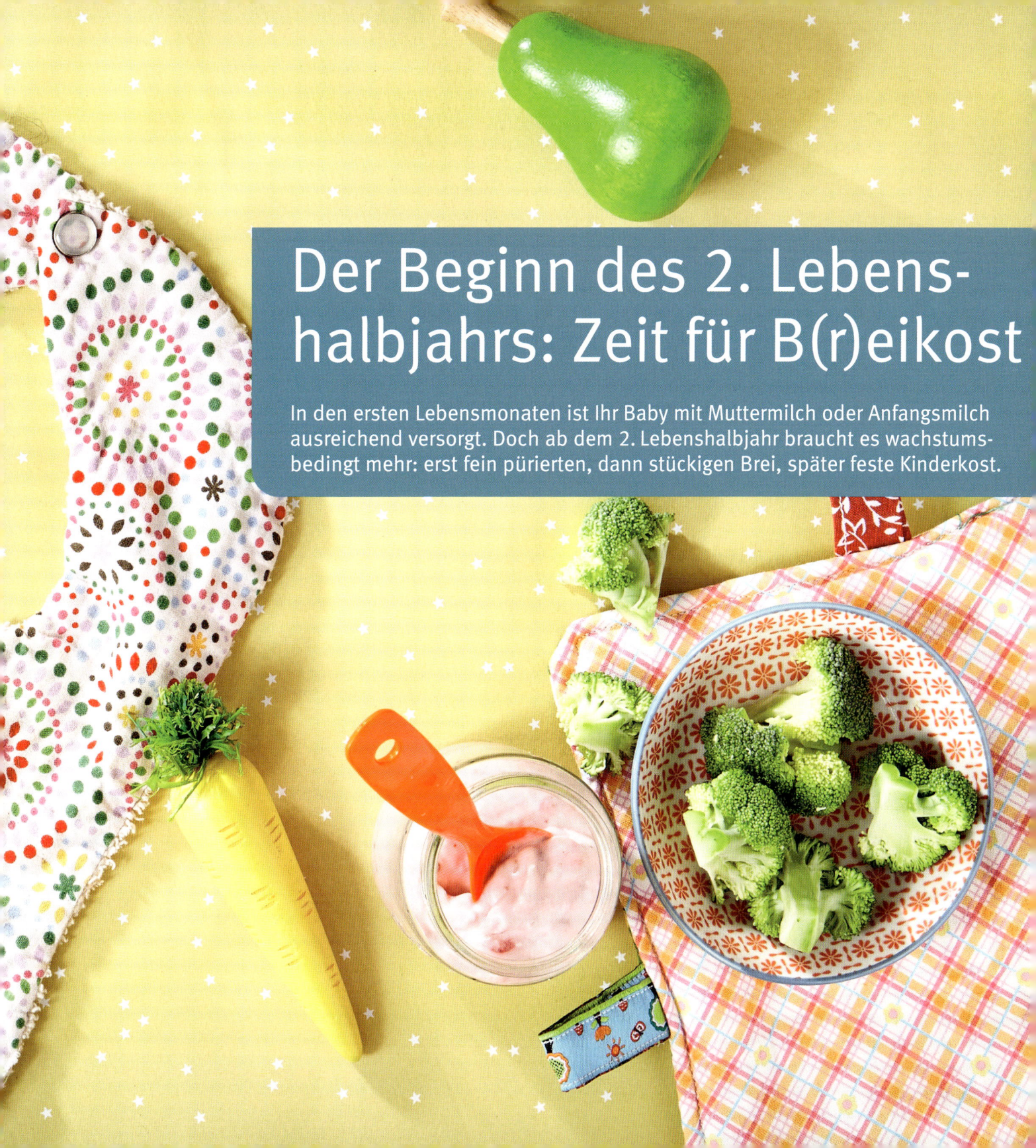

Der Beginn des 2. Lebens-halbjahrs: Zeit für B(r)eikost

In den ersten Lebensmonaten ist Ihr Baby mit Muttermilch oder Anfangsmilch ausreichend versorgt. Doch ab dem 2. Lebenshalbjahr braucht es wachstums-bedingt mehr: erst fein pürierten, dann stückigen Brei, später feste Kinderkost.

»Ich bin soweit«

Damit Ihr Baby genau das bekommt, was es braucht, muss seine Nahrung quantitativen und qualitativen Ansprüchen genügen. Mit Kenntnissen über die Zutaten und Zubereitung von nur drei verschiedenen Breien sind Sie für die nächsten Monate gut gerüstet.

Mit etwa einem halben Jahr lässt bei Ihrem Baby der kombinierte Saug- und Schluckreflex und der Extrusionsreflex (Zunge wird bei Berührung nach außen gedrückt) nach – bei manchen Babys auch schon früher oder erst später. Dies sind eindeutige Zeichen dafür, dass sich seine sensomotorischen Essfähigkeiten, sein Verdauungs- und Immunsystem entwickeln. Zunehmend interessiert sich Ihr kleiner Schatz für das, was andere essen, und greift auch schon danach. Frühestens ab dem 5. Lebensmonat ist es dann soweit: Sie können das Löffeln von Brei versuchen. Bei Frühgeborenen entscheidet darüber der Kinderarzt.

Daran erkennen Sie, ob Ihr Kind soweit ist:
- Es kann mit Hilfe aufrecht sitzen.
- Es kann den Kopf halten und wegdrehen, wenn es satt ist.
- Es interessiert sich für das, was andere essen, z.B. Eltern, Geschwister, Kitakinder.
- Es deutet mit dem Finger auf Nahrung, die es probieren möchte.
- Es nimmt eigenständig Dinge in den Mund.
- Es öffnet den Mund, wenn sich der Löffel nähert oder die Lippen berührt.
- Es schließt die Oberlippe beim Essen um den Löffel.
- Es schiebt mit der Zunge den Brei nach hinten.
- Es behält den Brei im Mund, ohne sich zu verschlucken.

Starten Sie mit dem ersten Brei nicht zu früh, d.h. nicht vor dem vollendeten 4. Lebensmonat, aber zögern Sie das Löffeln auch nicht zu weit hinaus, wenn Ihr Baby bereit dazu ist. Die Breiphase ist mit wichtigen geistigen, sensorischen und motorischen Entwicklungsschritten verbunden. Dazu gehören z.B. Entdeckungs-, Forschungs- und Eroberungsdrang, Wissbegierde und Lernbereitschaft, Wahrnehmungs-, Denk-, Konzentrations-, Reaktions- oder Kommunikationsvermögen. Beim Löffeln trainiert Ihr Kind auch seine motorischen und sensorischen Fähigkeiten, z.B. wenn es den Brei mit den Augen fixiert, mit den Fingern ertastet, mit der Nase riecht und mit den Geschmacksknospen auf der Zunge erspürt oder, wenn es die Finger zum Mund führt, den Brei mit der Zunge

in den Rachen schiebt und herunterschluckt. So beginnt Ihr Kind mit Neugierde, die Welt zu begreifen und sich darin zurechtzufinden.

So gelingt der Übergang von Milch zu Brei

Zunächst ist für Ihr Baby alles fremd: der Löffel, der Geruch und Geschmack des ersten Breis, seine Konsistenz, das Gefühl im Mund, auf der Zunge und im Verdauungstrakt. Daran muss sich Ihr Kind erst gewöhnen. Bisher kannte es ausschließlich Milch, die schnell getrunken ist und schnell sättigt. Deshalb ist es eine besondere Herausforderung für Ihr Baby, geduldig mit den Lippen den Brei vom Löffel zu nehmen, mit der Zunge in den Rachen zu schieben

und herunterzuschlucken. Essen will gelernt sein.

Aller Anfang ist schwer und nicht immer klappt das Löffeln auf Anhieb. Das Tempo bestimmt Ihr Kind. Haben Sie Geduld. Versuchen Sie nicht, Ihr Kind zum Essen zu drängen. Wenn es nicht mag, den Mund nicht öffnet, den Kopf wegdreht, sich gegen den Löffel wehrt oder schreit, dann warten Sie einige Tage. Druck beim Essen kann Fütter- und Essstörungen zur Folge haben. Ihr Kind soll lernen, dass Mahlzeiten gut tun und Genuss bedeuten. Es muss nicht anderen zuliebe essen. Falls Ihnen zum Füttern mal die Geduld fehlt, überlassen Sie es einem Familienmitglied, z. B. Vater, Oma, älteres Geschwisterkind.

Brei zu essen ist ein Lernprozess – mit kleinen und großen Schritten, kurzen und langen Pausen oder auch Schritten zurück. Es dauert, bis Ihr Kind selbstständig essen kann. Bleiben Sie immer liebevoll und geduldig.

Und jetzt geht es los!

Füttern Sie Ihr Kind so früh wie möglich am Familientisch. So erlebt es gleich die Atmosphäre, Gemeinschaft, Rituale und Regeln bei Tisch, Essgewohnheiten und -verhalten der Familie. Dabei sollte Ihr Kind fit und aufmerksam sein, statt müde,

unruhig oder zu hungrig. Vermeiden Sie Irritationen beim Füttern wie Unruhe, Lärm, Ablenkungen mit Spielzeug, Fernseher oder Radio.

Setzen Sie Ihr Kind gerade auf Ihren Schoß und in Ihren Arm, mit aufrechtem Kopf und Hals, sodass es Sie anschauen kann. Reden Sie ruhig und liebevoll mit ihm. Durch Körper- und Blickkontakt und Ihre bekannte Stimme fühlt es sich sicher und geborgen. So kann es vertrauensvoll das Löffeln versuchen. Beginnen Sie mit einem Ritual und sagen Sie beispielsweise »Guten Appetit«, vielleicht reicht auch schon das Umbinden des Lätzchens. So lernt Ihr Kind: Jede Mahlzeit hat für alle einen gleichzeitigen Beginn.

Füttern Sie Ihr Kind mit seinem eigenen flachen, abgerundeten, weichen Kunststofflöffel von seinem eigenen Kindertellerchen. Zum Kennenlernen darf es zunächst auch mit dem Löffel spielen, den Brei vom Löffel oder Ihrem sauberen Finger lecken und mit Lippen, Zunge, Gaumen und Fingern erkunden. Kleckern ist normal und gehört zum Lernen dazu.

Wichtig: Lecken Sie den Löffel nicht während des Fütterns ab. So vermeiden Sie eine Übertragung von Krankheits- und Kariesbakterien, die möglicherweise in Ihrem Mund sind.

Beginnen Sie mit wenigen Löffeln Brei. Berühren Sie die Lippen Ihres Babys mit dem gefüllten Löffel, falls es den Mund noch nicht geöffnet hat. Ein voller Löffel und ein gefüllter Mund können Ihrem Kind das Schlucken erleichtern. Überlassen Sie ihm auch den Löffel zum Spielen, falls es den haben und nicht mehr hergeben will. Setzen Sie dann mit einem zweiten Löffel das Füttern fort.

Erhöhen Sie Tag für Tag die Breimenge, bis Ihr Kind satt ist, den Mund schließt oder den Kopf abwendet und anschließend keine Mutter- oder Flaschenmilch mehr mag. Beachten Sie seine typischen Sättigungssignale und warten Sie nicht, bis es schreit. Beenden Sie das Füttern nach etwa 30 Minuten mit einem Ritual und sagen Sie »fertig«. Wischen Sie ihm erst jetzt den Mund ab. So lernt Ihr Kind: Jede Mahlzeit hat für alle ein gleichzeitiges Ende.

Rituale sind »Anker«, die Ihrem Baby das Gefühl von Verlässlichkeit, Sicherheit und Vertrauen geben. Im ersten Lebensjahr muss es lernen, mit drei großen Regulationsaufgaben umzugehen: die Übergänge von Schlaf- und Wachphase, von inneren Unruhezuständen und Ruhe sowie von Hunger- und Sättigungsgefühl. Ein klar strukturierter Tag und viele kleine Rituale können dabei hilfreich sein.

> ### Händewaschen vor dem Füttern
>
> Um die Übertragung von Krankheitskeim beim Füttern zu verhindern, sollten Sie vor jeder Mahlzeit die Hände waschen:
> - Feuchten Sie Ihre Hände unter fließendem Wasser an.
> - Seifen Sie Ihre Hände ein und reinigen Sie sie gründlich: Handrücken, Daumen, Fingerspitzen, Fingerzwischenräume, Nägel.
> - Spülen Sie die Seife unter fließendem Wasser gründlich ab.
> - Trocknen Sie Ihre Hände mit einem trockenen sauberen Handtuch ab.

Zum Wachsen mehr als nur Milch

In nur etwa vier bis sechs Monaten hat Ihr Baby sein Geburtsgewicht bereits verdoppelt und verdreifacht es bis zum 1. Geburtstag sogar. Bedingt durch schnelles Wachstum und zunehmende Körpermaße (z. B. Blut- und Wassermenge, Organ-, Gehirn-, Muskel-, Fett- und Knochenmasse) steigt der Energie- und Nährstoffbedarf Ihres Kindes rasant an. Körperreserven für bestimmte Mikronährstoffe sind verbraucht und Milch allein kann den steigenden Bedarf nicht mehr decken. Darin sind sich Experten einig: Ihr Kind braucht mit Beginn des 5., spätestens 7. Lebensmonats zusätzlich B(r)eikost. Aber nicht irgendwelche.

Damit Ihr Kind genau das bekommt, was es seinem Alter entsprechend für Wachstum, Entwicklung und Gesundheit braucht, orientieren Sie sich am Breifahrplan des Forschungsinstituts für Kinderernährung. Seine Experten haben Breie mit bestimmten Basiszutaten und in bestimmter zeitlicher Abfolge so aufeinander abgestimmt, dass sich die Breie zusammen mit Mutter- oder fertiger Säuglingsmilch wie Puzzlesteine ergänzen und die Empfehlungen für die Energie- und Nährstoffzufuhr von Kindern ab dem 2. Lebenshalbjahr erreichen.

Ihr Kind startet mit Gemüse und Fleisch, um die verbrauchten Körperreserven an Eisen in Muskeln und Leber zu füllen. Eisen ist ein Spurenelement, das Ihr Kind beispielsweise für seine Intelligenzentwicklung, körperliche Leistungsfähigkeit, Infektabwehr, Regulation der Körpertemperatur und Bildung von Wirkstoffen im Stoffwechsel braucht. Den höchsten Bedarf an Eisen hat der Mensch in den ersten beiden Lebensjahren und in der Pubertät.

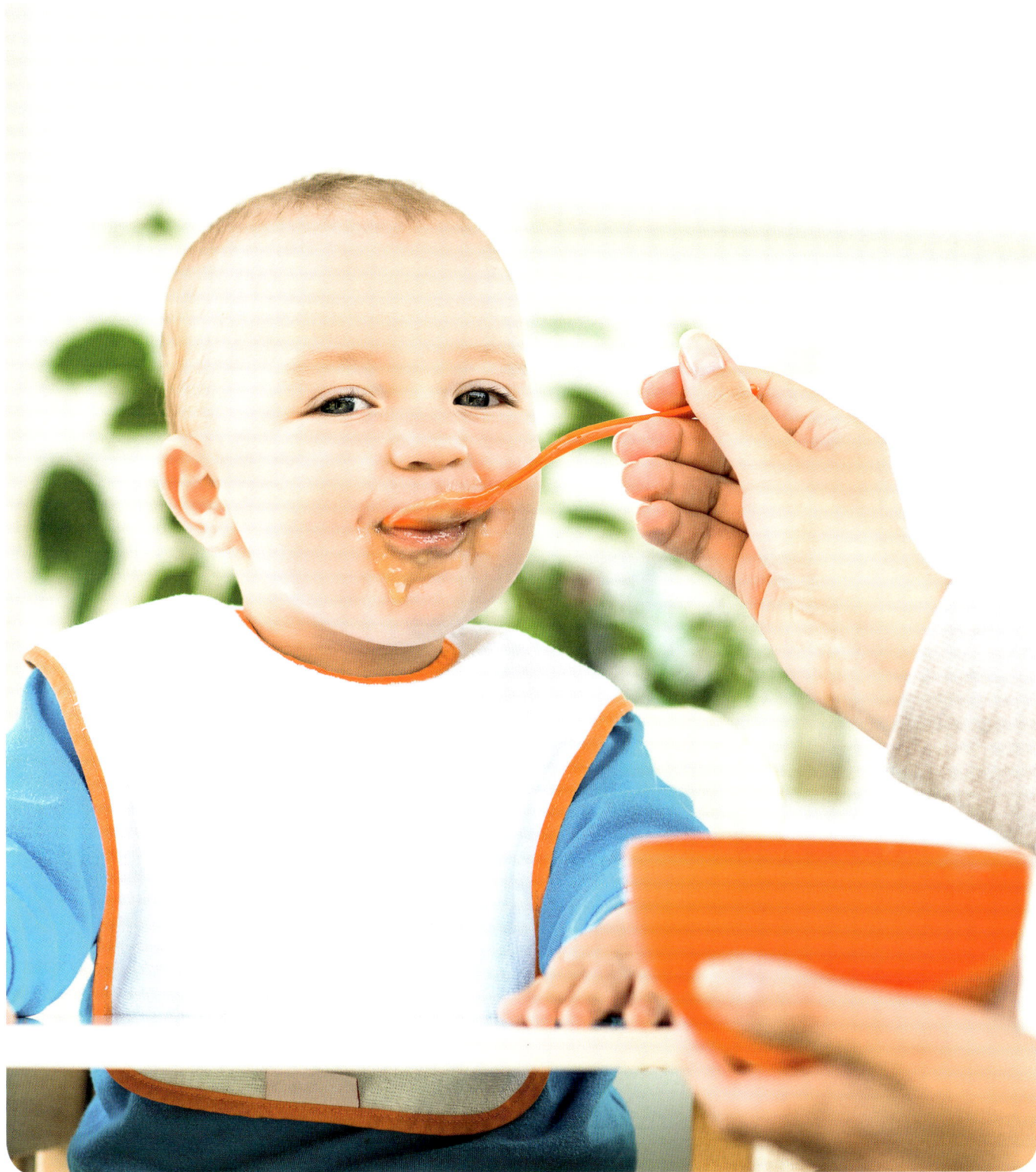

Schwerer Mangel in der Kindheit kann zu Wachstums- und Entwicklungsstörungen führen.

Einer nach dem anderen

Nach Empfehlungen des Forschungsinstituts für Kinderernährung sollten Sie nacheinander folgende Breie einführen (die Grundrezepte finden Sie im Rezeptteil):

1. Brei: Gemüse-Kartoffel-Fleisch-Brei (S. 125): mittags oder früh abends, statt Fleisch auch 1 – 2-mal Fisch pro Woche oder auch mal vegetarisch

2. Brei: Vollmilch-Getreide-Brei (S. 136): abends oder mittags, kann in der Reihenfolge der Einführung auch mit dem milchfreien Brei getauscht werden

3. Brei: milchfreier Getreide-Obst-Brei (S. 138): nachmittags

Zwischendurch: nach Bedarf Mutter- oder fertige Säuglingsmilch

Beginnen Sie schrittweise mit der Einführung der Breie – einen nach dem anderen in der empfohlenen Reihenfolge und, beim ersten Brei auch eine Zutat nach der anderen. So kann sich Ihr Kind, sein Stoffwechsel, sein Verdauungs- und Immunsystem langsam an die neue Nahrung mit ungewohnten Konsistenzen, Inhalts-, Wirk-, Farb-, Geschmacks- und Aromastoffen gewöhnen. Beim Gemüsebrei lernt es Woche für Woche erst Gemüse, dann Kartoffel und zum Schluss Fleisch oder Fisch kennen. Beobachten Sie genau, ob Ihr Kind auf Zutaten mit Unverträglichkeiten (z. B. mit Haut, Magen oder Darm) reagiert. Gemüse, das es nicht mag, tauschen Sie aus und versuchen es später erneut. Nachdem der Gemüse-Kartoffel-Fleisch-Brei komplett ist und eine Milchmahlzeit ersetzt hat, führen Sie einen Monat später den Milch-Obst-Brei und wieder einen Monat später den Getreide-Obst-Brei

Breifahrplan ab dem 2. Lebenshalbjahr

Wann?	Was?
5. – 7. Monat (frühestens nach dem vollendeten 4. Monat)	
morgens	Muttermilch oder fertige Säuglingsmilch (nach Bedarf auch vormittags)
mittags	1. Schritt: Gemüsebrei + Muttermilch oder fertige Säuglingsmilch (zum Sattwerden)
	2. Schritt: Gemüse-Kartoffel-Brei + Muttermilch oder fertige Säuglingsmilch
	3. Schritt: Gemüse-Kartoffel-Fleisch-/-Fisch-Brei
nachmittags	Muttermilch oder fertige Säuglingsmilch
abends	Muttermilch oder fertige Säuglingsmilch
6. – 8. Monat (nach dem vollendeten 5. Monat)	
morgens	Muttermilch oder fertige Säuglingsmilch (nach Bedarf auch vormittags)
mittags	Gemüse-Kartoffel-Fleisch-/-Fisch-Brei
nachmittags	Muttermilch oder fertige Säuglingsmilch
abends	Vollmilch-Getreide-Brei
7. – 9. Monat (nach dem vollendeten 6. Monat)	
morgens	Muttermilch oder fertige Säuglingsmilch (nach Bedarf auch vormittags)
mittags	Gemüse-Kartoffel-Fleisch-/-Fisch-Brei + Wasser (zum Trinken)
nachmittags	Getreide-Obst-Brei + Wasser
abends	Vollmilch-Getreide-Brei + Wasser

ein (oder auch umgekehrt). Nach etwa drei Monaten sind dann alle drei Breie eingeführt.

Pläne sind nur Orientierung

Der Breifahrplan mit Altersangaben ist von Experten erstellt und als Orientierung zu verstehen. Wann Ihr Baby mit dem Breiessen beginnt, wie schnell es zum nächsten Brei voranschreitet und welche Mengen es isst, hängt von seiner Entwicklung und seinem Energiebedarf ab. Bieten Sie Ihrem Kind das richtige Essen zur passenden Zeit an und vertrauen Sie auf seine Fähigkeiten, selbst entscheiden zu können, wann es hungrig oder satt ist.

Beobachten Sie das Verhalten Ihres Kindes genau und lernen Sie, seine Signale richtig zu deuten und passend darauf zu reagieren, z.B. bei Hunger, Sattsein, voller Windel, Bewegungsdrang, Langeweile, Müdigkeit, Bauchweh, Unruhe, Angst oder dem Bedürfnis nach Zuwendung und Zärtlichkeit. Nicht jedes »Signal« hat mit Hunger zu tun. Werden durch Missverständnisse auch emotionale Bedürfnisse wie Zuwendung mit Nahrung (z.B. Süßem) und kalorienhaltigen, süßen Getränken (z.B. Dauernuckelflasche) gestillt, kann das auf Dauer zu Überernährung, Übergewicht und Magen-Darm-Problemen kommen.

Welche Breie bei Allergierisiko?

Kinder mit Allergierisiko können Breie mit den gleichen Zutaten essen wie Kinder ohne Allergierisiko. Es hat sich herausgestellt, dass es keinen nachgewiesenen schützenden Effekt hat, mögliche Lebensmittelallergene wie Kuhmilch, Soja, Hühnerei, Fisch, Weizen oder Nüsse nach dem vollendeten 4. Lebensmonat vorsorglich zu meiden. Durch die kontinuierliche Konfrontation lernt das kindliche Immunsystem, die Allergene zu tolerieren. Es spricht aber nichts dagegen, den milchfreien Brei dem Milchbrei vorzuziehen und den Milchbrei mit HA-Milch anzurühren. Allerdings sollten Fertigbreie für allergiegefährdete Babys nicht mehr Zutaten enthalten wie in den Rezepten für die Selbstherstellung empfohlen: Je mehr Zutaten im Brei, desto schwieriger wird es, die Ursachen von Unverträglichkeiten zu finden.

Bringen Sie Abwechslung auf den Teller

Wechseln Sie die Gemüse- und Obstsorten, aber kombinieren Sie verschiedene Sorten erst dann miteinander, wenn Ihr Kind jede Sorte auf Geschmack und Verträglichkeit getestet hat. Das gilt übrigens auch für fertige Gemüse- und Obstbreie im Gläschen. Tauschen Sie gelegentlich Kartoffeln gegen Getreidebeilagen, bevorzugt aus Vollkorn, aus, z.B. Hirse, Mais, Naturreis oder Vollkornnudeln. Frühe Abwechslung bereichert den Speiseplan mit verschiedenen Nähr- und Wirkstoffen, Farb-, Geschmacks- und Aromastoffen und kann die kindliche Neugierde und Akzeptanz für ein abwechslungsreiches, gesundheitsförderliches Essverhalten bis ins spätere Alter fördern.

Bis sich Kinder für ein Lebensmittel oder eine Speise mit Ablehnung oder Vorliebe entscheiden und sie mit ihren typischen Merkmalen wie Farbe, Geruch und Geschmack in ihrem Gedächtnis als fertiges »Puzzle« speichern, können viele wiederholte Geschmacksversuche erforderlich sein – manche Kinder brauchen 10 oder 20 Versuche. Manchmal lehnen Kinder ihre Vorlieben auch plötzlich und unerklärlich für eine kurze oder längere Zeit ab. Alles ist möglich und normal. Erinnern Sie sich: Gab es in Ihrer Kindheit auch unbeliebte Speisen, die Sie aber heute mögen?

Die 10 wichtigsten Lebensmittel ab dem 2. Lebenshalbjahr

- Leitungs- oder Mineralwasser (»geeignet für die Säuglings-ernährung«)
- Vitamin-C-reicher Saft, z. B. milder Orangensaft
- Gemüse (frisch oder TK)
- Obst (frisch oder TK)
- Kartoffeln
- (Vollkorn-)Getreideerzeugnisse, z. B. Haferflocken, Hirse, Reis
- mageres Fleisch, Tartar, grätenfreier Fisch, Ei
- Kuhmilch (3,5 % Fett)
- Säuglingsanfangsmilch
- Öle, z. B. Raps-, Walnuss-, Sonnen-blumen-, Keim- oder Olivenöl

Zusätzlich Getränke

Je mehr feste Nahrung Ihr Kind isst und je weniger Milch es trinkt, desto mehr Trinkflüssigkeit wird es brauchen: etwa 100–200 ml/Tag und bei Brech-Durchfall, Fieber, hohen Außentemperaturen, erhöhter körperlicher Aktivität und Schwitzen auch mehr. Zusätzliche Getränke halten den Stuhl Ihres Kindes geschmeidig, seinen Geist fit und beugen Verstopfung mit Bauch- und Darmschmerzen vor. Wer genug trinkt, hält sein Blut »im Fluss«, damit die Nahrungsinhaltsstoffe und Sauerstoff zu ihren Bestimmungsorten (z. B. Gehirn, Herz und Muskeln) kommen. Bieten Sie deshalb Ihrem Kind spätestens nach Einführung des

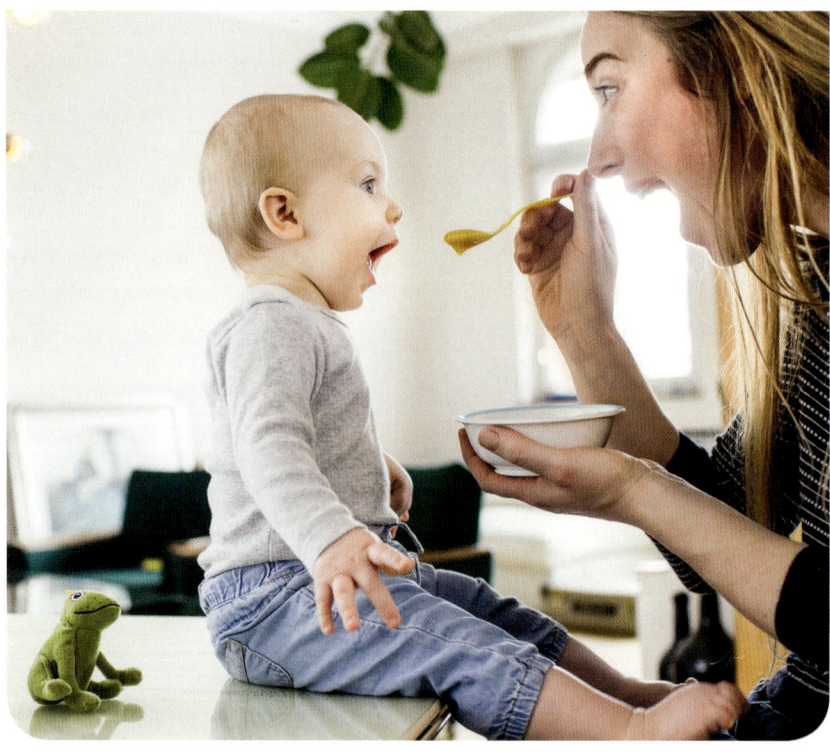

dritten Breies zum Essen und auch zwischendurch ein kalorien- bzw. zuckerfreies Getränk an – am besten Wasser aus einem fast randgefüllten Becher. Gern können Sie ihm aber auch schon mit Breistart die ersten Trinkversuche ermöglichen.

Das beste Getränk ist frisches Leitungswasser, denn es ist kalorienfrei, kostengünstig und überall kostenlos erhältlich. Damit es frisch und keimarm ist, muss es so lang aus dem Hahn fließen, bis es kalt ist. Leitungswasser zum Trinken müssen

Sie mit Beginn der B(r)eikost nicht mehr abkochen.

Andere empfehlenswerte Getränke sind kohlensäurefreies oder -armes Mineralwasser (z. B. »geeignet für die Säuglingsernährung«), ungesüßte, »dünne« Kräuter- oder Früchtetees (Sorten wechseln).

Spezielle, kostspielige Babygetränke wie Säfte, Schorlen oder Tees sind überflüssig. Häufiger und hoher Konsum von Süßgetränken kann langfristig zu Übergewicht und, aus

der Flasche getrunken, zu »Nuckel-
karies« führen.

Selbst zubereiten
oder fertig kaufen?

Keine Sorge, Sie machen nichts verkehrt, wenn Sie Ihr Baby bis zu seinem 1. Geburtstag mit Fertigbreien
füttern. Vielleicht haben Sie gerade
wenig Zeit zum Kochen oder Sie sind
noch unerfahren in der Speisenplanung und Zubereitung oder Ihnen
fehlen noch Kenntnisse über die
Vielfalt der Lebensmittel im Handel,
die Qualitätsunterschiede und richtige Auswahl.

Babyfertigbreie sind diätetische
Lebensmittel, die den speziellen Er-
nährungserfordernissen von Babys
entsprechen müssen. Herstellung,
Zusammensetzung und Kennzeichnung unterliegen strengen Vor-
schriften der Diätverordnung. Das
gilt auch für die Keimbelastung und
den Schadstoffgehalt. Fertigbreie
sind von gleichbleibender Qualität
und enthalten alle Nährstoffe, die
ein Baby für die jeweilige Mahlzeit
braucht. Außerdem sind sie praktisch und können unterwegs auch
ohne Erwärmen sofort gefüttert
werden.

Für den Vorrat

Bereiten Sie für die Familie Gemüse, Kartoffeln oder Getreidebeilagen zunächst pur, d. h. ohne Zusätze wie Salz, Gewürze, Sahne oder Käse, zu, und
pürieren Sie davon 1–3 Portionen für das Baby. Zwei Portionen kommen,
schnell im kalten Wasserbad abgekühlt und gut in einer Frischhaltedose
verschlossen, sofort in den Kühlschrank. Eine Portion verfüttern Sie frisch –
entweder vegetarisch mit Haferflocken oder mit fertigem Fleischbrei (z. B.
aus dem Gläschen) oder gedünstetem Lachs (z. B. aus dem eigenen Gefrier-
vorrat). Den Gemüse-Fleisch-/-Fisch-Brei können Sie auch komplett in
größerer Portion frisch zubereiten und, schnell abgekühlt, in einer Frischhaltedose im Kühlschrank (2–3 Tage) oder Gefrierschrank (bis zu 2 Monate)
bevorraten.

Die Selbstzubereitung von Babybreien ist kein Hexenwerk. Für drei
einfache Breie sind nur wenige
Kenntnisse, Küchenfertigkeiten und
Zutaten aus dem Familienvorrat
(z. B. Gemüse, Obst, Kartoffeln,
Haferflocken, Milch oder Öl) erforderlich. Der Arbeits- und Zeitauf-
wand ist gering. Für Kinder und die
Familie Mahlzeiten zu planen, Gerichte zu kreieren, Zutaten auszuwählen, einzukaufen und zuzuberei-
ten, kann Freude bereiten. Selbstzubereitung hat besonders für die
Ernährung allergiegefährdeter und
allergischer Kinder Vorteile. Die
Auswahl und Abwechslung der
Zutaten bestimmen Sie selbst. Mit
einfachen Rezepten und wenigen

Zutaten (je Brei nur drei Grundzutaten) fördern Sie die Geschmackswahrnehmung und -schulung Ihres
Kindes. Mit Abwechslung und Vielfalt wecken Sie seine Neugierde und
Akzeptanz für Neues. Außerdem
sind selbst gemachte Breie preiswer-
ter und ökologischer als Fertigbreie.

Üben Sie doch zwischendurch oder
an Wochenenden das Kochen von
Breien, damit Ihr Baby die Geschmacksvielfalt und den Eigengeschmack von Gemüse und Obst
(zunächst nur eine Sorte statt Mi-
schungen) besser kennenlernt.
Sie können auch fertige Gemüse-,
Fleisch- und Obstbreie selbst mit
frisch zubereiteten Zutaten mischen.

Mit Beginn des 5./7. Monats: Gemüse-Kartoffel-Fleisch-Brei

Nach dem vollendeten 5. bis 7. Lebensmonat startet Ihr Baby mit dem 1. Brei.
Der Gemüse-Kartoffel-Fleisch-Brei hat Vorrang vor den Getreidebreien, weil er die
entleerten Eisenreserven im Körper Ihres Babys besser füllt.

Den 1. Brei führen Sie schrittweise ein, damit sich Ihr Baby langsam an die veränderte Ernährung gewöhnt. Starten Sie mit purem Gemüse, das Sie nach etwa einer Woche durch Kartoffel ergänzen. Nach einer weiteren Woche geben Sie Fleisch und auch mal Fisch dazu. Bis der Brei komplett ist, trinkt Ihr Baby zusätzlich Mutter- oder Säuglingsmilch zum Sattwerden. Füttern Sie den 1. Brei am besten mittags, wenn Ihr Baby ausgeruht und fit ist, statt abends vor dem Schlafengehen.

1. Schritt:
Mit Gemüse starten

Zuerst bekommt Ihr Baby puren Gemüsebrei. Warum ausgerechnet Gemüse? Jede Gemüsesorte enthält einen bunten Mix an Nähr- und Wirkstoffen, von dem Ihr Baby bei abwechselndem Angebot gesundheitlich profitieren kann. Aber nicht nur Vitamine (z. B. Beta-Carotin, Vitamin C oder Folat), Mineralstoffe (z. B. Kalium, Kalzium) und Spurenelemente (z. B. Eisen) zählen dazu, sondern auch sogenannte Bioaktivstoffe oder sekundäre Pflanzenstoffe (S. 209), die sich in den Farben, Aromen und Geschmacksrichtungen von Gemüse und auch Obst verstecken. Es sind Stoffe, die Pflanzen zu ihrem eigenen Schutz vor Krankheiten und Schädlingen produzieren und das eigene Wachstum fördern. Mit der Nahrung aufgenommen, können sie beim Menschen das Immunsystem stärken, das Wachstum von Bakterien, Pilzen und Viren unterdrücken und den Körper vor Schädigungen durch Bakterien, Viren, Umweltschadstoffen und Entzündungen bewahren. Möglicherweise schützen sie auch vor der Entwicklung von Tumoren. Noch gibt es keine genauen Mengenempfehlungen. Fachgesellschaften wie die Deutsche Gesellschaft für Ernährung und die Deutsche Krebsgesellschaft raten zu »5 am Tag«, das heißt: drei Portionen Gemüse und zwei Portionen Obst am Tag, um gut versorgt zu sein.

Sekundäre Pflanzenstoffe sind nicht nur in Gemüse, sondern auch in Obst, Kartoffeln, Nüssen und Vollkornprodukten enthalten. Je abwechslungsreicher die Kinder- und Familienernährung ist, insbesondere die Auswahl an Gemüse- und Obstsorten, desto größer ist der Mix an gesundheitsfördernden Nähr- und

Wirkstoffen. Lassen Sie sich von den kunterbunten Rezepten in diesem Buch inspirieren.

Pures Gemüse zum Kennenlernen

Beginnen Sie mit nur wenigen Löffeln purem Gemüse – frisch zubereitet oder fertig aus dem Gläschen. Danach trinkt sich Ihr Baby an Mutter- oder fertiger Säuglingsmilch satt. Steigern Sie die Gemüsemenge Tag für Tag – im Laufe einer Woche bis auf ca. 100 g.

Beliebtes Anfangsgemüse bei Babys ist die Karotte, die wie Mutter- oder fertige Säuglingsmilch süßlich schmeckt. Außerdem sind Karotten leicht verträglich und im gekochten Zustand nicht allergen. Aber wie bei

Erwachsenen sind auch bei Babys die Geschmäcker verschieden. Falls Ihr Baby Karotte nicht mag, versuchen Sie es mit einer anderen verträglichen Gemüsesorte, z.B. Kürbis, Fenchel oder Pastinake.

Für die ersten Löffelversuche gibt es auch fertigen Gemüsebrei im Glas (125 g), den Sie einfach im Flaschenwärmer, Wasserbad oder in der Mikrowelle leicht erwärmen und umrühren. Brei aus dem Gläschen können Sie übrigens auch ohne Erwärmen füttern. Tipp: Für die ersten Löffelversuche die Breimenge teilen. Eine Hälfte erwärmen Sie direkt im Gläschen und die andere Hälfte stellen Sie für den nächsten Tag in einem Schraubgläschen oder einer Frischhaltedose in den Kühlschrank. Bereits geöffnete Gläschen halten sich gut verschlossen etwa 1–3 Tage im Kühlschrank.

So geht's auch: Bereiten Sie für die Familie Gemüse, Kartoffeln oder Getreidebeilagen ohne Zusätze wie Salz, Gemüsebrühe, Gewürze, Zwiebeln, Knoblauch, Sahne oder Mehl zu und pürieren Sie eine Portion für Ihr Baby.

Wichtig ist, dass Sie fertigen Brei nicht warmhalten und ihn nicht bei Zimmertemperatur aufbewahren. Entsorgen Sie die Reste vom Löffeln.

Für Babys gut verträgliche Gemüsesorten: Karotte, Kürbis, Fenchel, Pastinake, Spinat, Zucchini, junger Kohlrabi, feine grüne Erbsen und Bohnen, Brokkoli, Blumenkohl.

Nach etwa drei Tagen können Sie die Gemüsesorte wechseln und eine weitere auf Verträglichkeit und Akzeptanz testen.

Für Babys noch nicht geeignet sind: Lauch, Zwiebeln, Pilze, Rosenkohl, Weiß- und Rotkraut, Hülsenfrüchte. Sie können Blähungen und Magen-Darm-Schmerzen verursachen.

Breivorrat spart Zeit

Frische Gemüsebreie können Sie für 2–3 Tagesportionen fix und fertig zubereiten. Eine Portion füttern Sie direkt, den Rest kühlen Sie direkt nach der Zubereitung schnell im kalten Wasserbad herunter, geben ihn in eine Frischhaltedose oder ein Schraubgläschen (z.B. Babybrei- oder Marmeladengläschen) und bewahren ihn gut verschlossen im Kühlschrank auf. Am nächsten Tag erwärmen Sie eine Breiportion im heißen Wasserbad oder in der Mikrowelle. Den Brei mit einem extra Löffel gut umrühren und auf Esstemperatur testen.

Für einen großen Vorrat putzen Sie 1 kg Gemüse und schneiden es in grobe Stücke. Dünsten und pürieren

Bei Allergierisiko

Gedünstete Karotten sind gut verträglich und lösen selten Allergien aus. Wechseln Sie nach etwa drei Tagen die Gemüsesorten und kombinieren Sie nur Gemüsesorten, die Ihr Baby bereits auf Verträglichkeit getestet hat. Das gilt auch für Fertigbreie. Je mehr verschiedene Zutaten ein Brei enthält, desto schwieriger ist es, den Verursacher für Unverträglichkeiten zu finden.

Sie es. Dann kühlen Sie es schnell im kalten Wasserbad ab und frieren es in kleinen Portionen von etwa 100–200 g (für 1–2 Tage) in Gläschen oder Frischhaltedosen ein. Tipp für den Start: Gemüsebrei in Eiswürfelbehältern einfrieren. Später die Würfel in Gefrierbeuteln gut verschlossen und beschriftet mit Datum und Gemüsesorte aufbewahren. Tiefgefrorener Brei hält sich bei –18 °C bis zu zwei Monaten. Vor dem Füttern Gemüseportion langsam im Kühlschrank auftauen, schnell im heißen Wasserbad oder in der Mikrowelle erwärmen, mit einem extra Löffel umrühren und auf Esstemperatur testen. Einmal aufgetauten Brei bitte nicht mehr einfrieren. Breireste entsorgen.

Achten Sie beim Einkauf auf Frische

Entscheidend für die Qualität von Gemüse (und auch von Obst, Salat und Kartoffeln) ist die Frische – egal ob bio oder nicht bio, aus dem Fachgeschäft oder Supermarkt. Frisches Freilandgemüse der Jahreszeit und aus der Region hat geschmackliche und ökologische Vorteile und schneidet in der Regel bei Rückständen von Pflanzenschutz- und Düngemitteln besser ab als außersaisonales Gemüse aus dem Treibhaus oder Ausland. Im Internet können Sie sich einen Saisonkalender herunterladen (s. Serviceteil S. 202).

So erkennen Sie frisches Gemüse:
- Die Blätter sind frisch und elastisch, nicht welk oder vergilbt.
- Wurzel- und Stängelgemüse ist fest und knackig.
- Fruchtgemüse hat seinen typischen Glanz.
- Die Schnittflächen an Stängel und Strunk sind hell und feucht, nicht verholzt oder braun.

Achtung bei Kartoffeln: Verwenden Sie keine falsch oder überlagerten Kartoffeln mit Keimen oder grünen Stellen, die Solanin enthalten können. Solanin ist ein natürlicher Giftstoff und entsteht bei Licht. Lagern Sie deshalb Kartoffeln immer dunkel, kühl und luftig (aus der Plastikverpackung nehmen), z. B. in der Vorratskammer oder im Keller.

Gemüse und Gemüsebrei richtig bevorraten

Kaufen Sie nur kleine Mengen Frischware, die Sie bestenfalls direkt verarbeiten oder für nur wenige Tage kühl und dunkel in luftdurchlässigen oder gelochten Folienbeuteln bis zur Verarbeitung lagern. So werden Wasserverluste, Stoffwechselaktivitäten, Keimvermehrung und Verderb gebremst und Frische, Qualität, Festigkeit, Glanz, Farbe, Aroma und Geschmack bleiben weitgehend erhalten. Geeignete Lagerplätze sind z. B. das Gemüse- und Obstfach des Kühlschranks, ein kühler, dunkler Vorrats- oder Kellerraum.

Größere Mengen saisonales Gemüse, z. B. aus dem Garten, vom Feld oder aus dem Handel, können Sie portioniert im Tiefkühlgerät bevorraten. Putzen und waschen Sie das Gemüse. Schneiden Sie es klein und blanchieren Sie es kurz (etwa 3 Minuten) in viel kochendem Wasser. Dann kühlen Sie es schnell in eiskaltem Wasser ab. Lassen Sie es trocknen und schockgefrieren Sie es portioniert in Gefrierbeuteln. So haben Sie auch zu ernteschwachen Zeiten, z. B. im Winter und Frühjahr, einen frischen Vorrat, den Sie mit Lagerware (z. B. Karotten, Sellerie, leicht verdauliche Kohlsorten, Äpfel oder Birnen) kombinieren können.

Tiefkühl-Gemüse aus dem Handel (z. B. Bohnen, Erbsen, Karotten,

Spinat, Wirsing, Blumenkohl, Brokkoli, Mischgemüse) wird nach der Ernte direkt verarbeitet und schockgefroren. Wertvolle Inhaltsstoffe bleiben so weitgehend erhalten. Bevorzugen Sie für die Familienküche und Ihr Baby Tiefkühlgemüse »pur« ohne Zutaten, z. B. Sahne, Mehl, Gewürze und Zusatzstoffe wie Geschmacksverstärker oder Konservierungsstoffe (siehe Zutatenliste).

Wie gut sind sterilisierte Vorräte aus Dose oder Glas?

Die Konservierung von Gemüse und Obst in Dosen oder Gläsern war vor der Zeit der Tiefkühlgeräte neben der Trocknung und Kühllagerung die einzige Möglichkeit, Gemüse, insbesondere für ernteschwache, »magere« Zeiten oder Notfälle, zu bevorraten. Prinzipiell ist konserviertes Gemüse und Obst aus dem Handel nicht schlecht. Im Gegenteil: Die Qualität hat sich verbessert. Trotzdem leiden bei der Sterilisation die Vitamine und die Konsistenz der Frischware deutlich mehr als bei der Tiefkühlung. Ein weiterer Nachteil: Zur Konservierung wird in der Regel Salz, Säure und Zucker verwendet (siehe Zutatenliste). Bringen Sie deshalb erst nach dem 1. Geburtstag Ihres Kindes sterilisiertes Gemüse für Notfälle und kombiniert mit Frischware auf den Speiseplan.

Geeignete Gemüsekonserven sind z. B.: grüne Bohnen, Erbsen, Mais, Pilze, Rotkraut, Sauerkraut, Gurken, Paprika, Tomaten, Oliven, Linsen, Erbsen, weiße, braune und dicke Bohnen, Karotten, Sellerie, Weißkraut.

2. Schritt: Gemüsebrei mit Kartoffel und Öl ergänzen

Nachdem sich Ihr Baby etwa eine Woche lang an Gemüse gewöhnen konnte, geben Sie eine Kartoffel und einen Esslöffel Rapsöl dazu. Jede Kartoffelsorte ist geeignet. Kartoffeln sind leicht verträglich und süßlich, selten allergen und bereichern den Gemüsebrei mit Vitamin C, B-Vitaminen, Magnesium, Kalium und Ballaststoffen. Rapsöl enthält Omega-3-Fettsäuren für die Sehschärfe, Gehirn- und Intelligenzentwicklung Ihres Kindes. Das Öl verbessert die Verwertung von Vitamin A bzw. Beta-Carotin aus dem Gemüse und macht den Brei (und den Stuhl) geschmeidig. Nach dem Gemüse-Kartoffel-Brei trinkt sich Ihr Baby immer noch an Mutter- oder Säuglingsmilch satt.

Tipp: Wenn es schnell gehen soll, verwenden Sie eine Portion tiefgefrorenen Gemüsebrei aus Ihrem Vorrat oder fertigen Gemüsebrei aus dem Gläschen und ergänzen das Gemüse mit frisch gekochter, pürierter Kartoffel. Rühren Sie dann das Öl unter und prüfen Sie vor dem Füttern mit einem Extralöffel die Temperatur.

Zöliakie

Zöliakie ist eine genetisch bedingte Autoimmunerkrankung des Darms, die durch Gluten, ein Eiweiß im Getreide, ausgelöst wird. Die Erkrankung kann im Kindesalter zu Wachstums- und Gedeihstörungen führen. Mögliche Symptome einer Zöliakie sind z. B. Appetitlosigkeit, Erbrechen, Durchfall, Blähungen, Blähbauch und bei Kindern auch Weinerlichkeit, Reizbarkeit und Desinteresse. Glutenhaltiges Getreide sollte vorsorglich nicht vor Vollendung des 4. Lebensmonats, aber mit Einführung der Beikost zunächst in kleinen Mengen und langsam steigend eingeführt werden. Für Babys mit nachgewiesener Zöliakie sind nur glutenfreie Zutaten wie Kartoffeln, Hirse, Reis, Buchweizen, Amaranth, glutenfreie Haferflocken oder Mais geeignet (S. 108 f.).

Mit Einführung des Getreidebreis, Anfang des 6.–8. Lebensmonats, können Sie Kartoffeln gelegentlich auch gegen nährstoffdichte Vollkorngetreidezeugnisse, z.B. Vollkornnudeln, Vollkornreis, Hafer- oder Hirseflocken oder auch Amaranth, Couscous oder Bulgur austauschen – je nach Geschmack und kulturellen Gewohnheiten.

3. Schritt: Brei mit Fleisch oder Fisch komplettieren

Nach einem halben Jahr Milchernährung durfte Ihr Baby eine Woche lang puren Gemüsebrei und eine weitere Woche lang Gemüse-Kartoffel-Brei auf Geschmack und Verträglichkeit testen. Seine Geschmacksknospen auf der Zunge, sein Verdauungs- und Immunsystem und seine Essfähigkeiten wurden vor neue Herausforderungen gestellt. Jetzt wird der Gemüse-Kartoffel-Brei mit Fleisch, und 1–2-mal wöchentlich alternativ mit Fisch, ergänzt. Ein wenig Fruchtsaft oder Obstmus aus dem Gläschen für die bessere Aufnahme des Nahrungseisens machen den Brei komplett. Die erste Milchmahlzeit ist dann ganz ersetzt.

Wirkstoffe zum Wachsen

Fleisch enthält relativ viel gut verwertbares Eisen und Vitamin-B$_{12}$-Wirkstoffe, die Ihr Baby zusammen mit Folat aus Gemüse zunehmend für sein schnelles Wachstum benötigt. Seefisch ist reich an Jod, ein Spurenelement, das Ihr Baby für die Bildung von Schilddrüsenhormonen zum Wachsen, für die Regulation der Körpertemperatur und des Energiehaushaltes braucht. Fettreiche Seefische mit ihrem hohen Gehalt an Omega-3-Fettsäuren fördern die Entwicklung des kindlichen Gehirns, seine Sehschärfe und Intelligenz, stärken sein Immunsystem und hemmen Entzündungen. Zusätzliche Quellen für Omega-3-Fettsäuren sind Raps-, Walnuss-, Soja-, Hanf- und Leinöl sowie Walnüsse.

Zu jedem Brei, und später auch zu jeder Mahlzeit, sollte Vitamin C (auch Ascorbinsäure genannt) in Form von Säften oder Rohkost nicht fehlen. Das gilt besonders für vegetarische oder vegane Mahlzeiten. Vitamin C ist ein wichtiger »Indikator« für die bessere Verwertung von Eisen, z.B. aus Fleisch, Gemüse, Hülsenfrüchten, Getreideerzeugnissen oder Nüssen. Vitamin-C-reich sind z.B. Fruchtsäfte wie (milder) Orangen-, Sanddorn- oder Holundersaft, rohes Obst und Gemüse oder reines Obstpüree aus dem Gläschen.

Fleisch richtig einkaufen

Kaufen Sie frisches Fleisch erst am Ende des Einkaufs und tragen Sie es in einer Kühltasche direkt nach Hause. Fleisch sollte nicht länger als 20 Minuten ungekühlt sein. Nehmen Sie das Fleisch direkt aus der Verpackung (ggf. mit einem Küchenpapier trocken tupfen) und stellen Sie es in einem gut verschlossenen Porzellan- oder Kunststoffgefäß an die kühlste Stelle des Kühlschranks. Hackfleisch bzw. Tatar muss am gleichen Tag verarbeitet oder eingefroren werden. Frische Fleischstücke sollten Sie innerhalb von drei Tagen zubereiten, während vakuumverpacktes Fleisch in der Verpackung länger haltbar bleibt (siehe Verbrauchs- oder Mindesthaltbarkeitsdatum des Herstellers).

Frisches Fleisch hat ein klares, frisches Aussehen und einen unaufdringlicher Geruch, keine angetrockneten Ränder oder Verfärbungen. Das Fleisch schwimmt nicht im eigenen Saft. Je nach Tierart ist es blass rosa (z.B. Kalbfleisch) bis rotbraun (z.B. Rindfleisch mit relativ hohem Eisengehalt).

Für Babys geeignete Fleischsorten:

Bevorzugen Sie mageres, frisches Fleisch von Rind, Kalb, Lamm, Geflügel oder Schwein aus der Region, von kleinen oder Bio-Betrieben. Fragen Sie beim Metzger Ihres Vertrauens oder an der Fleischtheke im Supermarkt nach fettarmen, zarten Fleischteilen wie Filet, Schinken, Hüfte, Schale, Kamm oder Brust. Mageres Hackfleisch oder Tatar muss frisch herstellgestellt sein.

Natürlich können Sie auch fertige Fleischbreie in Gläschen (125 g) verwenden. Sie eignen sich für die Kombination mit frischem oder tiefgefrorenem Gemüse-Kartoffel-Brei. Ein Gläschen mit 50 g Fleisch (einschließlich Wasser und Getreidestärke zum Binden) reicht für zwei Portionen.

So geht's: Eine Portion Fleischbrei mit einem sauberen Löffel aus dem Gläschen entnehmen und unter den heißen Gemüse-Kartoffel-Brei mischen, danach Saft und Öl unterrühren. Der Rest vom Fleischbrei kommt gleich verschlossen in den Kühlschrank für den nächsten Tag. Fleischbrei für den Vorrat können Sie auch selbst herstellen (S. 126).

Fisch richtig einkaufen

Frischer Fisch riecht unaufdringlich und nicht unangenehm fischig. Achten Sie darauf, dass der Fisch grätenfrei ist, z. B. Filets. Nach dem Einkauf muss frischer Fisch so schnell wie möglich in den Kühlschrank. Verarbeiten Sie ihn am gleichen Tag oder frieren Sie ihn gewaschen und trocken im Gefrierbeutel ein. Beschriften Sie den Beutel mit Fischnamen und Einkaufstag.

Alternativ können Sie auch 1–2-mal wöchentlich fertigen Fischbrei aus dem Gläschen nehmen.

Für Babys geeignete Fischsorten:
Grätenfrei, leicht verträglich und schmackhaft sind fettarme Sorten wie Seelachs-, Kabeljau-, Rotbarsch- und Schollenfilets. Zu den geeigneten Fettfischen zählen im ersten Jahr Lachsfilet und später auch grätenfreies Heringsfilet.

Raubfische wie Haifisch (im Handel auch als »Schillerlocken« erhältlich), Buttermakrele, Aal, Steinbeißer, Schwertfisch, Weißer Heilbutt, Hecht, Seeteufel und Thunfisch sind wegen des Quecksilbergehalts für Babys und Kinder nicht geeignet.

Bevorzugen Sie Seefisch mit dem blauen MSC-Siegel, das für Marine Stewardship Council steht (siehe Verpackungsaufschrift). Damit tragen Sie dazu bei, die Weltmeere vor einer drohenden Überfischung zu schützen.

Ei statt Fleisch oder Fisch für den Gemüsebrei?

Eier enthalten hochwertiges Eiweiß, B-Vitamine und Folsäure. Ein Ei pro Woche statt Fleisch bringt Abwechslung in den Speiseplan. Achten Sie darauf, dass das Ei so frisch wie möglich ist (siehe Mindesthaltbarkeitsdatum). Frische Eier sollten kurz und kühl gelagert, für den Brei durchgegart oder hart gekocht sein. Das schützt Ihr Baby vor schädlichen Bakterien. Eier können mit Salmonellen infiziert sein und schwere Durchfälle und Erbrechen verursachen. Im Extremfall kann eine Salmonelleninfektion mit Brech-Durchfall und Fieber für Babys lebensgefährlich werden.

Tipps für den Umgang mit Eiern:
- Achten Sie beim Einkauf auf Frische (Mindesthaltbarkeitsdatum).
- Bewahren Sie Eier im Kühlschrank auf.
- Legen Sie Frühstückseier in kochendes Wasser und kochen Sie sie mindestens 5 Minuten hart.
- Lassen Sie Eigelb stocken.
- Braten Sie Spiegeleier beidseitig.
- Eier, deren Mindesthaltbarkeitsdatum abgelaufen ist, sollten Sie nur noch durcherhitzt bzw. hart gekocht verzehren.
- Verbrauchen Sie Eier mit beschädigter Schale sofort und verwenden Sie sie nur für durcherhitzte Speisen.

Bei Allergierisiko

Fischeiweiß und Hühnerei (-eiweiß) ist zwar ein hochpotentes Allergen, aber es gibt Hinweise, dass es einen allergievorbeugenden Effekt hat, wenn auch allergiegefährdete Babys mit Einführung der Beikost gelegentlich eine kleine Menge Fisch oder Ei im Gemüsebrei essen.

Muss es »Bio« sein?

Bio-Erzeugnisse sind nicht prinzipiell gesünder und qualitativ besser als Nicht-Bio-Erzeugnisse. Auch mit konventionell erzeugten Lebensmitteln ist eine abwechslungsreiche und gesundheitsfördernde Ernährung möglich – auch für Babys.

Bio hat Vorteile. Die Erzeuger haben einen höheren Qualitätsanspruch als konventionelle Erzeuger und berücksichtigen den nachhaltigen Umwelt-, Klima-, Tier- und Gesundheitsschutz. Es werden keine chemischen Pflanzenschutz-, Dünge- und Konservierungsmittel und in der Tierhaltung keine chemischen Futtermittelzusatzstoffe, Hormone oder andere Masthilfsmittel und nur bei Bedarf Arzneimittel eingesetzt. Teilweise riechen und schmecken Bio-Erzeugnisse besser. Bio-Gemüse und Bio-Obst sind in einer größeren Vielfalt zu haben und enthalten häufig mehr gesundheitsfördernde sekundäre Pflanzenstoffe als Nicht-Bio-Erzeugnisse.

So halten Sie die Schadstoffbelastung für Ihre Familie möglichst niedrig:
- insgesamt abwechslungsreich essen,
- jeden Tag Gemüse und Obst sowie Vollkornerzeugnisse einplanen,
- saisonales Gemüse und Obst, möglichst aus der Region, bevorzugen,

Bio-Kennzeichnung

Wo »Bio« draufsteht, ist auch »Bio« drin. Das fordert die EG-Ökoverordnung. Bioerzeugnisse tragen entweder das europäische Biosiegel oder die Markennamen Demeter, Bioland, Natur-Land, ANOG, Biopark oder Ökosiegel, deren Verbände Lebensmittel nach besonders strengen Richtlinien erzeugen und kontrollieren. Verpackte Bio-Erzeugnisse müssen die Codenummer und/oder den Namen der zuständigen Kontrollstelle tragen.

- Bio-Erzeugnisse wählen, so oft es geht,
- Gemüse, Obst und Kartoffeln kühl, trocken und dunkel lagern und vor dem Verzehr gründlich waschen und putzen,
- verdorbene, angeschimmelte Ware im Zweifel entsorgen.

Augen auf bei Gemüsebreien aus dem Gläschen

Bereits für Babys gibt es eine Vielzahl an Fertiggerichten mit Zutaten, wie Erwachsene sie mögen: von Spaghetti Bolognese, Schinkennudeln und Makkaroni mit Pesto über Gemüsereis und -pfanne bis zu Rahmgulasch und Kartoffelauflauf. Bevorzugen Sie einfache Rezepturen – so wie für die Selbstherstellung in diesem Buch. Babys sind keine kleinen Erwachsenen.

Im 1. Lebensjahr Ihres Kindes sollten Gemüsebreie keine Milchbestandteile wie Käse oder Rahm enthalten.

Das Mineral Kalzium in Milch verschlechtert im Gemüsebrei die Verwertung von Nahrungseisen im Körper. Außerdem nimmt das Baby damit mehr Eiweiß zu sich als empfohlen, was seinen Stoffwechsel und die Nieren unnötig mit Eiweiß-Abbaustoffen belasten kann.

Fertigbreie sollten keine Gewürze, Gewürz- und Kräutermischungen (z. B. Basilikum, Thymian, Rosmarin), Salz und Aromastoffe enthalten. Für die Geschmackswahrnehmung und -schulung Ihres Kindes ist es wichtig, dass es den Eigengeschmack der Lebensmittel kennenlernt und seine persönlichen Vorlieben entwickeln kann.

Achten Sie bei der Auswahl von Gemüsefertigbreien auf den Fettgehalt und ergänzen Sie fettarme Breie mit etwa 1 TL Öl auf die im Grundrezept empfohlene Menge von 10 g Fett pro Breiportion. Sollte Vitamin C auf der Zutatenliste fehlen, kommen noch 1½ EL milder Orangensaft dazu.

Baby Led Weaning

Beim Baby Led Weaning überspringt das Baby die Breiphase und erhält gleich nach der Milchphase Lebensmittel als Fingerfood, die auch die Familie isst, z.B. Obst, Gemüse, Hackfleischbällchen, Falafel, Fischstäbchen, Käsewürfel, durchgegarte Eier, Brot, Pommes, Getreide- und Gemüsebratlinge oder Nudeln. Es entscheidet selbst, (ab) wann, was und wie viel es isst.

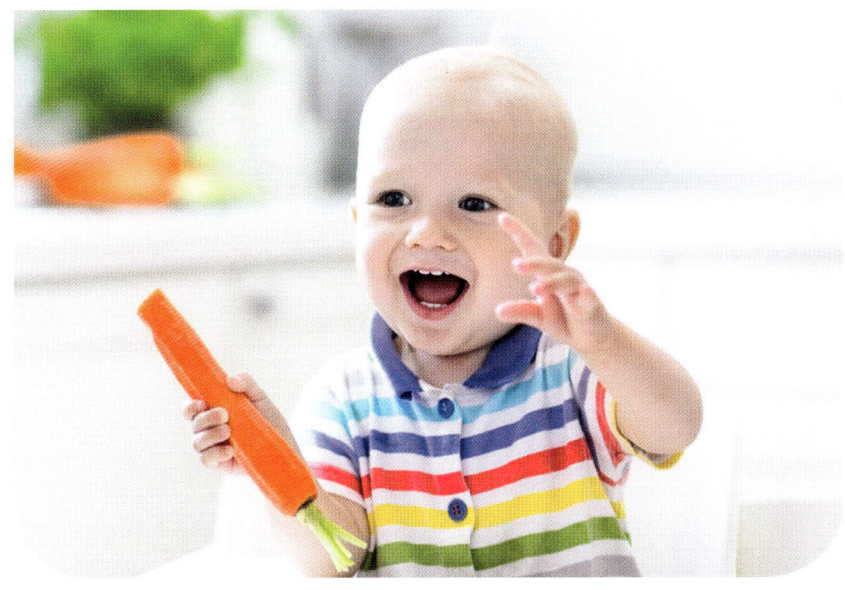

Natürlich hat Baby Led Weaning Vorteile: Ihr Kind lernt, wie bei der Milchfütterung, sich selbst nach Bedarf zu versorgen. Das setzt aber voraus, dass ihm auch immer die richtige, bedarfsgerechte Nahrung zur Verfügung steht. Es gewöhnt sich schon früh an verschiedene Geschmäcker, Aromen und Konsistenzen und trainiert und schärft so seine Sinne: das Sehen, Fühlen, Riechen und Schmecken. Die frühen Esserlebnisse prägen sich als positive Erfahrungen mit der Nahrungsaufnahme in sein Gedächtnis ein. Abwechslungsreiches Fingerfood kann die Akzeptanz neuer Lebensmittel und die Kaufähigkeiten fördern. Ob Baby Led Weaning tatsächlich langfristig zu einem besseren Ernährungsverhalten und einer bedarfsgerechten Energie- und Nährstoffversorgung führen kann und gesünder ist als Breikost, ist noch nicht nachgewiesen.

Baby Led Weaning hat aber auch Nachteile: Es gibt keine konkreten Empfehlungen für die Lebensmittelauswahl und Verzehrmengen, die eine bedarfsgerechte Energie- und Nährstoffversorgung mit Fingerfood sichern könnten. Sie haben also keine Orientierung. Nicht alle Lebensmittel der Familienkost sind mit einem halben Jahr unpüriert und als Fingerfood geeignet. Pürierte Kost verbessert bei Babys mit noch eingeschränkten Ess- und Verdauungsfähigkeiten die Verwertung der Nahrung. Startet Ihr Baby aufgrund seiner Essfähigkeiten erst spät, zum Ende des 1. Lebensjahres hin, mit Fingerfood, oder isst es nur wenig und einseitig davon, kann eine bedarfsgerechte Energie- und Nähr-stoffversorgung des schnell wachsenden Babys nicht gesichert werden. Auch im Hinblick auf eine Allergieprävention und frühe Konfrontation des Immunsystems mit Allergenen ist es ungünstig, wenn Milch länger als empfohlen die Hauptnahrungsquelle Ihres Kindes bleibt.

Am besten bieten Sie Ihrem Kind ab dem zweiten Lebenshalbjahr abwechslungsreiches Fingerfood an, möglichst ohne Salz, Zucker und andere unerwünschte Zusätze, und bleiben Sie geduldig an der Einführung der Breie dran. Eine Kombination von Fingerfood und Brei hat viele Vorteile.

Mit Beginn des 6./8. Lebens-monats: Milch-Getreide-Brei

Nach der langsamen Gewöhnung an den ersten Brei – Zutat für Zutat – kennt Ihr Baby die Konsistenz und Geschmacksvielfalt der neuen Nahrung bereits. Deshalb können Sie den Milch-Getreide-Brei komplett einführen und so die nächste Milchmahlzeit ersetzen.

Abgestimmt auf den Gemüse-Kartoffel-Fleisch-Brei kommen neue Zutaten mit weiteren Nährstoffen, anderen Geschmacksrichtungen und mehr Energie zum Wachsen, Kriechen, Krabbeln und Spielen auf den Speiseplan: Getreide, Milch und Obst. Wegen seines fruchtigen, natursüßen und vollmundigen Geschmacks ist der Milch-Getreide-Brei bei Babys als »Guten-Abend-Brei« sehr beliebt.

Nur drei Zutaten

Sie brauchen drei Grundzutaten: zarte Getreideflocken oder -grieß, Milch und Obst. Die Zubereitung ist auch für ungeübte Eltern einfach: Milch aufkochen, Getreideflocken oder -grieß einrühren und zum Schluss Obst oder Saft unterrühren. Instantflocken können Sie gleich in lauwarme Milch rühren. Bitte süßen Sie den Brei nicht nach.

Für eine sichere Jodversorgung wird empfohlen, Babys abwechselnd einen mit Jod angereicherten Fertigbrei oder in Absprache mit dem Kinderarzt ein Jodpräparat zu geben.

Selbst gekocht oder fertig gekauft?

Selbst gemachte Breie haben gegenüber Fertigbreien Vorteile: Sie sind kostengünstiger, ökologischer und Sie können die Zutaten selbst auswählen. Zudem enthalten Fertigbreie (trocken oder fix und fertig im Gläschen) häufig kein Vollkorngetreide, Trocken- statt frisches Obst und unerwünschte Zutaten wie Zucker, Honig, Schokolade und Aromen wie Vanille und Zimt. Süße, aromatisierte Fertigbreie können bei Gewöhnung die Vorlieben des Kindes und sein Essverhalten im späteren Alter einseitig prägen. Achten Sie deshalb bitte auf die Zutatenliste.

Milch für Wachstum und Knochen

Mit dem Milch-Getreide-Brei erhält Ihr schnell wachsendes Baby zusätzlich Energie, vor allem aus Milchfett. Die Milch sollte deshalb vollfett sein. Für schnelles Knochenwachstum braucht Ihr Baby viel Kalzium – ein Mineralstoff, der reichlich in Milch enthalten ist und mit Unterstützung von Milchzucker, Milcheiweiß und

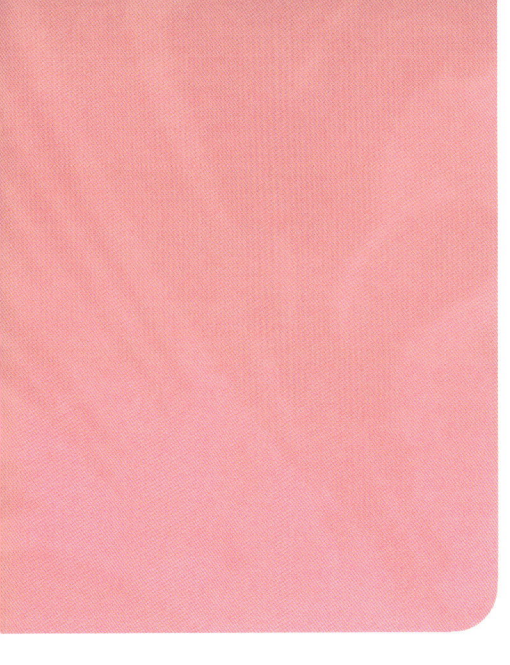

Vitamin D aus der Milch in die Knochen eingelagert wird.

Kuhmilch enthält viel hochwertiges Eiweiß, das Ihr Kind für Muskel- und Organwachstum, die Reizübertragung von Nerven zu Muskeln und die Bildung von Enzymen, Hormonen, Antikörpern und die Blutgerinnung braucht. Allerdings sollten Babys im 2. Lebenshalbjahr nicht mehr als 1 Glas Milch (200 ml) für den Milch-Getreide-Brei und, ab dem 10. Monat, zum Frühstück oder Abendessen (je 100 ml) bekommen. Der Eiweißgehalt von Kuhmilch ist mehrfach höher als der von Muttermilch. Eine zu hohe Eiweißzufuhr mit tierischen Lebensmitteln hat keinen Nutzen. Im Gegenteil: Der noch junge Stoffwechsel des Babys und seine Nieren werden unnötig mit Eiweiß-Abbau-

stoffen belastet. Möglicherweise ist durch zu hohen Milchkonsum im Baby- und Kindesalter auch das Risiko für die Entwicklung von Übergewicht erhöht. Bieten Sie deshalb Ihrem Kind nicht mehr Milch oder Milcherzeugnisse an als empfohlen.

Kleine »Milchvieltrinker« trinken gerne Milch wie Wasser: pur, mit Kakao-, Vanille- oder Fruchtgeschmack. Der Fett-, Zucker- und Kaloriengehalt kann beachtlich sein. Milch macht Kinder satt und verdirbt in größeren Mengen getrunken den Appetit auf abwechslungsreiche, vollwertige Hauptmahlzeiten. Dadurch kann es zu Mangelerscheinungen kommen. Außerdem erhöht ein gewohnheitsmäßiger hoher Milchkonsum das Risiko für die Entwicklung einer Milchzuckerunverträglichkeit.

Welche Milchsorte?
Ihr Kind braucht eine Milch, die keimarm, energie- und nährstoffdicht ist. Im Handel gibt es Sorten in unterschiedlicher Qualität, mit unterschiedlichem Fett- und Energiegehalt und aus unterschiedlicher Herstellung. Welche Milch ist für Babys die beste?
- pasteurisierte Vollmilch (3,5% Fett)
- länger haltbare Vollmilch (ESL-Milch)
- ultrahocherhitzte Vollmilch (H-Milch)

Biomilch stammt von Tieren aus artgerechter, ökologischer Tierhaltung. In ihrem Nährwert unterscheidet sie sich kaum von konventioneller, pasteurisierter Frischmilch. Sie ist aber in der Regel fettreicher (bis zu 4,2% Fett) und schmeckt dadurch vollmundiger als Milch mit eingestellten, niedrigeren Fettgehalten. Biomilch ist meistens nicht homogenisiert und rahmt deshalb im Kühlschrank auf.

Handelsübliche Kuhmilch unterscheidet sich hauptsächlich im Fettgehalt, im Geschmack und in der Eiweißstruktur. Der Eiweiß- und Kalziumgehalt bleibt trotz unterschiedlicher Verarbeitung unverändert. Eine kurze, hohe Erhitzung verbessert die Verdaulichkeit des Eiweißes und verringert nur geringfügig den Gehalt an wertvollen B-Vitaminen. ESL- und H-Milch haben den Vorteil, dass sie keimfrei, länger haltbar und gut zu bevorraten sind. Einmal geöffnete Milchtüten oder -flaschen halten sich 2–5 Tage im Kühlschrank.

Ungeeignete Milchsorten für Babys:
- fett- und energiearme Milch (≤ 1,5% Fett)
- unerhitzte Rohmilch oder sogenannte Vorzugsmilch, die zu keimbelastet sein kann
- Reis-, Hafer- oder Mandelmilch mit zu niedrigem Energie-, Fett-, Eiweiß-, B-Vitamin- und Kalziumgehalt

Kleine Körner mit großer Wirkung

Getreide ist ein wichtiges, Energie lieferndes Grundnahrungsmittel – auch in der Baby- und Kinderernährung. Vollkornerzeugnisse aus dem ganzen Korn sind nährstoffdichter und sättigender als Nichtvollkornerzeugnisse, deren wertvolle Bestandteile wie Schalen und Keimlinge fehlen. Im Service-Teil finden Sie eine Tabelle zu verschiedenen Getreide- und Pseudogetreidesorten (S. 206) und ihrer Verwendung.

Breie aus Vollkorngetreide mit zarten Haferflocken oder Vollkornweizengrieß wirken sättigend und stuhlregulierend aufgrund ihres hohen Gehalts an Ballaststoffen (= unverdauliche Kohlenhydrate).

Ballaststoffe quellen und vergären im Magen-Darm-Trakt. Sie erhöhen das Sättigungsgefühl, vergrößern das Stuhlvolumen, verstärken die Darmmuskelbewegungen und verkürzen dadurch die Transportzeit des Stuhls im Darm. Ballaststoffe aus Vollkornerzeugnissen haben große Wirkungen: Sie können Verstopfung, Hämorrhoiden, Darmentzündungen und möglicherweise auch Dickdarmkrebs vorbeugen. Sie senken das Risiko für Übergewicht, Bluthochdruck, erhöhte Blutfette und Herz-Kreislauf-Erkrankungen. Die vielen Vorteile sprechen dafür, Kinder so früh wie möglich an Vollkornerzeugnisse zu gewöhnen.

Im Handel finden Sie auch trockene Babygetreidebreie zum Anrühren, die mit ballaststoffreichen Sorten wie Hafer- oder Hirseflocken, Maisgrieß oder Vollkornmehl gemischt sind. Trockenbreie werden mit Milch oder, für den nachfolgenden Getreide-Obst-Brei, mit Wasser angerührt. Beachten Sie die Zutatenliste.

Vollkorngetreidebreie sind wie Fleisch und Gemüse eine weitere wichtige Quelle für Eisen, das Spurenelement, das Ihr Kind zum Wachsen, für die Hirnentwicklung und gute Abwehrkräfte braucht. Damit sein Körper das Eisen gut nutzen kann, gehört Vitamin C (Ascorbinsäure), z. B. in Form von püriertem, fein geraspeltem, zerdrücktem weichem und später klein geschnittenem frischem Obst, mildem Orangensaft oder Vitamin-C-angereichertem Saft, für Babys dazu. Obst und Fruchtsaft können Sie unter den Getreidebrei rühren oder Ihrem Kind als Dessert reichen.

Getreideballaststoffe brauchen im Magen-Darm-Trakt genug Wasser zum Quellen. Bei Anzeichen von Verstopfung braucht Ihr Kind mehr Flüssigkeit. Geben Sie ihm am besten Wasser aus einem randvoll gefüllten Becher zu den Mahlzeiten und/oder zwischendurch.

Bei Allergierisiko und Kuhmilcheiweißallergie

Nach den Leitlinien zur Allergieprävention der Deutschen Gesellschaft für Allergologie und klinische Immunologie sollte die Beikost auch für allergiegefährdete Babys Kuhmilch enthalten, damit das Immunsystem schon früh lernt, eine Toleranz gegen das potente Allergen zu entwickeln. Es ist aber auch möglich, den Getreidebrei mit Mutter- oder fertiger HA-Säuglingsmilch oder fertiger Säuglingsmilch auf Soja- oder Ziegenmilchbasis anzurühren. Bei nachgewiesener Kuhmilcheiweißallergie muss der Brei mit rezeptpflichtiger therapeutischer Säuglingsnahrung angerührt werden. Bei nachgewiesener Milchzuckerunverträglichkeit können Sie den Getreidebrei mit laktose-reduzierter Milch anrühren. Durch Zugabe des milchzuckerspaltenden Enzyms Laktase ist die Milch verträglich.

Nicht nachsüßen

Süßen Sie Getreidebreie grundsätzlich nicht nach. Die natürliche Süße aus Obst oder Saft sollte genügen.

Zu viel Süße in der Baby- und Kinderkost kann die Vorlieben Ihres Kindes einseitig prägen und die Entwicklung von Übergewicht und ggf. auch von Karies fördern. Honig ist übrigens nicht gesünder als andere Süßungsmittel, nur weil er naturbelassen ist. Hauptsächlich besteht Honig aus Zucker (ca. 75 %), Wasser (ca. 20 %) und Spuren von Mineralstoffen und Vitaminen.

Naturbelassener Honig, möglicherweise auch Ahornsirup, enthält Keime, die starke Gifte bilden und im 1. Lebensjahr zu Muskel- und Atemlähmung führen können. Typische Symptome für eine Vergiftung können z. B. Saug- und Schluckstörungen, Heiserkeit, fehlende Mimik, allgemeine Muskelschwäche und eine damit verbundene Bewegungsarmut sein. Die Symptome können nach wenigen Tagen oder Wochen auftreten. Unbedenklich ist dagegen Honig in Fertigprodukten, der auf hohe Temperaturen und unter Druck erhitzt wurde. Das Bakterium Clostridium Botulinum ist hitzeempfindlich und wird beim Kochen zerstört.

Vorsicht bei Fertigbreien

Bevorzugen Sie zunächst Getreidebreie mit nur 1–2 heimischen Obst- und Getreidesorten und testen Sie jede Sorte auf Verträglichkeit. Trockene Getreidebreie mit Milchpulver werden mit Wasser angerührt (siehe Verpackungshinweise). Gesüßte Getreidebreie haben meist einen unerwünscht hohen Zuckergehalt. Der Hinweis »ohne Kristallzuckerzusatz« bedeutet nicht, dass der Brei zuckerfrei ist.

Versteckte Zucker mit anderen Namen:
- Dextrose (Traubenzucker)
- Fruktose (Fruchtzucker)
- Glukose (Traubenzucker)
- Glukosesirup (aus Stärke)
- Laktose (Milchzucker)
- Maltose (Malzzucker)
- Saccharose (Rüben-/Rohrzucker)
- Maltodextrin (aus Stärke)
- Honig
- Dicksaft
- Fruchtkonzentrat

Fertige Trinkmahlzeiten
»Trinkmahlzeiten« sind meist süße Getreidebreie im Tetrapack, die zum Trinken, auch als schnelle praktische Mahlzeit für unterwegs, beworben werden. »Trinkmahlzeiten« enthalten oft relativ viel Zucker und Energie pro Mahlzeit. Die Aufschrift »ohne Kristallzuckerzusatz« bedeutet nicht »zuckerfrei«. Viele Trinkbreie enthalten kein Vollkorngetreide, dafür aber Fette mit einem hohen Anteil an ungünstigen gesättigten Fettsäuren (z. B. Kokos- und Palmfett).

Getreidebreie, ob frisch zubereitet, fertig gekauft oder zum Trinken gedacht, sollten Sie immer mit dem Löffel füttern. Löffeln ist wichtig für die altersgerechte Entwicklung der Essfähigkeiten Ihres Kindes. Trinkbreie, die mit der Flasche gefüttert werden, können bei häufigem Verzehr Übergewicht und »Nuckelflaschenkaries« verursachen. Tipp für unterwegs: Nehmen Sie einen selbst gemachten Brei im Schraubglas und einen Löffel in einer kleinen Kühlbox/-tasche mit.

Ab dem 9. Lebensmonat: Getreide-Obst-Brei

Für seinen zunehmenden Bedarf an Eisen, Magnesium, Kalium, B-Vitaminen und Vitamin C braucht Ihr Baby einen weiteren Getreidebrei – ohne Milch und mit viel Obst. Am besten eignen sich heimische Obstsorten der Saison, die auch sehr gut schmecken.

Was spricht die Sinne eines Kindes mehr an, als die Vielfalt des »bunten« Angebots an Obst und Gemüse mit seinen typischen Farben, Aromen und verschiedenen Geschmacksrichtungen, die zum Probieren und Genießen anregen?

Obst ist mehr als »bunt«, frisch, lecker und süß. Es ist auch reich an Vitamin C und sekundären Pflanzenstoffen und trägt dazu bei, die Abwehrkräfte Ihres Kindes zu stärken, seinen Körper vor Schädigungen (z. B. durch Bakterien, Viren, Umweltschadstoffen und Entzündungen) zu schützen und seine Wundheilung zu fördern. Vitamin C in Form von Obst oder Obstsaft zur Mahlzeit verbessert die Verfügbarkeit des Eisens aus dem Getreide. Es baut Knochen und Zähne auf,

schützt vor Zellschädigung, heilt Wunden und Verletzungen und verhindert die Bildung krebsauslösender Nitrosamine. Anzeichen eines anhaltenden Vitamin-C-Mangels können z. B. Müdigkeit, Erschöpfung, psychisches Unwohlsein, Infektanfälligkeit, schlechte Wundheilung, Zahnfleischbluten und Hautprobleme sein.

Kinder lieben frisches, knackiges, saftiges Obst mit seiner natürlichen Süße. Es schmeckt fein geraspelt, geschnitten, zerdrückt oder püriert im Getreidebrei, und später im Frühstücksmüsli, in Milchshakes, Joghurt, Quark oder Smoothies, zu Pudding, Eis, Grieß- oder Reisbrei und stückig zum Abendessen. Als Snack für zwischendurch und unterwegs stillt Obst den kleinen Hunger,

beugt Leistungstiefs und Heißhunger vor. Gute Alternativen zu Frischobst sind Trockenobst, das klein geschnitten auch in Müslis und Salate passt, oder tiefgekühltes Obst ohne Zusätze wie Zucker und Zusatzstoffe.

Bevorzugen Sie heimische Obstsorten der Saison und wechseln Sie die Sorten. Beginnen Sie zunächst mit einer Sorte Obst, reif, fein geraspelt, zerdrückt, püriert oder als reines Obstpüree aus dem Gläschen, und beobachten Sie 2 – 3 Tage lang die Verträglichkeit. Dann testen Sie die nächste Sorte.

Für Babys geeignete Obstsorten:
Gut verträglich sind Obstsorten wie reife Äpfel (z. B. Berlepsch, Gloster, Boskop, Altländer, Goldparmäne), Birnen, Bananen, Melonen, Wein-

...trauben, Aprikosen, Pfirsiche, Nektarinen und Heidelbeeren. Vitamin-C-reich sind z. B. Beerenfrüchte, Zitrusfrüchte, Sanddornsaft und bestimmte Apfelsorten (z. B. Roter Berlepsch, Jonagold, Braeburn, Goldparmäne oder Roter Boskop).

Tipp: Falls Sie mal keine geeignete Obstsorte für den Brei vorrätig haben, können Sie auch Vitamin-C-reichen Fruchtsaft, z.B. milden Orangensaft, in den Brei geben.

Obst richtig einkaufen und lagern

Erst beim Reifungsprozess entwickelt Obst seine appetitanregenden Farben, Aromen und Geschmacksstoffe. Enzyme und Gas (Ethylen) sorgen dafür, dass Erdbeeren und Tomaten rot, Bananen und Birnen gelb, Pfirsiche und Aprikosen orange-rot werden und ihren typischen Geruch, ihren süßen Geschmack und ihre Saftigkeit erhalten. Sogar Kinder können am Geruch und Geschmack »blind« reife Früchte voneinander unterscheiden. Reifes Obst hat volles Aroma, natürliche Süßkraft und einen höheren Vitamin-C-Gehalt als unreifes Obst.

Bevorzugen Sie frisches Obst der Jahreszeit und, wenn möglich, auch aus der Region. Dies hat geschmackliche Vorteile, trägt zum Umweltschutz bei und spart Energiekosten, da es keine weiten Transportwege hat. Was Rückstände von Pflanzenschutz- und Düngemitteln betrifft, schneidet heimisches Obst in der Regel besser ab als außersaisonale Früchte aus dem Treibhaus oder Ausland. Zu ernteschwachen Jahreszeiten (Winter und Frühjahr) sind Lagerobst (z. B. Äpfel, Birnen) und tiefgefrorenes Obst »pur« ohne Zuckerzusatz (z. B. Himbeeren, Erdbeeren, Brombeeren) eine gute Alternative und Ergänzung zu frischem Obst.

Frisches Obst sollten Sie bald nach dem Einkauf verbrauchen und für den kleinen Vorrat bis zu einer Woche in einem perforierten Plastikbeutel (mit kleinen Löchern) im Obstfach des Kühlschranks, im kühlen Keller oder Vorratsraum lagern. Das bremst Wasserverlust und Stoffwechselaktivitäten und erhält weitgehend Frische, Festig- und Knackigkeit, Bissfestigkeit, Glanz, Farbe, Aroma und Geschmack der Früchte.

Aufgepasst bei Fertigbreien

Trockene Getreide-Breie zum Anrühren und fertige Getreide-Breie im Gläschen sollten keine Milchbestandteile enthalten. Der Getreide-Obst-Brei am Nachmittag soll milchfrei sein (siehe Zutatenliste). Achten Sie auch darauf, dass der Brei keinen zugesetzten Zucker, Honig, Dicksaft, Ahornsirup, Fruchtmark oder Süßstoff und unerwünschte Geschmackszutaten wie Zimt oder Vanillin enthält (siehe Zutatenliste). »Ohne Kristallzucker« heißt nicht »zuckerfrei«. Zucker kann sich auch hinter Namen wie Fructose und Glucose verbergen (S. 63). Fettfreie Breie können Sie mit 1 TL Öl (z. B. Raps-, Walnuss-, Sonnenblumen- oder Keimöl) ergänzen.

Häufig gestellte Fragen: Babybrei

Was kann ich tun, wenn mein Baby den Brei nicht mag? Darf ich Breireste wiedererwärmen? Wenn Sie noch unerfahren als Köchin und Mutter sind, ist es normal, dass Sie manchmal verunsichert sind. Hier finden Sie Antworten auf Fragen, die mir in der Beratung häufig gestellt werden.

Mein Baby verweigert den Brei. Muss ich mir Sorgen machen?

Nein, wenn Ihr Kind einen zufriedenen und lebhaften Eindruck macht und der Kinderarzt keine Besorgnis äußert, braucht es vermutlich noch Zeit mit der Umstellung von Milch auf neue, fremde Nahrung und den Löffel. Haben Sie Geduld und versuchen Sie es zu einem späteren Zeitpunkt erneut. Möglicherweise gelingt das Füttern mit anderen Zutaten, einem anderen Löffel oder einer anderen, dem Baby vertrauten Bezugsperson (z. B. Vater, Geschwister, Oma oder Babysitter), die mit Ihnen abwechselnd das Füttern übernimmt. Achten Sie auf eine entspannte, ruhige Atmosphäre. Ablenkungen (z. B. Unruhe, Lärm) und Stress beim Füttern irritieren und verunsichern Ihr Baby und stören seine Aufmerksamkeit und Konzentration beim Essen. Bleiben Sie gelassen. Aller Anfang ist schwer!

Mein Baby schafft die empfohlene Breiportion nicht. Hat es genug?

Ihr Baby weiß am besten, wann es satt ist. Die Nahrungsaufnahme reguliert sich normalerweise von selbst durch Hunger- und Sättigungssignale. Vertrauen Sie darauf und zwingen Sie es nicht, (mehr) zu essen, wenn es nicht mag. Ernährungsempfehlungen sind für den Durchschnitt und können nur eine Orientierung für Sie sein. Entscheidend ist, wie sich Ihr Kind entwickelt und ob es einen zufriedenen Eindruck macht. Wenn Sie ihm regelmäßig die empfohlenen Nahrungsmengen anbieten und es selbst entscheiden darf, ob und wie viel es davon isst, machen Sie es richtig. Kinder, die nicht essen mögen oder satt sind, sollten keinesfalls, auch nicht mit guten Worten, Versprechungen und Belohnungen, zum (Mehr-)Essen überredet und genötigt werden. Sprechen Sie im Zweifel mit Ihrem Kinderarzt.

Darf ich Breireste wiedererwärmen?

Nein. Breireste vom Teller oder aus dem Gläschen sollten Sie nach dem Füttern aus hygienischen Gründen entsorgen. Keime aus der Luft und aus dem Mund des Babys können sich während des Löffelns rasant bei Zimmertemperatur und Wiedererwärmen vermehren und Magen-Darm-Störungen (z. B. Brech-Durchfall) auslösen. Tipp: Füttern Sie zunächst eine kleine Breiportion, die Sie dem Topf oder Gläschen entnehmen. Wenn Ihr Baby satt ist, kühlen Sie schnell den unberührten Rest im Topf in eiskaltem Wasser herunter und stellen ihn verschlossen im Schraubglas oder in einer Frischhaltebox in den Kühlschrank. Am nächsten Tag den Rest vor dem Füttern kurz erwärmen.

Wie kann ich die Nitratbelastung von Gemüse gering halten?

Nitrat an sich ist unbedenklich, während Nitrosamine, die aus Nitrat bzw. Nitrit in Verbindung mit Bakterien entstehen, möglicherweise krebserregend sind. Achten Sie deshalb auf Hygiene bei der Zubereitung und Aufbewahrung und bevorzugen Sie Gemüse der Saison, Freilandgemüse oder Biogemüse, denn es enthält wenig Nitrat. Entfernen Sie Blattstiele, äußere Blätter und Rippen von nitratreichen Salaten wie Rucola, Feld- und Kopfsalat und nitratreichem Gemüse wie Spinat, Fenchel, Kohlrabi, Rote Bete und Stielmangold. Blanchieren (3 Minuten in kochendem Wasser) kann den Nitratgehalt um bis zu 50 % reduzieren.

Darf mein Baby Frischkornbrei essen?

Nein. Rohes, eingeweichtes und nicht erhitztes Getreide in Form von Körnern oder Schrot ist schwer verdaulich und kann selbst bei empfindlichen Erwachsenen Magen-Darm-Beschwerden und Verstopfung verursachen. Quillt der Brei bei Zimmertemperatur, kann es durch rasante Keimvermehrung zu schwerem Durchfall kommen. Im 1. Lebensjahr Ihres Babys sollten Sie Getreide vor dem Füttern deshalb erhitzen und garen.

Kann ich Butter statt Öl verwenden?

Nein, auch wenn der Getreide-Obst-Brei mit Öl nicht Ihrem Geschmack entspricht, sollten Sie bitte auf keinen Fall Butter zugeben! Ihr Baby braucht den Teelöffel Öl, um mit wichtigen Omega-3-Fettsäuren ausreichend versorgt zu sein, die Butter nicht enthält. Omega-3-Fettsäuren fördern das Wachstum, die Reifung des kindlichen Nervensystems, die Hirnentwicklung und Entwicklung der Sehfunktion, der Wahrnehmung und der geistigen Leistungsfähigkeit.

Reicht Obst für den Hunger zwischendurch?

Nein, nicht im 2. Lebenshalbjahr. Obst allein ist kein Ersatz für den getreidehaltigen Nachmittagsbrei. Kalorien und Nährstoffe kommen zu kurz und Ihr Baby wird nicht satt.

Mein Baby schläft meistens beim Abendbrei ein. Kann ich bei Milch bleiben?

Nein, Ihr Kind braucht die Energie und Nährstoffe aus dem Milch-Getreide-Brei, der auch sättigende Ballaststoffe aus Vollkorn enthält. Füttern Sie den Brei zu einer frühen Abendzeit, wenn Ihr Baby wach und fit ist. Bei Bedarf kann es dann Milch noch als Spätmahlzeit trinken. Falls das gar nicht funktioniert, können Sie auch den Milch-Getreide-Brei mit der Milchmahlzeit am Morgen tauschen.

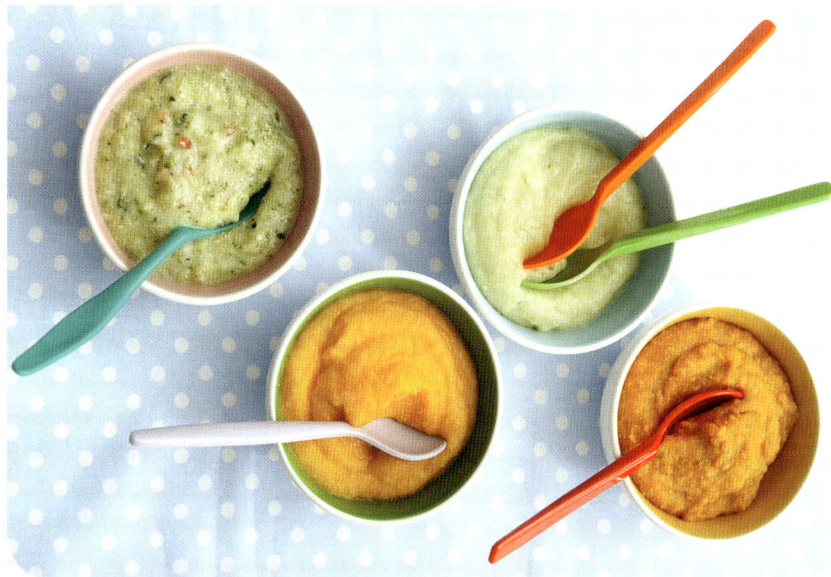

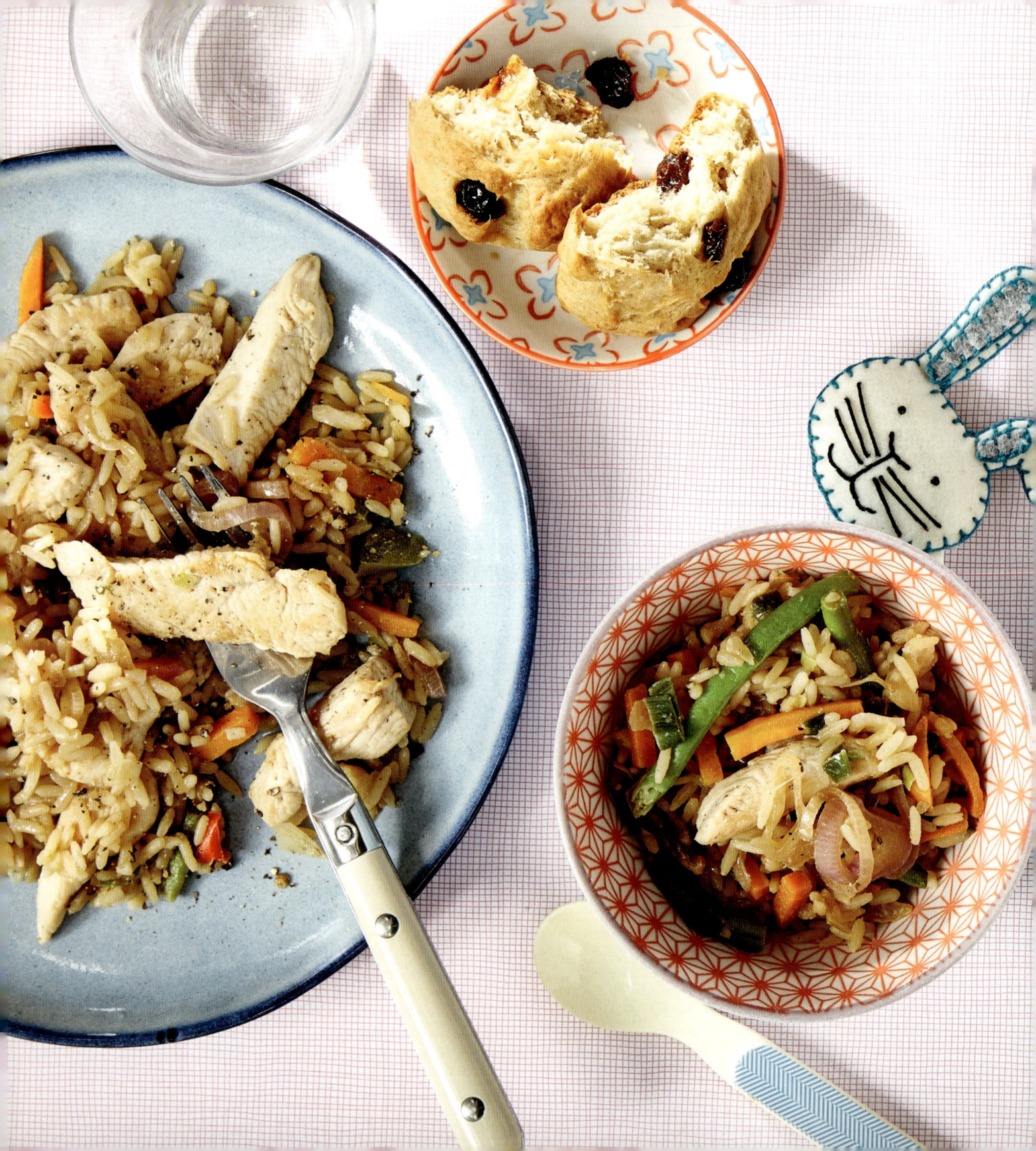

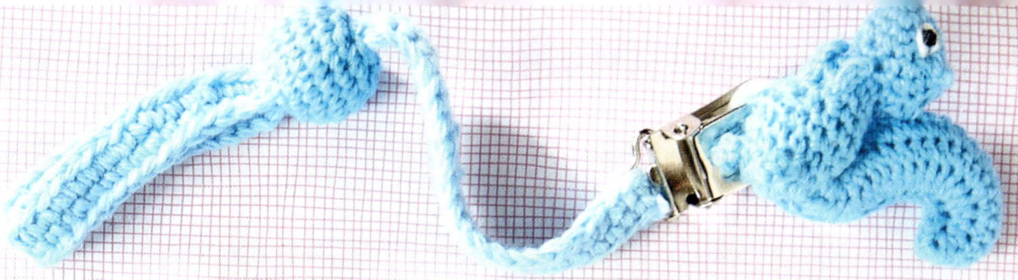

Ab dem 10. Lebensmonat: Familienmahlzeiten

Die meisten Kinder können zum Ende des ersten Lebensjahres mit ihrem Kiefer oder den ersten Zähnchen feste Nahrung kauen bzw. zerquetschen. Jetzt wird es Zeit für mehr Geschmacksanregungen, stückige Familienkost und Fingerfood.

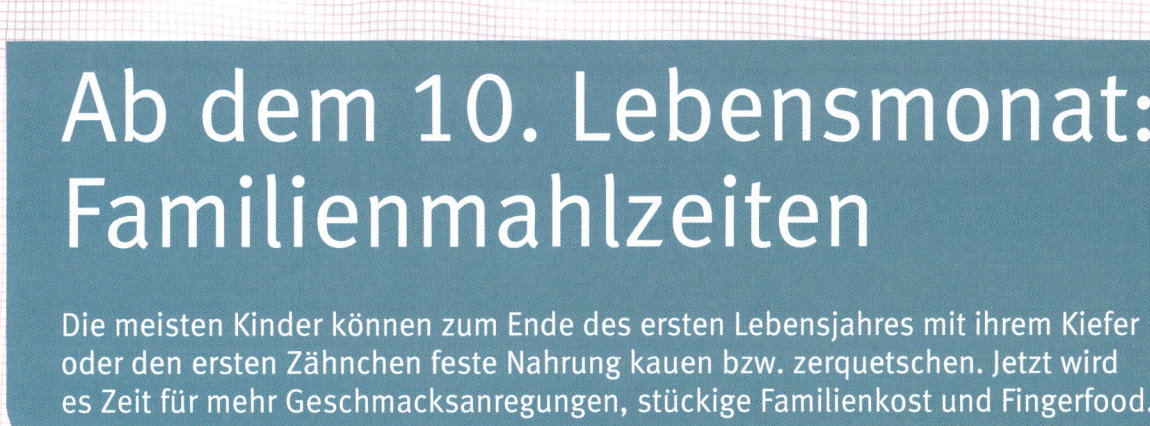

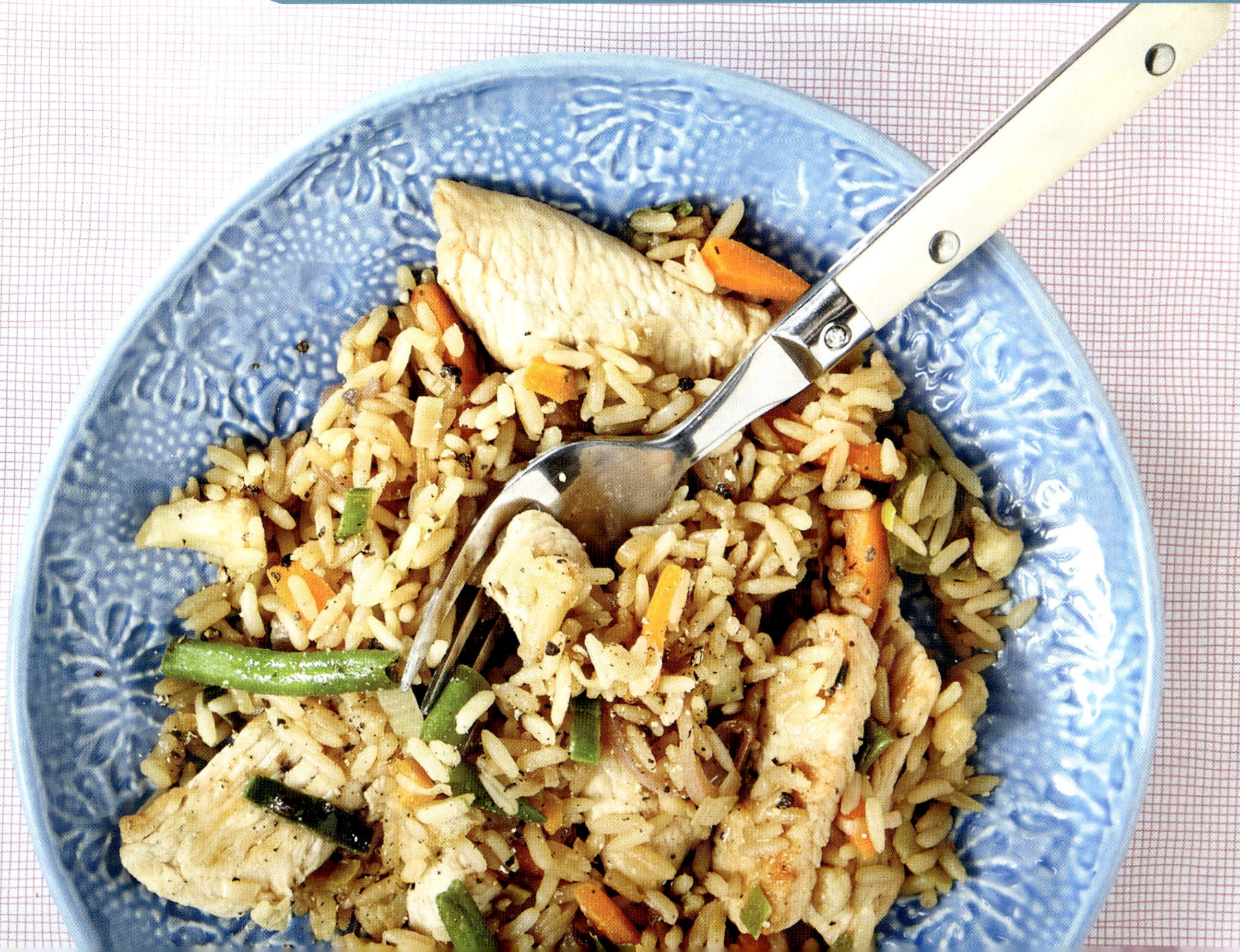

Brei ade

Jetzt ist es soweit: Endlich kann Ihr Baby mit am Familientisch sitzen und (fast) alles essen, was Sie auf den Tisch bringen. Vorbei sind die Zeiten des Extrakochens. Sie werden sehen: Der Essalltag vereinfacht sich dadurch ganz erheblich.

Im Alter von etwa 10 – 12 Monaten beginnen Babys, sich eigenständig zu bewegen. Sie robben, kriechen, krabbeln und können frei, mit geradem Rücken und guter Kopfkontrolle, sitzen. Neugierig erkunden sie mit Augen, Nase, Ohren, Mund und Händen ihre Umwelt und beherrschen den Pinzettengriff: Daumen und Zeigefinger arbeiten zusammen. Unermüdlich versuchen sie, mit viel Konzentration, Geduld und Geschick, kleinste Krümel und Fusseln vom Boden aufzulesen. Die ersten Zähnchen brechen durch. Jetzt ist es Zeit für stückige Familienkost und Fingerfood. Halten Sie Ihrem Kind diesen wichtigen Entwicklungsschritt nicht vor, wenn es selbst dazu bereit ist. Auch wenn Sie selbst ein Brei-Fan sind.

Aber: Jedes Kind entwickelt sich unterschiedlich, mit großen und kleinen, langsamen und schnellen Fortschritten. Manchmal bleibt es auch vorübergehend zögerlich stehen oder geht noch mal einen Schritt zurück. Alles ist möglich. Jedes Kind hat sein eigenes Tempo. Vergleichen Sie die Fortschritte Ihres Kindes daher nicht mit anderen Kindern und haben Sie Geduld. Umgewöhnung und Geschmacksbildung brauchen Zeit. Bedenken Sie immer: Ihr Kind ist erst wenige Monate alt und muss noch vieles lernen, was für uns Erwachsene selbstverständlich ist. Solang sich Ihr Kind gut entwickelt und einen gesunden, lebhaften und zufriedenen Eindruck macht, besteht kein Grund zur Sorge. Fragen Sie im Zweifelsfall Ihren Kinderarzt.

Mit wenigen Einschränkungen kann Ihr Kind spätestens jetzt im familiären Mahlzeitenrhythmus am Tisch mitessen: morgens, abends und zwischendurch weiches, »handfestes« Fingerfood in Form von Brotwürfeln, dünn mit Butter oder Margarine, ab und zu auch Frischkäse oder vegetarischen und veganen Brotaufstrichen bestrichen, dazu weiche Gemüse- und Obststückchen, Milch oder Joghurt, und mittags oder abends, je nach familiären Gewohnheiten, warme »kauaktive« Speisen, kindgerecht zubereitet, in feine Stücke geschnitten oder mit der Gabel zerdrückt. An einem schön gedeckten Tisch und in entspannter Atmosphäre regen Sie so den Appetit Ihres Kindes auf Familienmahlzeiten an.

Regelmäßiger Energienachschub

Mit zusehends großen Wachstumsschüben und zunehmendem Bewegungsdrang steigt der Energieverbrauch Ihres Kindes. Da es im Gegensatz zu Erwachsenen nur kleine Energiespeicher hat (z. B. in Muskeln, Leber, Fettmasse, Gehirn), braucht es über den Tag verteilt und in Abständen von etwa 2 – 3 Stunden kleine und größere „Energiespritzen" (S. 72): drei Hauptmahlzeiten morgens, mittags und abends und zwei bis drei kleine Zwischenmahlzeiten vormittags, nachmittags und bei Bedarf auch spät (z. B. ein Glas Milch). Die Verteilung der Gesamtnahrung über den Tag sorgt konstant für Energie (konstanter Blutzuckerspiegel), Leistungsfähigkeit und Wohl-

befinden Ihres Kindes, entlastet die Verdauungsorgane und den Stoffwechsel und ist verträglicher. Außerdem strukturieren regelmäßige Mahlzeiten den Tag und sind wie Rituale wichtig für das Bedürfnis Ihres Kindes nach Sicherheit, Verlässlichkeit und (Ur-)Vertrauen.

Jetzt öfters Brot statt Brei

Geben Sie Ihrem Kind bevorzugt Vollkornbrot. Es hat mehr Geschmack, ist kauintensiver, sättigt mehr und ist nährstoffdichter als Weizenbrot oder Toastbrot. Auf Brotkanten und Brotstückchen zu kauen ist Training für die Kaumuskulatur und fördert die Zahnentwicklung Ihres Kindes. Bevorzugen Sie feines Weizen- oder Dinkelvollkornbrot statt grobes, saures Brot mit hohem Schrot- und Sauerteiganteil. Sie können auch zwischen

Vollkornbrot, Roggen- oder Weizenmischbrot und Weißbrot abwechseln. Wenn Sie selbst backen: Je höher die Typenzahl auf der Mehltüte ist, desto höher ist der Mineralstoff- und Ballaststoffgehalt des Mehls (z. B. Weizenmehl Type 1700, Type 1050, Type 405).

Dunkles Brot ist nicht immer ein Vollkornbrot. Es kann auch mit Zucker-Couleur, Malzextrakt oder Glukosesirup gefärbt sein. Schauen Sie bei verpacktem Brot auf die Zutatenliste und fragen Sie beim Bäcker nach.

Vorsicht bei Allergien

Babys mit Kuhmilcheiweißallergie dürfen kein Brot oder andere Getreideerzeugnisse, keine Wurst oder Margarine mit Milchbestandteilen essen. Fragen Sie beim Bäcker oder

Wer hat das Sagen?

Die Eltern entscheiden über das kindgerechte, gesundheitsfördernde Nahrungsangebot (was?), über die Portionsgröße entscheidet dagegen Ihr Kind (wie viel?). Daher sollten Sie von Anfang an die Hungersignale Ihres Kindes beachten und seine Sättigungssignale respektieren. Damit schützen Sie Ihr Kind vor Übergewicht und den Folgen. Der Hunger Ihres Kindes kann von Tag zu Tag, von Mahlzeit zu Mahlzeit und je nach körperlichem und emotionalem Befinden schwanken. Krankheiten und Stress »bremsen« den Hunger. Respektieren Sie, wenn Ihr Kind mal nichts essen mag. Der Hunger kommt mit Sicherheit wieder zurück.

Metzger nach und achten Sie bei verpackter Ware auf die Zutatenliste. Außerdem braucht Ihr Kind dann einen kuhmilchfreien Brotbelag statt Butter oder milchhaltige Margarine (siehe Zutatenliste). Alternativen sind z. B. rein pflanzliche, vegane Aufstriche (bei Sojaallergie auf die Zutatenliste achten). Kuhmilch kann enthalten sein in: Brot, Brötchen, Zwieback, Knäckebrot, Gebäck, Margarine, Wurstwaren, Ketchup, Mayonnaise, Suppen und Saucen, Schokolade, Süßwaren, Fertiggerichten.

Hat Ihr Baby eine Hühnereiweißallergie kann es keine Fertigerzeugnisse wie Teigwaren mit Eiern essen. Hühnerei kann außerdem enthalten sein in: Nudeln, Backwaren, panierten Fleisch- und Fischprodukten, Knödeln, Mayonnaise, Brühen, Eiscreme, Süßwaren.

Babys mit Zöliakie brauchen ein Brot aus glutenfreiem Getreide. Achten Sie beim Kauf von verpacktem Brot auf das Symbol einer durchgestrichenen Getreideähre oder fragen Sie beim Bäcker nach, ob er glutenfreies Brot hat. Herstelleradressen und Rezepte erhalten Sie auch bei der Deutschen Zöliakiegesellschaft: www.dzg-online.de.

Babys neuer Essfahrplan im 10. – 12. Lebensmonat

Tageszeit	Portionen
morgens	4-mal wöchentlich: Muttermilch oder fertige Säuglingsmilch nach Bedarf
	3-mal wöchentlich: ½ Scheibe feines Vollkornbrot (ohne Kruste)/-brötchen*
	+ 1 TL Butter/Margarine
	+ 1 Tasse Vollmilch (3,5 % Fett)
	+ ½ Stück weiches, reifes Obst (ohne Schale)
vormittags	Fingerfood:
	½ Stück weiches, reifes Obst oder weiches Gemüse (roh, ohne Schale oder bissfest gegart)
	+ ½ Scheibe feines Vollkornbrot*
	+ 1 TL Butter/Margarine
mittags	100 g Gemüse (geputzt) + 1 mittelgroße Kartoffel + 30 g Fleisch
	wöchentlich: 2 – 3-mal mageres Fleisch und 1 – 2-mal Fisch in sehr kleinen Stücken**, und mindestens 3-mal vegetarische Speisen
nachmittags	Fingerfood:
	½ Stück weiches, reifes Obst oder weiches Gemüse (roh, ohne Schale oder/bissfest gegart)
	+ ½ Scheibe feines Vollkornbrot/-brötchen*
	+ 1 TL Butter/Margarine
abends	4-mal wöchentlich 1 Portion Vollmilch-Getreide-Brei oder feines Müsli
	3-mal wöchentlich: ½ Scheibe Vollkornbrot/-brötchen*
	+ 1 TL Butter/Margarine
	+ 1 Tasse Vollmilch (3,5 % Fett)
	+ weiches Gemüse (ohne Schale, roh gerieben oder/bissfest gegart)

*   etwa die Hälfte der täglichen Brotmenge sollte feines Vollkornbrot sein (z. B. Weizenvollkornbrot)
** alternativ zu Fleisch und Fisch: 1 Ei, feine Linsen oder geschälte Erbsen, vegetarische oder vegane Fleischersatzerzeugnisse

Einkaufszettel: Was braucht mein Kind?

Das braucht Ihr Kind	Das braucht Ihr Kind nicht
kalorienfreie Getränke, z. B. Leitungs- oder Mineralwasser (still, medium), ungesüßte Kräuter- und Früchtetees im Wechsel	spezielle Kindergetränke, Erfrischungs- und Light-Getränke, Nektare, unverdünnte Säfte
(Vollkorn-)Getreideerzeugnisse, z. B. Flocken, Grieß, Reis, Nudeln, Hirse, Mais, Amaranth, Quinoa	rohes Getreide, Frischkornbei, Trink-Getreidebreie, Kindermüslis, Juniorbreie
feines, mildes Vollkorn-, Roggen- oder Roggenmischbrot	Kinderkekse, -riegel und -schnitten, Süßigkeiten, Zucker, Honig
gekochte Kartoffeln, Pellkartoffeln	
weiche oder fein geraspelte Gemüserohkost, »bissfest« gedünstetes Gemüse, feine Linsen, geschälte Erbsen	blähende Hülsenfrüchte (z. B. Bohnen, ungeschälte Erbsen, Kichererbsen), rohes Wurzelgemüse, Kohl, Zwiebeln, Lauch
weiches, reifes Obst	kleine, harte Beeren (z. B. Johannisbeeren) und Nüsse, Samen, Weintrauben mit Kernen (Erstickungsgefahr)
Kuhmilch (3,5 % Fett) oder fertige Säuglingsmilch, im Austausch gegen Milch auch Naturjoghurt (3,5 % Fett), Frischkäse, junger Käse	Roh- und Vorzugsmilch, Rohmilchkäse, Weichkäse aus Rohmilch, gesüßte Milch und Milcherzeugnisse (z. B. Kinderjoghurt oder -quark, -pudding)
mageres, gekochtes Fleisch, Tatar	rohes, nicht durchgegartes Fleisch, Rohwurst, Wurstaufschnitt
grätenfreier Fisch, gelegentlich ein durchgegartes Ei	roher Fisch, rohe Eier
Öle (z. B. Raps-, Sonnenblumen-, Walnuss-, Soja-, Olivenöl), reine Pflanzenmargarine, Butter	Fertiggerichte, Fertigerzeugnisse mit Gewürzen und Zusatzstoffen

Ich hab' Durst

Je mehr feste Nahrung und je weniger Milch Ihr Baby zu sich nimmt, desto mehr Trinkflüssigkeit wird es brauchen – zu den Mahlzeiten und zwischendurch. Im 2. Lebenshalbjahr reicht ein Glas Wasser/Tee (200 ml) über den Tag verteilt. Bei hohen Umgebungstemperaturen, Brech-Durchfall, Fieber und starkem Schwitzen braucht es mehr.

Geeignete Durstlöscher sind: Leitungswasser, stilles oder kohlensäurearmes Mineralwasser, ungesüßte Kräuter- oder Früchtetees (Teesorten abwechseln) oder Wasser mit einem Spritzer Fruchtsaft aus einem randvoll gefüllten Becher.

Anzeichen für Flüssigkeitsmangel können sein: Dunkelgelber Urin, ungewöhnlich fester Stuhl und Verstopfung, manchmal verbunden mit Bauchschmerzen oder Krämpfen sowie trockenem Mund, Anzeichen von Schwindel und Kopfschmerzen.

Häufig gestellte Fragen: Ernährung nach dem 10. Lebensmonat

Nach der Umstellung von Milch auf Brei nimmt Ihr Baby nun die nächste Entwicklungshürde: Es bekommt Stückchen und Fingerfood. Anfangs ist das vielleicht nicht so einfach, aber mit Kiefer, Zähnchen und Geduld klappt das Kauen bald. Sicher haben Sie jetzt viele Fragen.

Kann mein Baby schon Wurst und Käse als Brotbelag bekommen?

Ja, aber erst zum Ende des 1. Lebensjahres hin und nur gelegentlich und in kleiner Menge. Bevorzugen Sie als Brotbelag z. B. Frischkäse, Quark, jungen Schnittkäse, Kalbsleberwurst, mageren Kochschinken, Gelbwurst, hartgekochte Eischeiben, vegetarischen oder veganen Brotaufstrich. Wurst und Würstchen sind häufig ein Gemenge aus verschiedenen Zutaten und Zusatzstoffen und können für Ihr Baby unnötige und unerwünschte Mengen an Gewürzen und (Nitrit-)Salz enthalten. Außerdem enthalten Fleischerzeugnisse und Käse Eiweiß, das (zusätzlich zu Milch bzw. Milcherzeugnissen und Fisch) in unerwünschten Mengen den Stoffwechsel und die Nieren Ihres Babys mit dem Abbau von Eiweiß belasten kann. Aber auch trockenes Brot oder ein Butterbrot sind ein Geschmackserlebnis für Ihr Kind. Probieren Sie es einmal aus.

Was ist mit Minisalami, Teewurst, Suçuk oder Feta zum Brot?

Nach Empfehlungen des Bundesinstituts für Risikoforschung (BfR) sollten Kinder vorsorglich bis zu ihrem 5. Geburtstag keine frische Rohwurst (z. B. Tartar, Mett oder Hackepeter) oder kurz gereifte, streichfähige Rohwurst (z. B. Tee- oder Mettwurst), keine Rohmilch oder Rohmilcherzeugnisse (z. B. junger Rohmilchschnitt- und Rohmilchweichkäse) erhalten. Achten Sie beim Einkauf auf die Verpackungskennzeichnung.

Salami, Cabanossi oder Zervelatwurst sind, wenn überhaupt, nur lange gereift, schnittfest und relativ trocken als Dauerwurst und Feta oder Mozzarella nur aus pasteurisierter Milch geeignet. Suçuk muss gut erhitzt sein. Rohe tierische Lebensmittel, insbesondere vom Schwein, aber auch von Schaf und Ziege, können krank machende Bakterien enthalten, die bei Babys und Kleinkindern zu schweren Durchfällen mit schweren Folgeerkrankungen führen können. Außerdem sind Rohwürste für Kleinkinder häufig zu kräftig und scharf gewürzt.

Mein Baby mag kein Vollkornbrot. Darf es Weißbrot essen?

Versuchen Sie es mal mit feinem, mildem Dinkel- oder Weizenvollkornbrot (mit Hefe statt Sauerteig gebacken),

Roggen- oder Weizenmischbrot und einem leckeren vegetarischen Aufstrich. Wenn Ihr Baby noch Zeit für den Geschmack von Vollkornbrot braucht, kochen Sie ihm die warmen Speisen oder Getreidebreie mit Vollkorngetreide. Sie können ihm auch lustiges Fingerfood aus Vollkornbrot anbieten, z. B. in Form von Sternchen, Monden oder Herzen (mit Backförmchen ausstechen). Kinder brauchen wiederholte Geschmackseindrücke, bis sie mit der Zeit (je nach Baby früher oder später) den neuen Geschmack mögen. Nach dem 10. Lebensmonat braucht Ihr Baby die quellfähigen Ballaststoffe aus Vollkorn, damit die Verdauung (Stuhlgang) gut klappt. Feines Vollkornbrot ist dafür bestens geeignet. Und damit der Stuhl schön geschmeidig ist, geben Sie Ihrem Baby ab jetzt aus einem Becher etwa 200 ml Wasser oder ungesüßten Tee über den Tag verteilt zu trinken. Übrigens: Mit zunehmend fester und ballaststoffreicher Kost verändert sich Babys Stuhl: Er wird fester und der Stuhlgang wird seltener.

Mein Baby ist elf Monate alt und mag keine stückigen Speisen. Kann es weiterhin feinen Brei essen?

Vermutlich braucht Ihr Baby noch Umstellungszeit. Versuchen Sie es zwischendurch mit weichem Fingerfood und lassen Sie es zum Kennenlernen und zur Anregung damit spielen. Ablehnung oder Zurückhaltung gegenüber fremden Konsistenzen und Geschmackseindrücken sind zunächst normal. Häufig sind wiederholte Kostproben nötig, bis Ihr Kind sich dafür entscheidet. Haben Sie Geduld und probieren Sie es immer wieder. Irgendwann wird Ihr Kind seine Zurückhaltung sicher aufgeben.

Darf mein Baby Quark und Joghurt essen?

Ja, aber bis zum 1. Geburtstag nur im Austausch gegen Milch, die es zum Frühstück oder Abendessen in einer Tasse oder im Getreidebrei bekommt. Zu viel Eiweiß – das auch in Fleisch und Fisch steckt – kann den Stoffwechsel und die Nieren Ihres Babys unnötig belasten. Es gibt auch Hinweise, dass eine frühe eiweißreiche Kost die Entwicklung von Übergewicht fördern kann.

Mein Baby ist ein »Gemüsemuffel«. Was kann ich tun?

Zwingen Sie Ihr Kind auf keinen Fall, Gemüse zu essen. Vielleicht braucht es noch Zeit, um seine Lieblingsgemüsesorten mit dem richtigen Geschmack, der richtigen Konsistenz und in der richtigen Zubereitung zu finden. Oder es hat eine sehr sensible Zunge, die Bitterstoffe in Gemüse viel intensiver herausschmeckt als andere Kinder es können. Versuchen Sie es geduldig zunächst mit süß schmeckenden Gemüsesorten wie Karotten, Kürbis, Mais, Kohlrabi, Pastinake, Fenchel und gern mit Kartoffeln. Kombinieren Sie »schwierige« Gemüsesorten dezent mit beliebten Speisen oder mit anderen Zutaten in Suppen, Soßen, Smoothies oder Salaten.

Sind Kuchen, Kekse, Kindermüsli und -schokoriegel erlaubt?

Kuchen, Kekse und andere Süßwaren sind bei Kindern beliebt und haben ihren Platz in der Kinderernährung. Deshalb darf Ihr Kind davon nach dem 1. Geburtstag zu geregelter Zeit eine bestimmte kleine Menge (eine Portion bzw. eine Kinderhandvoll am Tag) bekommen, z. B. als kleine Genussration, am besten zur Mahlzeit, als Dessert oder als kleiner Snack am Nachmittag. Werden Süßwaren und süße Getränke jedoch zu jeder Zeit über den ganzen Tag und zwischendurch konsumiert, verderben sie den Hunger auf nachfolgende, ausgewogene Mahlzeiten, die Ihr Kind für seine Entwicklung braucht. Außerdem kann Gewöhnung an süße Vorlieben die Entwicklung von Übergewicht fördern.

Nach dem 1. Geburtstag

Es gibt kaum eine andere Alltagserfahrung wie das Essen, die so kontinuierlich und umfassend alle Sinne Ihres Kindes gleichzeitig anspricht und schult. Leider geht es dabei nicht immer sauber zu, aber nur durch Üben lernt Ihr Kind.

Die richtige Ernährung ist von Anfang an wichtig für die körperliche und geistige Entwicklung Ihres Kindes, für seine Widerstandskraft und seine Gesundheit. Mit seinem schnellen Wachstum und der zunehmenden körperlichen Aktivität steigen sein Kalorien- und Nährstoffbedarf, der adäquat gedeckt werden muss. Dazu brauchen Sie kein Experten- und Detailwissen, sondern nur wenige Grundkenntnisse. So sollten Sie z. B. über Lebensmittelqualität, -zubereitung und -kombinationen Bescheid wissen und die Familienmahlzeiten für den Tag bzw. die Woche ausgewogen planen. Dabei kommt es nicht auf Grammmengen oder besonders nährstoffreiches »Superfood« an, sondern auf die Gewichtung von Lebensmittelgruppen (z.B. Gemüse,

Obst, Getreideerzeugnisse, aber auch ggf. Fast Food, Süßigkeiten und süße Getränke) pro Mahlzeit, im Tages- und Wochenverlauf und die Verteilung der Nahrung auf regelmäßige Mahlzeiten. Das hört sich komplizierter an als es ist. Auf den folgenden Seiten gebe ich Ihnen viele gute Hinweise und Tipps dazu.

Familienkost nach Ampelfarben: von grün nach rot

Jedes Lebensmittel und Getränk hat eine spezifische Zusammensetzung aus energieliefernden Makronährstoffen (Kohlenhydrate, Eiweiß, Fett) und energiefreien Mikronährstoffen (Vitamine, Mineralstoffe, Ballaststoffe, sekundäre Pflanzenstoffe,

Wasser). Daraus ergibt sich ein bestimmter Stellenwert der Lebensmittel in der Ernährung von Kindern und Erwachsenen. Von Lebensmitteln und Getränken mit hohem Nährstoffgehalt im Verhältnis zum Energiegehalt (hohe Nährstoffdichte, d.h. es verteilen sich viele Vitamine und andere gute Inhaltsstoffe auf relativ wenige Kalorien) sollte die ganze Familie täglich reichlich zu sich nehmen. Dazu gehören z.B. Gemüse, Obst und Vollkornerzeugnisse. Symbolisch tragen diese Lebensmittel die Farbe »Grün« für »freie Fahrt«. Grüne Lebensmittel sollten bei jeder Mahlzeit und auf jedem Teller überwiegen. »Rot« bedeutet nicht »verboten«, sondern »Stopp« nach einer kleinen Portion, während »Gelb« für »Achtung« mit ausreichender Menge ergänzen, steht.

Speisenplanung nach Ampelfarben

Das Farbsystem erleichtert es Ihnen, ausgewogene Mahlzeiten für den einzelnen Tag, aber auch für die ganze Woche zusammenzustellen.

Grüne Lebensmittel sind pflanzlich und bilden das Fundament für eine gesundheitsfördernde Ernährung. Sie sind Hauptbestandteil jeder Mahlzeit und zum reichlichen Verzehr und Sattwerden da:

- energiefreie Getränke (6 Portionen/Tag)
- Gemüse und Salat (3 Portionen/Tag)
- Obst (2 Portionen/Tag)
- Getreidekörner und (Vollkorn-) Getreideerzeugnisse wie Brot, Flocken, Grieß, Reis und Nudeln (4 Portionen/Tag)

Gelbe Lebensmittel sind tierisch und ergänzen in wenigen kleinen Portionen die grünen Lebensmittel:

- fettarme Milch und Milcherzeugnisse (3 Portionen/Tag)
- fettarmes Fleisch und fettarme Fleischerzeugnisse (3 Portionen/Woche)
- Fisch und Ei (1–2 Portionen/Woche)

Rote Lebensmittel werden nur in kleiner, sparsamer Menge gebraucht, z. B. Streichfette und reine Pflanzenöle zum Verfeinern oder Nüsse (1 Portion = 1 Kinderhandvoll). Zurückhaltung ist bei fettreichen Snacks (z. B. Fastfood), Süßigkeiten und süßen Getränken geboten. Von Süßigkeiten sollten Sie Ihrem Kind nicht mehr als eine Kinderhandvoll (oder ein Stück) am Tag zum Genießen geben.

Richtig ernährt mit der Ernährungspyramide

Gesund essen ist kinderleicht und für jeden erschwinglich – vorausgesetzt, Sie bringen mehr Grundnahrungsmittel als Fertiggerichte auf den Tisch. Zeigen Sie Ihrem Kind die bunte Vielfalt der Nahrungsmittel und wählen Sie nach der Ernährungspyramide (S. 79) kombiniert mit den Ampelfarben (s. o.) aus.

Wasser

Ohne Wasser geht nichts. Das Wasser aus Getränken und wasserreichen Lebensmitteln (z. B. Gemüse, Obst, Milch und Milcherzeugnissen) hat lebenswichtige Aufgaben in unserem wasserreichen Körper (bis zu 70 % der Körpermasse). Es muss die täglichen Verluste über Urin, Schweiß und Atem wieder ausgleichen und die normale Körpertemperatur aufrechterhalten. Außerdem transportiert es Wirkstoffe aus der Nahrung an ihren Bestimmungsort, sorgt für reibungslose Verdauungs- und Stoffwechselvorgänge und erhält die tägliche Leistungsbereitschaft. Es ist nachgewiesen, dass ausreichendes und regelmäßiges Trinken die geistige Leistungsfähigkeit erhöht. Geben Sie Ihrem Kind bevorzugt Leitungs- oder Mineralwasser oder ungesüßten Tee zu trinken. Am besten, Sie gewöhnen Ihr Kind an das Trinken von Leitungswasser. Das läuft überall – auch unterwegs. Es ist nachgewiesen, dass Wassertrinken (statt Süßgetränke) das Risiko für Übergewicht senkt.

Gemüse und Obst

Gemüse ist mehr als nur »Grünzeug« und Obst ist mehr als Vitamin C – zusammen sind sie ein bunter, gesundheitsfördernder und -schützender Mix aus:

- Vitaminen, z. B. Beta-Carotin für die Augen, Vitamin C für die Abwehrkräfte und Vitamin K für die Blutgerinnung,
- Mineralstoffen, z. B. Eisen für Leistungsfähigkeit und Abwehrkräfte, Magnesium für die Muskulatur,
- Bioaktivstoffen, z. B. Farb-, Geruchs- und Geschmacksstoffe,
- verdauungsfördernden und sättigenden Ballaststoffen und
- Wasser, das für den Flüssigkeitshaushalt des Körpers unverzichtbar ist.

Es ist nachgewiesen, dass der reichliche Verzehr von Gemüse und Obst (»5 am Tag«) die Abwehrkräfte stärkt und das Risiko für Erkrankungen, auch Tumorerkrankungen, senken kann. Außerdem erleichtert eine pflanzenbetonte Kost, das Normalgewicht zu halten. Je »bunter« das Angebot ist – egal ob roh oder gegart – desto größer der gesundheitliche und sensorische Profit für die ganze Familie.

Gemüse und Obst sind in ihrer Vielfalt an Farben, Formen, Konsistenzen, Gerüchen und Geschmäckern von keiner anderen Lebensmittelgruppe zu toppen und bei Kindern in der Regel roh und als Fingerfood hoch im Kurs. Es ist aber keine Kunst, Gemüse auch gegart, z. B. »verpackt« in vegetarischen und multikulturellen Gerichten oder mit aromatischen, appetitanregenden Kräutern und Gewürzen, Kindern schmackhaft zu machen. Probieren Sie einfach meine verschiedenen Rezepte aus.

Getreide und Getreideerzeugnisse

Getreide ist weltweit das sättigende, nahrhafte und preiswerte Grundnahrungsmittel Nr. 1. Je mehr vom ganzen Korn (Schalen und Keimling) verarbeitet wird, desto höher ist der Nähr- und Sättigungswert eines Getreideproduktes (z. B. Mehl, Brot, Müsli, Teigwaren oder Reis). Bevorzugen Sie deshalb Vollkornprodukte. Getreideprodukte liefern verschiedene B-Vitamine für Konzentration, Leistungsfähigkeit, Schleimhäute und Haut, Zink für Abwehrkräfte und Wundheilung sowie Eisen und Magnesium.

Mit Zunahme der Migration bereichern fremde Getreidesorten und Getreideprodukte (z. B. Hirse, Amaranth, Quinoa, Buchweizen, Mais, Couscous oder Bulgur) das Angebot im Handel, in der Gastronomie und in der Gemeinschaftsverpflegung (z. B. Kindertagesbetreuung) – probieren Sie es doch auch mal aus. Mit fremdländischem Gemüse, Obst und Getreide können Sie Ihrem Kind viele neue Geschmackserlebnisse bescheren. Vielleicht befindet sich gerade die neue Leibspeise Ihres Kindes unter diesen Lebensmitteln.

Milch und Milcherzeugnisse

Schnell wachsende Babys und Kinder brauchen viel Eiweiß für die Bildung der Körper- und Muskelmasse (einschließlich der Organe) und viel Kalzium für Knochen- und Zahnwachstum und deren Festigkeit. Deshalb sollten Sie Ihrem Kind täglich Milch und/oder Milcherzeugnisse (oder vegetarische, mit Kalzium angereicherte Ersatzprodukte wie Sojaerzeugnisse) anbieten. Zusätzlich enthält Milch B-Vitamine für den Energiestoffwechsel, die Leistungsfähigkeit, die Schleimhäute und die Haut. Auch Babys mit Allergierisiko dürfen ab dem 2. Lebenshalbjahr mit dem Milch-Getreide-Brei oder später zum Frühstück oder Abendbrot Kuhmilch bekommen.

Fleisch und Fleischerzeugnisse

Fleisch ist bekanntlich »ein Stück Lebenskraft«. Es sind vor allem Eiweiß, Vitamin B_{12}, Eisen und Zink, die für Wachstum, (Abwehr-)Kraft und Gesundheit unentbehrlich sind. Doch dazu benötigt Ihr Kind keine großen Mengen und muss auch nicht täglich Fleisch essen. Im Gegenteil: 3-mal in der Woche eine etwa kinderhandtellergroße Portion Fleisch reicht aus.

Auch vegetarisch ernährte Kinder können gesund groß werden, wenn sie häufig eisenreiche (grüne) Gemüsesorten, Hülsenfrüchte,

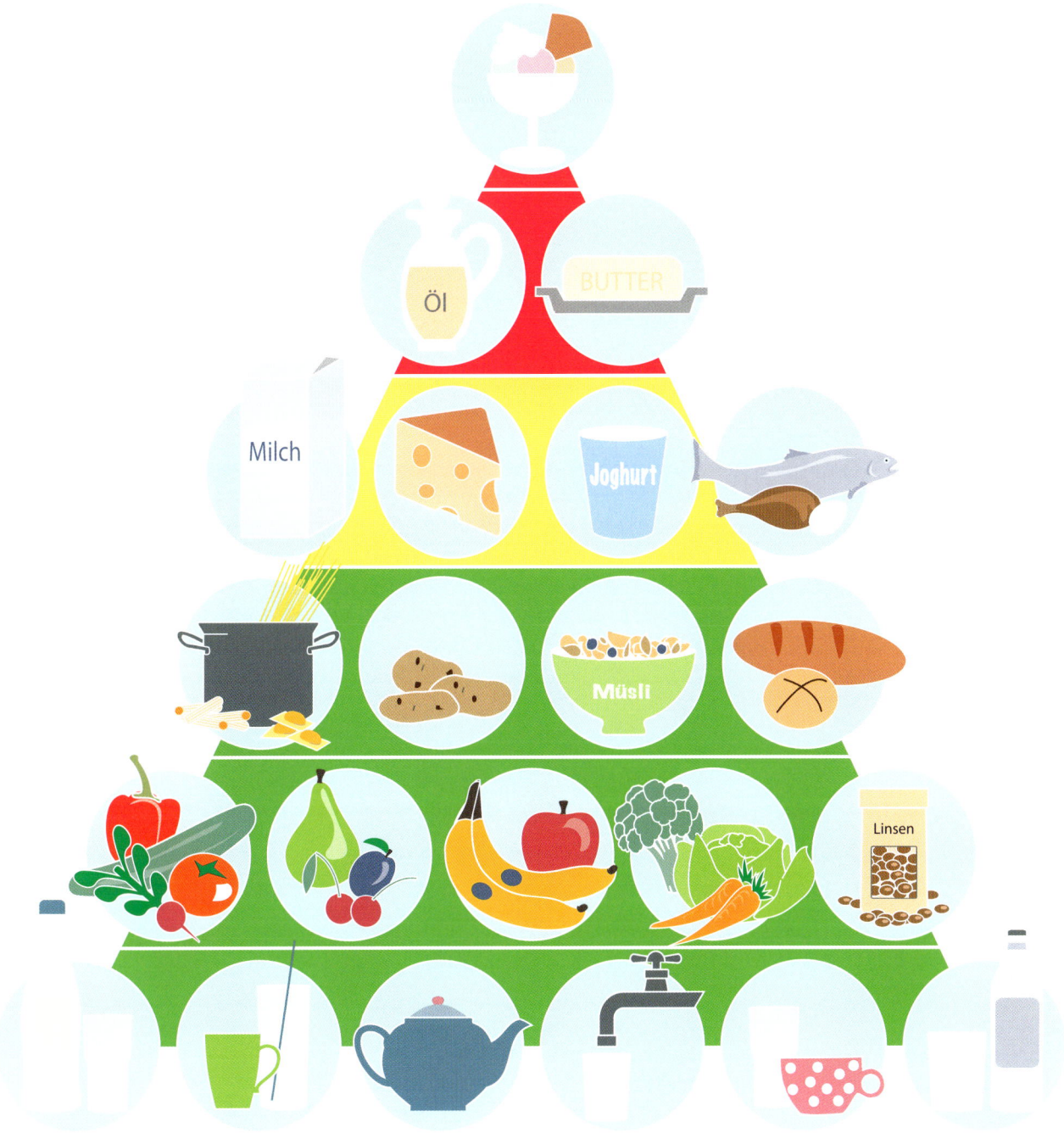

⬥ Die Ernährungspyramide und die Ampelfarben erleichtern es Ihnen, für Ihre Familie Lebensmittel richtig auszuwählen und zu portionieren.

Vollkornprodukte, Nüsse, Kerne und Samen sowie täglich Mich und Milcherzeugnisse und ab und zu auch ein Ei (gut durchgegart!) essen. Es ist nachgewiesen, dass eine vegetarische Kost sogar gesundheitliche Vorteile hat. Sollten Sie Ihr Kind vegan, d.h. rein pflanzlich ernähren wollen, braucht es eiweißreichen Fleischersatz (z.B. aus Hülsenfrüchten und Soja), angereicherte vegane Erzeugnisse und bei Bedarf ein Nahrungsergänzungsmittel, auf jeden Fall aber ein Vitamin-B$_{12}$-Präparat. Beraten Sie sich mit Ihrem Kinderarzt und einer qualifizierten Ernährungsfachkraft.

Fisch und Fischerzeugnisse

Die meisten Kinder mögen Fischstäbchen, Backfisch oder Fisch in Aufläufen, Gemüsepfannen, Suppen oder unter einer Käsehaube »versteckt«. Fisch enthält wertvolles Eiweiß, Jod (z.B. für Wachstum, geistige und körperliche Entwicklung) und Omega-3-Fettsäuren (z.B. in Lachs, Hering und Makrele), die für die Gehirnentwicklung Ihres Kindes wichtig sind. Vitamin D in fettreichen Fischen trägt mit Kalzium zur Knochen- und Zahnbildung und deren Festigkeit bei. Auch Babys mit Allergierisiko dürfen mit dem Gemüsebrei kleine Mengen grätenfreien Fisch (z.B. Lachs, Seelachs) essen.

Öle und Fette

Ein wenig Öl zum Gemüse oder Salat verbessert die Aufnahme von Vitamin A im Körper, das für die Sehfähigkeit, die Schleimhäute, die Haut und zur Bildung von Abwehrkräften wichtig ist. Raps-, Soja-, Walnuss-, Sonnenblumen- oder Keimöl und daraus hergestellte Streichfette tragen zur Versorgung mit Omega-3-Fettsäuren bei. Als Streichfett eignen sich Butter und Margarine (mit »ungehärteten Fettsäuren«).

Süßigkeiten, Kuchen und Kekse

Kinder haben eine angeborene Vorliebe für süßen Geschmack. Zu viel davon, vor allem zwischendurch und vor den Mahlzeiten, bremst den Appetit auf die nächste ausgewogene Hauptmahlzeit und kann auf Dauer zu Fehl- und Überernährung führen. Bei den meisten »Süßschnäbeln« kommen statt Süßigkeiten auch süßes Obst, leicht gesüßte Desserts oder selbst gemachte Zwischensnacks aus Milch und Milcherzeugnissen gut an, z.B. Milchshake, Pudding, Joghurt, Quark, Gries- oder Reisbrei (z.B. mit frisch püriertem Obst, Fruchtmus, Dicksaft, Honig oder Zucker) oder Obstsalat mit Joghurthaube. Legen Sie gemeinsam mit Ihrem Partner und weiteren Betreuungspersonen, z.B. Oma oder Erzieherinnen, Regeln in Bezug auf süße Snacks, Kuchen, Kekse und süße Getränke fest, an die sich dann alle halten.

Regeln für den Umgang mit Süßem

- Süßigkeiten und süße Getränke sollten nicht frei, unbegrenzt und zwischendurch zur Verfügung stehen. Die Erwachsenen entscheiden, wann und wie viel es gibt. Vereinbaren Sie mit älteren Kindern Naschregeln.
- Eine Kinderhandvoll Süßes am Tag, z.B. direkt nach dem Mittagessen oder nachmittags als Snack, sollte reichen.
- Kinderlebensmittel und Süßigkeiten sind zum Genießen da und nicht als Mahlzeitenersatz. Sie sollten kein Erziehungsmittel zur Belohnung und Beruhigung oder zum Trost sein.
- Zu den Mahlzeiten und zwischendurch sollte Ihr Kind seinen Durst mit Wasser, ungesüßtem Tee oder Wasser mit einem Spritzer Saft aus dem Becher löschen und nicht aus der Nuckelflasche.
- Süße Säfte und Erfrischungsgetränke sollten eine Ausnahme sein, die es nur zu besonderen Anlässen gibt, z.B. an Feier- und Festtagen, Wochenenden, Einladungen oder im Restaurant.
- Frühstück macht Appetit und Spaß, wenn es nicht einseitig ist. Darum wechseln Sie ab: süße Brotaufstriche, Müslis, Milch- und Milcherzeugnisse, Brot mit Schinken, Käse, Ei oder mit vegetarischen oder veganen Aufstrichen, Tomaten- oder Gurkenscheiben. Lecker, nährstoffreich, zuckerarm

und zahngesund sind Müslis aus Vollkorngetreideflocken, Trockenobst und Nüssen, die Sie auch selbst mischen und bevorraten können, z. B. in einer Müslidose.

- Abendbrot ist keine süße Mahlzeit. Abwechslung bringen warme Milch-Getreide-Speisen, Getreide-, Gemüse-, Kartoffel- oder Rohkostsalate oder belegtes Brot.
- Sie selbst und die Betreuer, z. B. in der Kindertagesstätte, sollten mit gutem Beispiel vorangehen, besonders beim genussvollen Naschen und beim Zähneputzen.
- Putzen Sie Ihrem Kind nach dem Abendessen die Zähne rundum sauber, bis es in die Schule geht und flüssig schreiben kann – dann kann es auch selbst Zähne putzen.

Den Grundstein für die Gesundheit legen

Eine überwiegend pflanzliche Kost, die schon im Kindesalter reichlich grüne Lebensmittel und sparsam rote Lebensmittel enthält, hat gesundheitliche Vorteile. Sie beugt Übergewicht, Diabetes, Herz-Kreislauf- und bestimmten Tumorerkrankungen vor und stärkt die Abwehrkräfte.

Einkaufs- und Vorratscheck mit Tipps – von grün nach rot

Die folgende Übersicht nach den Ampelfarben und der Ernährungspyramide (S. 79) hilft Ihnen beim Einkaufen. Außerdem bekommen Sie wertvolle Tipps zu einzelnen Lebensmitteln.

Getränke: Leitungs- und Mineralwasser, Wasser mit einem Schuss Fruchtsaft (100 %), ungesüßter Kräuter- oder Früchtetee (Sorten abwechseln).

Zuckerhaltige Getränke liefern relativ viel und schnell verfügbare Energie, machen Kinder aber nicht satt. Es ist nachgewiesen, dass eine hohe Zufuhr zuckerhaltiger Getränke wie Limo, Cola, Fertigtees, Fruchtsaftgetränke und -nektare, aber auch Fruchtsaft, das Risiko für eine übermäßige Gewichtszunahme und schweres Übergewicht (Adipositas) bei Kindern erhöht. Das Gleiche gilt vermutlich auch für die Entstehung von Diabetes Typ 2 mit erhöhten Blutzuckerwerten.

Gemüse: frisch und tiefgefroren (pur, ohne weitere Zutaten), roh als Fingerfood oder Salat, »bissfest« gedünstet als Fingerfood, z. B. Karotten, Erbsen, Mais, Brokkoli- und Blumenkohlröschen oder grünen Bohnen. Hülsenfrüchte wie Linsen, Erbsen,

Bohnen, Kichererbsen können Sie auch als Konserve verwenden (mineralstoffreiche Brühe mitverwenden).

Für Kleinkinder sind feine Linsen und geschälte Erbsen besser verträglich. Es gibt auch leckere vegetarische und vegane Brotaufstriche aus Hülsenfrüchten.

Obst: frisch und tiefgefroren (z. B. Beerenfrüchte ohne Zucker) für Obstsalat, Rote Grütze, Joghurt- und Quarkspeisen, Pudding und Eis oder Milch- und Fruchtshakes. Verwenden Sie Obst hauptsächlich roh oder ab und zu auch als Konserve (leicht oder ungezuckert) und Obstkompott, z. B. zu Pfannkuchen oder als Dessert.

Brot/Brötchen: Bevorzugen Sie für Ihr Kind feines »kauaktives« Vollkornbrot, je nach Geschmack evtl. mit Hefe statt mit Sauerteig gebacken, Roggenmischbrot, Körnerbrot (z. B. mit Sonnenblumenkernen oder Sesamsamen), Knäckebrot und Vollkorntoastbrot. Gelegentlich kann es auch Weißbrot, Fladenbrot, Pita-Taschen oder Wraps geben.

Getreideflocken: Hirse-, Hafer-, Dinkel- oder Weizenflocken, z. B. für Müslis und Milch-Getreide-Breie.

Getreidebeilagen: Reis, Maisgrieß, Hirse, Bulgur, Couscous, Amaranth, Grünkern, Nudeln, Bratlinge, Pfannkuchen oder Crepes.

Kartoffeln: Pell-, Salz-, Folien- oder Backofenkartoffeln, Backofen-Pommes-frites, Kartoffelpüree, Kartoffelpfannkuchen, Kartoffelauflauf, Kartoffelsuppe und -eintopf, Kartoffelsalat.

Milch/Milchprodukte: frische pasteurisierte, länger haltbare frische ESL-oder lang haltbare H-Milch (3,5 % Fett), selbst zubereitetes Kakaogetränk (aus echtem Backkakao oder schwach dosiertem Instantkakao), selbst zubereitetes Fruchtmilchgetränk (aus frischem oder tiefgefrorenem Obst oder Fruchtsaft), Buttermilch oder selbst zubereitete Fruchtbuttermilch, Naturjoghurt (3,5 % Fett) oder Naturquark (20 % Fett) plus frisches Obst(-püree), Fruchtsaft oder 1 TL Marmelade, Honig oder Zimtzucker, Kräuterquark, selbst zubereiteter Pudding, selbst zubereiteter Milchreis, Hirse- oder Grießbrei, Frischkäse (keine Frischkäse- oder Schmelzkäsezubereitungen), Schnitt- oder Weichkäse (bis 45 % Fett i. Tr. oder 20 % Fett absolut), Schafs- oder Ziegenkäse.

Fleisch: gekochtes, geschmortes, gegrilltes oder gebackenes Fleisch von Geflügel, Lamm, Kalb, Schwein, Rind, Kaninchen, Schaf oder Ziege. Fragen Sie beim Metzger oder an der Fleischtheke nach regionalem Fleisch und fettarmen Fleischstücken.

Wurst: Bevorzugen Sie fettarme Sorten wie gekochten Schinken, Lachsschinken, Bierschinken, Geflügelmortadella oder -leberwurst.

Fisch: frisches oder tiefgefrorenes, grätenfreies Filet vom Kabeljau, Seelachs, Rotbarsch, Lachs oder von der Scholle. Für Kinderaugen kann Fisch auch in Stäbchen oder Dinos stecken und grätenfreies (!) Makrelen- und Heringsfilet in Tomatensauce aus der Dose kommen (z. B. als Brotbelag).

Eier: gekochtes Ei oder Rührei (z. B. als Brotbelag oder zu Kartoffeln und Spinat), Omelett (z. B. mit Tomaten oder Kräutern), mit Ei überbackene Nudeln oder Kartoffeln, Eierpfannkuchen mit Beerenfrüchten oder Kirschen.

Fett und Öle: Butter, Margarine, pflanzliches Schmalz und pflanzliche Öle wie Rapsöl, Walnussöl, Sonnenblumenöl, Keimöl, Sesamöl, Olivenöl. Auch Ölsaaten wie Kürbiskerne, Sonnenblumenkerne, Sesamsamen sowie Nüsse und Mandeln gehören wegen ihres guten Fettes (Omega-3-Fettsäuren) dazu.

Süße und fette Snacks und süße Getränke: Süßigkeiten, Schokolade, Schokoriegel und -happen, süße Müslis, süße fertige (Kinder-) Milchshakes, Joghurts, Quarkzubereitungen und Puddings, süßes Gebäck, Kuchen, Torten, Fruchtsaftgetränke, Eistees, Limonaden, Energy-Drinks, Knabbereien wie Chips und fettreiches Fast Food wie Pommes frites, Hamburger, Leberkäse und Bratwurst.

Energieschübe durch regelmäßige Mahlzeiten

Kinder haben kleinere Energiespeicher als Erwachsene und müssen mehrmals und regelmäßig am Tag Energie aus Nahrung und Getränken »tanken«. Nur so können sie fit und ausgeglichen sein. Es ist nachgewiesen, dass regelmäßige, ausreichende Mahlzeiten und Flüssigkeitszufuhr die geistige Leistungsfähigkeit, Konzentrations- und Gedächtnisfähigkeit verbessern.

Am Morgen sind die Energiereserven vom Abendessen für die nächtliche Erhaltung körperlicher Funktionen (z. B. zum Halten der Körpertemperatur, für Atmung und Organfunktion, zur Aufrechterhaltung des Kreislaufs, der Verdauung und des Stoffwechsels) so ziemlich verbraucht. Ohne Frühstück zu Hause oder in der Kindertagesbetreuung kommt Ihr Kind nicht richtig in Gang. In Extremfällen kann es zu »Unterzuckerung« in Verbindung mit Übelkeit, Kreislauf- und Konzentrationsstörungen kommen. Bieten Sie Ihrem Kind daher morgens ein »kräftiges« Müsli aus Vollkorn-

Von morgens bis abends gut versorgt

Wann?	Was?
morgens	Milch mit Müsli oder Brot, dazu Rohkost und ein Getränk
vormittags	Knäckebrot mit Rohkost, dazu ein Getränk
mittags	Getreide oder Kartoffeln, Gemüse oder Salat, Fleisch, Fisch oder Ei, dazu ein Getränk
nachmittags	Brot mit Rohkost, dazu ein Getränk
abends	Milch mit Brot, dazu Rohkost und ein Getränk

in Anlehnung an »Die aid-Ernährungspyramide«

flocken, Nüssen, frischem oder getrocknetem Obst und dazu Milch oder Joghurt an. Gut geeignet ist auch ein belegtes Vollkornbrot oder Vollkorntoast oder ein Knäckebrot. Für den »kleinen« Hunger eignen sich warme Milch-Getreide-Breie aus Flocken, Reis oder Gries oder ein Marmeladen- oder Honigtoast mit Tee.

Je nach Appetit am Morgen, Energiegehalt des Frühstücks und körperlicher Aktivität am Vormittag braucht Ihr Kind zwischendurch einen kleinen Snack, um bis zum Mittagessen durchzuhalten. Das gilt auch für den Nachmittag, den Ihr Kind wahrscheinlich mit Bewegung und Spielen verbringt. Beliebt für zwischendurch sind Fingerfood, z. B. Gemüse- und Obstrohkost in mundgerechten Stücken (Karottensticks, Gurkenchips und Apfelschiffchen), Joghurt- oder Quarkspeisen, Nüsse und Studentenfutter.

Mittags ist Halbzeit. Ein leckeres, ausgewogenes Essen in Gemeinschaft (Familie oder Kindertagesbetreuung), in ruhiger Tischatmosphäre und an einem schön gedeckten Tisch tragen dazu bei, dass Ihr Kind »runterkommt«, entspannt und neue Energie für den »Endspurt« tankt. Das Nährstoffprofil eines Mittagessens ist nicht durch das einer kalten Mahlzeit zu ersetzen. Abends ergänzen Sie die Mahlzeiten des Tages dann mit einem leckeren, leichten Abendbrot.

Je nach Ihren familiären Gewohnheiten können Sie die Mahlzeiten mittags und abends auch tauschen. Ein warmes Abendessen sollte für eine gute Nachtruhe leicht verdaulich sein. Achten Sie darauf, dass Ihr Kind langsam isst und gut kaut. Denn: Gut gekaut ist halb verdaut und mit »leichtem« Magen schläft Ihr Kind besser.

Energiebausteine für Kindermahlzeiten

Hier stelle ich Ihnen verschiedene Energiebausteine vor, aus denen Sie gesunde Mahlzeiten kombinieren können.

4 Bausteine für ein ausgewogenes 1. oder 2. Kinderfrühstück:

- 1 Getränk, z. B. Wasser, ungesüßter Kräuter- oder Früchtetee
- 1 Portion (Vollkorn-)Getreide, z. B. Brot, Müsli oder Getreideflocken
- 1 Portion Milch oder Milcherzeugnis (z. B. Joghurt, Quark, Frischkäse, Käse) oder Fleischerzeugnis (z. B. feine Leberwurst, Kochschinken, Gelbwurst) oder vegetarischen/veganen Brotaufstrich
- 1 Portion frisches Obst oder Gemüserohkost, z. B. Birne, Kiwi, Banane oder Tomate, Gurke, geraspelte Karotte

4 Bausteine für eine warme Kinder-Hauptmahlzeit (z. B. Mittagessen):

- 1 Getränk, z. B. Wasser, stark verdünnter, milder Orangensaft
- 1 Portion (gegartes) Gemüse
- 1 Portion Kartoffeln oder Reis, Nudeln, Bulgur, Couscous
- 1 Portion Fleisch, Fisch, Ei, Quark, Hülsenfrüchte oder ein vegetarischer oder veganer Eiweißersatz (z. B. aus Soja, Tofu, Tempeh, Weizen, Lupinen, Erbsen oder Bohnen)

4 Bausteine für eine kalte Kinderhauptmahlzeit (z. B. Abendessen):

- 1 Getränk, z. B. Wasser, Kräuter- oder Früchtetee
- 1 Portion (Vollkorn-)Getreide, z. B. Brot, Müsli oder Getreideflocken
- 1 Portion Milch oder Milcherzeugnis (z. B. Joghurt, Quark, Frischkäse, Käse) oder Fleischerzeugnis (z. B. feine Leberwurst, Kochschinken, Gelbwurst) oder vegetarischer/ veganer Brotaufstrich
- 1 Portion frisches Obst oder Gemüserohkost, z. B. Birne, Kiwi, Banane oder Tomate, Gurke, geraspelte Karotte

Groß und stark mit kleinen Portionen

Kinder brauchen Nahrung, die sie mit ausreichend Energie und Nährstoffen für das Wachstum versorgt. Fachgesellschaften haben den Bedarf für das »Durchschnittskind« in Gramm, Milli- und Mikrogramm errechnet und praxistauglich auf Lebensmittelmengen übertragen. Die Mengenempfehlungen sind deshalb nur eine grobe Orientierung für Ihre Mahlzeitenplanung, an die Sie sich nicht täglich exakt halten müssen. Auf den Wochendurchschnitt und die Gewohnheiten kommt es an.

Mengenmäßig überwiegen pflanzliche Lebensmittel, insbesondere Gemüse und Obst, aber auch Vollkornerzeugnisse. Hier darf Ihr Kind kräftig zugreifen. Für gelbe und rote Lebensmittel gilt das nicht. Sie können unerwünscht viel Fett und/oder Zucker enthalten und je nach Verzehrmengen die Entstehung von Übergewicht begünstigen. Übergewichtige Kinder leiden körperlich und auch psychosozial und verlieren deutlich an Lebensqualität. Beugen Sie dem vor und legen Sie von Anfang die Gewichtung des Nahrungsangebots auf »grün«.

Portionieren leicht gemacht

Die Ernährungspyramide (S. 79) erleichtert es Ihnen, die Lebensmittel zu den Mahlzeiten mengenmäßig zu portionieren. Jeder Baustein

Empfohlene Lebensmittelmengen des Forschungsinstituts für Kinderernährung

Alter des Kindes	1 Jahr	2 – 3 Jahre	4 – 6 Jahre
Kalorienmenge pro Tag	950	1100	1450
reichlich			
Getränke (ml/Tag)	600	700	800
Gemüse (g/Tag)	120	150	200
Obst (g/Tag)	120	150	200
Kartoffeln oder Nudeln, Reis und anderes Getreide (g/Tag)	120	140	180
Brot, Getreideflocken (g/Tag)	80	120	170
mäßig			
Milch, Milchprodukte (ml/Tag) oder statt 100 ml Milch auch 15 g Schnittkäse oder 30 g Weichkäse	300	330	350
Fleisch, Wurst (g/Tag)	30	35	40
Eier (Stück/Woche)	1 – 2	1 – 2	2
Fisch (g/Woche)	25	35	50
sparsam			
Öl, Margarine, Butter (g/Tag)	15	20	25
Naschen max. Kalorien/Tag	100	100	150

So groß ist eine Portion

Das Maß ist die Hand Ihres Kindes, die je nach Alter, Größe und Geschlecht unterschiedlich groß ist und mitwächst. Jeder Baustein der Pyramide entspricht mengenmäßig einer vollen Hand. Bei kleinstückigen oder zerkleinerten Lebensmitteln (z. B. Beeren, Erbsen, Reis oder Salat) misst eine Portion zwei volle Hände (zur Schale gehalten). Ein roter Baustein Fette und Öle entspricht einem Esslöffel.

Kinderleicht: Die 6 – 5 – 4 – 3 + 1 – 2 – 1-Regel

Symbol	Bedeutung
	6 Portionen Getränke
	5 Portionen Gemüse, Salat und Obst (3-mal täglich Gemüse und Salat und 2-mal Obst)
	4 Portionen Brot, Getreide und Beilagen
	3 Portionen Milch und Milchprodukte + 1 Portion Fleisch, Wurst, Fisch oder Ei
	2 Portionen Fette und Öle
	1 Portion Extras (Süßes, fette Snacks)

symbolisiert innerhalb einer Lebensmittelgruppe eine Portion, die mit Händen gemessen werden kann. Die Handmengen wurden von den empfohlenen Lebensmittelmengen in Gramm abgeleitet. Von der unteren Basis mit sechs Getränkeportionen bis zur Spitze mit einer Genussportion setzt sich die Pyramide aus insgesamt 22 Bausteinen zusammen, aus denen Sie für Ihr Kind und die Familie einen Tagesplan gestalten können.

Ganz natürlich: Regulation von Hunger und Sättigung

Der Appetit Ihres Kindes kann von Mahlzeit zu Mahlzeit, von Tag zu Tag oder von Woche zu Woche schwanken. Wachstumsphasen, Bewegungsverhalten, psychischer Stress (z. B. Druck, Zwang, Angst, Traurigkeit oder Langeweile) und körperlicher Stress (z. B. Infektionen und Krankheiten) beeinflussen den Hunger. Mal isst Ihr Kind wie ein »Spatz« und mal wie ein »Scheunendrescher«. Vorübergehende Schwankungen sind normal, wie auch bei Erwachsenen. Kinder haben eine naturgegebenes, gut funktionierendes Hunger- und Sättigungsgefühl. Sie essen, wenn sie Hunger spüren, und nur so viel, bis sie satt sind – ganz im Gegensatz zu vielen Erwachsenen. Auf »magere« Tage folgen meist »fette«, dann gleicht Ihr Kind die Energieverluste wieder aus.

Vertrauen Sie auf diese Selbstregulierungsfähigkeiten Ihres Kindes. Nötigen Sie es nie zum (Weiter-) Essen, wenn es nicht (mehr) mag. Lassen Sie es immer selbst entscheiden, ob und wie viel es isst. Wenn Sie Ihrem Kind täglich regelmäßige Mahlzeiten anbieten, wird es nicht verhungern. Erst, wenn sich sein Essverhalten auffällig und über einen längeren Zeitraum von einigen Wochen verändert, sollten Sie mit dem Kinderarzt und/oder einer qualifizierten Ernährungsfachkraft sprechen.

Beispiele für 1 Kinderportion

Was?	Wie viel?
1 Portion Wasser	1 kleines oder ein ½ großes Glas (100 ml)
1 Portion Obst	½ Stück Apfel oder 2 volle Kinderhände Erdbeeren (60 g)
1 Portion Gemüse	1 kleine Karotte oder 2 volle Kinderhände geputzter Brokkoli (40 g)
1 Portion Brot	1 ausgestreckte Hand groß (40 g)
1 Portion Müsli	2 volle Kinderhände zur Schale gehalten (40 g)
1 Portion Beilagen	2 volle Kinderhände Kartoffeln, Nudeln, Reis, Bulgur oder Hirse (120 g)
1 Portion Milch	1 kleines Glas (100 ml)
1 Portion Käse	½ Scheibe Schnittkäse (15 g), etwa so groß wie ein Kinderhandteller
1 Portion Joghurt	etwa ¾ eines kleinen Bechers oder 10 Esslöffel (100 g)
1 Portion Fleisch	1 Kinderhandteller (30 g)
1 Portion Fisch	½ großes Lachsfiletstück (25 g)
1 Portion Wurst	1 kleine Scheibe oder ein Kinderhandteller (30 g)
1 Portion Fett/Öl	1 Esslöffel (15 g)
1 Portion Süßes	1 volle Kinderhand Gummibärchen oder 1 Schokoriegel

Sie fördern die Selbstregulierungsfähigkeiten für die Nahrungsaufnahme Ihres Kindes, wenn Sie seine Hunger- und Sättigungssignale beachten und respektieren. Durch Körperhaltung, Gesichtsausdruck, Blickverhalten, Laute oder Worte teilt es Ihnen mit, ob es Hunger hat, (weiter-)essen will oder satt ist oder ob es selbst essen möchte.

Keine Kinderlebensmittel und »Extrawürste«

Ihr Kind braucht keine speziellen Kinderlebensmittel, -breie, -fertiggerichte, -süßigkeiten, -riegel, -kekse oder -getränke. Das spart Geld, Müll und vor allem überflüssige Kalorien aus Fett und Zucker, überflüssig zugesetzte Vitamine, Mineralstoffe und Zusatzstoffe wie Geschmacks-, Aroma- und Farbstoffe. Konsumiert Ihr Kind häufig nährstoffangereicherte Kinderlebensmittel, kann die Vitaminzufuhr sogar über den Empfehlungen liegen. Mehr hilft aber nicht mehr, im Gegenteil: Auf Dauer kann das möglicherweise auch schaden.

Für die Schulung der sensorischen Wahrnehmung, für die Geschmacksbildung und Gewöhnung an eine abwechslungsreiche, gesunde Ernährung sollten Sie Ihrem Kind bevorzugt frische und naturbelassene Lebensmittel und frisch zubereitete Speisen anbieten. Nur so wird es lernen, Neues zu probieren – wenigstens ein Stück oder einen Löffel voll.

Wenn Ihr Kind nicht essen mag, bereiten Sie ihm keine »Extrawurst« zu. Entweder es wartet bis zur nächsten Mahlzeit oder Sie bieten ihm Rohkost, Brot oder Naturjoghurt an. »Extrawürste« fördern die Entwicklung einseitiger (Geschmacks-)Vorlieben und auffälliger Essverhaltensweisen. Stimmen Sie sich mit Betreuungspersonen, z. B. in der Kindertagesbetreuung, ab und setzen Sie klare Regeln. Diese helfen Ihrem Kind auf dem Weg zu einem gesunden Essverhalten.

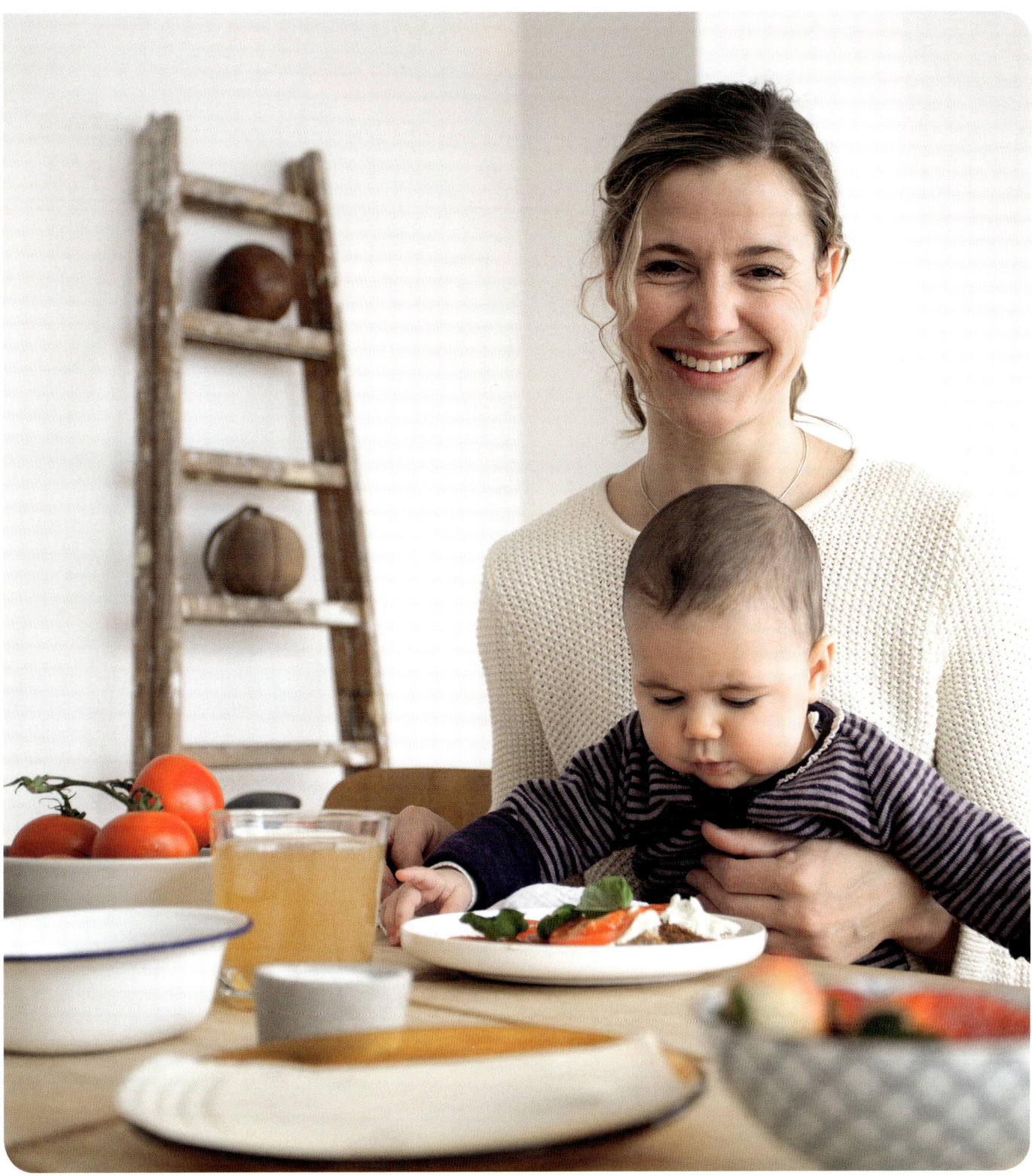

Geschmacksbildung und Esserziehung

Mit spätestens einem Jahr ist Schluss mit Breikost und ab dann kann Ihr Kind auch mit am Familientisch essen. Das Essen in Gemeinschaft, die Vorbildfunktion der Familie, verschiedene Rituale und Regeln prägen bedeutsam das Essverhalten Ihres Kindes.

Bis Ihr Baby selbstständig und ohne Schmieren und Kleckern isst, braucht es Zeit und viele Gelegenheiten zum Üben. Essen will gelernt sein. Geschickt mit Besteck zu hantieren, den Löffel gezielt zum Mund zu führen, waagerecht zu halten, den Mund anzupeilen und im richtigen Augenblick auf- und wieder zuzumachen, erfordern Höchstleistungen. Ohne gekonnte Abstimmung von Hand und Augen geht das nicht. Schreiten Sie nicht gleich ein, wenn Ihr Baby mit dem Essen spielt. Experimente, Entdeckungen, Erlebnisse und Erfahrungen gehören zur Entwicklung dazu und fördern seine motorische und geistige Reifung. Lassen Sie Ihr Baby mit all seinen Sinnen erfahren, wie sich Speisen und Fingerfood in den Fingern und im Mund anfühlen, anhören, riechen und schmecken, was passiert, wenn Spaghetti zerrissen, Erbsen zerquetscht oder Brot zerbröselt werden. Nehmen Sie mit Faszination und Geduld an den abenteuerlichen Erlebnissen Ihres Kindes teil und freuen Sie sich mit ihm an seinen Lernfortschritten.

Der Neurobiologe Prof. Dr. Gerald Hüther sagt über das Lernen: »Nie wieder im späteren Leben ist ein Mensch so offen für neue Erfahrungen, so neugierig, so begeisterungsfähig und so lerneifrig und kreativ wie während der Phase der frühen Kindheit. Kinder lernen am besten, wenn sie den Lernstoff selbst bestimmen können. Sie sind geborene Entdecker und genießen es, ihre Neugierde auszuleben. Wer keine Fehler macht, kann auch nicht hinzulernen. Deshalb erschließen auch schon Kinder die Welt durch Versuch und Irrtum – und je häufiger sie die Erfahrung machen, dass sie allein in der Lage sind, ein Problem zu lösen, desto stärker wächst ihr Selbstvertrauen, ihr Mut und ihre Sicherheit. Wenn sich dann noch jemand mit ihnen gemeinsam über jede gelungene Lösung freut, wächst auch ihr Vertrauen, dass sie selbst in der Lage sind, einen anderen Menschen glücklich zu machen«.

Und weiter: »Jedes Kind braucht ein möglichst breites Spektrum unterschiedlicher Herausforderungen, um die in seinem Gehirn angelegten Verschaltungen auszubauen, weiterzuentwickeln und zu festigen. Und jedes Kind braucht das Gefühl von Sicherheit und Geborgenheit, um

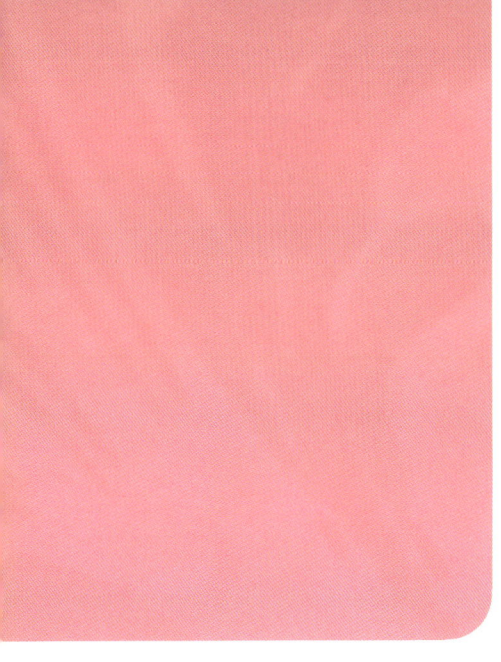

neue Situationen und Erlebnisse nicht als Bedrohung, sondern als Herausforderung bewerten zu können. Ob und wie es ihm gelingt, diese Anlagen zu entfalten, hängt ganz wesentlich von den Entwicklungsbedingungen ab, die es vorfindet, und von den Erfahrungen, die es während der Phase seiner Hirnreifung machen kann.«

Kinder brauchen Regeln, Rituale und Vorbilder

Das kindliche Gedächtnis speichert familiäre Gewohnheiten, Traditionen, Regeln und Rituale. Es sind wiederholte Muster, die sich einprägen und Kindern Halt, Orientierung und das Gefühl von Verlässlichkeit, Sicherheit und Zuversicht geben.

Das können Rituale nach dem Aufstehen und vor dem Schlafengehen sein. Vielleicht lesen Sie Ihrem Kind nach dem An- oder Ausziehen, Waschen und Zähneputzen eine Geschichte vor oder Sie singen ein Lied. Wichtig sind aber auch über den Tag verteilt wiederkehrende Rituale: Beginnen Sie den Tag mit einem Frühstück und führen Sie feste Zeiten für Mahlzeiten, Ruhepausen und Spaziergänge ein. Aber auch Tisch- und Genussregeln sorgen für Verlässlichkeit, z. B. vor dem Essen Hände waschen, am Tisch nicht laut sein oder streiten, sitzen bleiben und sich zum Essen Zeit nehmen. Schön sind auch Rituale vor und nach dem Essen, z. B. Tischsprüche, -lieder oder -gebete. Ein Wochenspeiseplan sorgt für eine Wochenstruktur, z. B. freitags gibt es Fisch, samstags Eintopf und sonntags einen Kuchen. Auch Naschregeln geben Ihrem Kind Sicherheit und können lästigen Diskussionen vorbeugen.

Der Neurobiologe Prof. Henning Scheich sagt dazu: »Rituale sind extrem gedächtnisfähig. Sie sind sinnstiftend und emotional und somit Ereignisse, die den Weg vom Kurzzeit- ins Langzeitgedächtnis gut schaffen.«

Kinder lernen die wichtigsten Dinge im Leben nicht durch Erklärungen und Belehrungen, sondern aus den Erfahrungen, die sie im Zusammenleben mit anderen machen. Vom Lebensanfang bis etwa zum Ende des Grundschulalters sind es vor allem die Familie (z. B. Eltern, Großeltern, Geschwister) oder vertraute Bezugspersonen aus der Kindertagesbetreuung, von denen Kinder durch Beobachtung und Nachahmung für ihr Leben lernen. So akzeptieren sie auch neue Lebensmittel eher, wenn Erwachsene und Geschwister das Gleiche essen. Deshalb ist es gut, wenn Ihr Kind schon ab der Beikostphase mit am Familientisch sitzen darf. Werfen Sie in dem Zusammenhang einen kritischen Blick auf Ihr eigenes Ess- und Trinkverhalten.

Der Neurobiologe Prof. Dr. Gerald Hüther sagt dazu: »Kinder brauchen Orientierungshilfen, also äußere Vorbilder und innere Leitbilder, die ihnen Halt bieten und an denen sie ihre Entscheidungen ausrichten. Nur unter dem einfühlsamen Schutz und der kompetenten Anleitung durch «erwachsene» Vorbilder können Kinder vielfältige Gestaltungsangebote auch kreativ nutzen und dabei ihre eigenen Fähigkeiten und Möglichkeiten erkennen und weiterentwickeln.«

Der Familienesstisch

Der Tag bekommt durch die Mahlzeiten Struktur und das Essen einen Rhythmus. Mit einem Frühstück

Blicken Sie auf Fortschritte und Erfolge

Niemand ist perfekt – weder Eltern noch Kinder. Jeder darf Fehler machen und Schwächen haben. Ihre Schuldgefühle, Selbstzweifel, Unsicherheit und Nervosität übertragen sich auf Ihr Kind. Das stört natürliche Regulationen und sein Gefühl von Selbstvertrauen und Selbstwirksamkeit. Vertrauen Sie auf Ihre Fähigkeiten und die Ihres Kindes. Beachten und loben Sie seine Fortschritte und seinen guten Willen und richten Sie Ihren Blick nicht ausschließlich auf Fehler, die es macht. Freuen Sie sich mit ihm und loben Sie es für kleine Erfolge: »Prima, das hat schon gut geklappt!« Schauen Sie optimistisch nach vorn: »Aller Anfang ist schwer und Übung macht den Meister!« Haben Sie Geduld.

beginnt der Tag, »Halbzeit« ist zum Mittagessen und mit dem Abendessen, wenn es dunkel wird bzw. ist, endet der Tag. Dazwischen liegt ein Vormittag und Nachmittag mit Snacks für den kleinen Hunger. So lernt Ihr Kind, »Alles ist gut, die Nahrungsversorgung ist gesichert« und passt sich an den Rhythmus von Essens- und essensfreien Zeiten an. Etwa alle drei Stunden (je nach körperlicher Aktivität) ist Zeit für eine Mahlzeit. So werden die kleinen Energiespeicher Ihres Kindes rechtzeitig wieder aufgefüllt.

Mahlzeiten im Kreise der Familie sind wichtige Lernorte für Kinder. Denn hier werden Essen zelebriert und Ess- und Tischkultur gepflegt. Um Ihrem Kind positive Erfahrungen, Sicherheit und Geborgenheit zu geben, nehmen Sie möglichst min-

destens einmal am Tag mit der ganzen Familie die Mahlzeit gemeinsam ein. Dazu wird der Tisch schön gedeckt und alles, was nicht zum Essen gebraucht wird, z. B. Spielzeug oder das Handy, wird weggeräumt. Lassen Sie Ihr Kind so früh wie möglich mit am gemeinsamen Familientisch essen – auf dem Schoß oder im Hochstuhl. Wenn es älter wird, sollte es – wie jedes Familienmitglied – seinen eigenen festen Sitzplatz mit Tischset, Lernbesteck, Trinkbecher und Kinderteller erhalten. Es darf auch mit den Fingern essen. In der Phase des Essenlernens sind Kleckern und Schlabbern erlaubt. Dazu hat Ihr Kind ein Set und Lätzchen.

Wenn Sie gemeinsam essen, erzählen und lachen entspannt Ihr Kind. Es erlebt Ess- und Tischkultur, Genuss und »Wir«-Gefühl in der

Gemeinschaft und lernt Kommunikation und soziales Verhalten, z. B. Hilfsbereitschaft, Rücksicht, Zuverlässigkeit. Durch Beobachten und Nachahmen entwickelt Ihr Kind Geschmack und Essverhalten und lernt den Umgang mit Besteck.

Eine entspannte und angenehme Atmosphäre am gemeinsamen Esstisch kann die Prägung von Ernährungsgewohnheiten positiv verstärken.

Wenn Sie nicht gemeinsam essen können, lassen Sie Ihr Kind nicht allein am Tisch sitzen, sondern setzen Sie sich dazu, suchen Sie Blickkontakt und sprechen Sie mit ihm. Vermeiden Sie Unruhe und Ablenkungen beim Essen, z. B. durch einen laufenden Fernseher.

Geben Sie Ihrem Kind immer nur eine kleine Menge auf dem Teller. Bei Bedarf kann es einen Nachschlag haben. Aber auch Reste sind erlaubt. Respektieren Sie, wenn es satt ist. Loben Sie es nicht für einen leeren Teller, sondern für Erfolge beim Essenlernen. Animieren Sie Ihr Kind nicht zum Essen – weder mit guten Worten, Tricks oder Versprechen, sondern achten Sie auf seine aktive Bereitschaft zum Essen (z. B. wenn es den Kopf zum Löffel bewegt) und seine Hungersignale. Ermutigen Sie es liebevoll, immer wieder Neues zu probieren. Bieten Sie neue Lebensmittel oder Speisen wiederholt und ohne Zwang an und respektieren Sie Ablehnungen. Extraspeisen sollte es nicht bekommen.

Dr. Simone Reitmeier vom Kompetenzzentrum für Ernährung in Kulmbach sagt dazu: »Säuglinge und Kleinkinder, die die Nahrungsaufnahme lust- und genussvoll erleben … und von ihrer Bezugsperson regelmäßig, zuverlässig, fürsorglich und mit ausreichend Zeit gefüttert werden, werden als Erwachsene die Nahrungsaufnahme eher positiv und genussbringend erleben.«

Spielregeln bei Tisch

Mahlzeiten tun Kindern gut, wenn der Ablauf stressfrei ist. Halten Sie sich dabei alle an Regeln, die Ihr Kind von Ihnen lernt, z. B.:

- Beim Tischdecken, Abräumen und Abwaschen helfen alle mit. Wer kann, auch bei der Zubereitung.
- Wir beginnen die Mahlzeit gemeinsam, z. B. mit einem Gebet, Tischspruch, Lied oder Wunsch als Ritual.
- Wir nehmen erst eine kleine Portion und dann einen Nachschlag, wenn wir noch hungrig sind.
- Wir essen immer sitzend am Tisch. Niemand springt herum. Sonst können wir das Essen nicht in Ruhe genießen.
- Wir essen mit Besteck und versuchen, nicht zu kleckern und zu schmieren.

- Wir konzentrieren uns auf das Essen und nicht auf Spielzeug oder das Fernsehprogramm. Dann schmeckt es besser.
- Wir schlingen das Essen nicht runter, sondern essen langsam und kauen gut. Das bekommt dem Magen, und wir fühlen, wenn wir satt sind. Wer satt ist, muss den Teller nicht leer essen.
- Wir schmatzen, schlürfen und rülpsen nicht beim Essen. Das verdirbt anderen am Tisch den Appetit.
- Wir probieren alles und entscheiden selbst, ob und wie viel wir wovon essen.
- Wer das Essen nicht probiert hat oder nicht mag, sagt weder »Igitt« noch »Bäh«, sondern nimmt sich Brot und Rohkost oder wartet bis zur nächsten Mahlzeit. »Extrawürste« gibt es nicht.
- Was uns nicht schmeckt, müssen wir nicht essen, sondern wählen dafür etwas anderes vom Tisch.
- Wir sprechen und lachen, aber streiten nicht. Streiten ist nicht schön, macht traurig und verdirbt uns und den anderen den Appetit und die gute Laune. Das Streitthema wird auf später »vertagt«.
- Wer früh mit dem Essen fertig ist, bleibt so lange sitzen, bis alle ihre Mahlzeit beendet haben.

Essen ist kein Erziehungsmittel

Der Esstisch ist kein Kampfplatz, an dem Sie mit Ihrem Kind über das Essen streiten. Was wann und wie auf den Tisch kommt, bestimmen Sie und Ihr Kind entscheidet, ob und wie viel es davon essen möchte. Wenn es nicht essen mag, muss es nicht essen und wartet bis zur nächsten Mahlzeit. Zwingen Sie Ihr Kind nicht zum Essen und überreden Sie es auch nicht mit guten Worten und Versprechungen. Loben Sie es nicht, wenn der Teller leer ist, und kritisieren Sie es nicht für Reste auf dem Teller. Das könnte den bleibenden Eindruck hinterlassen: »Der Teller muss leer sein, dann bin ich gut.« Trösten, beruhigen oder belohnen Sie Ihr Kind nicht mit Fastfood, Süßigkeiten oder Lieblingsspeisen. Essen ersetzt weder Erziehung noch Zuwendung. Erwachsene, die sich mit (viel) essen oder trinken belohnen, trösten, beruhigen und entspannen oder sogar mit Essensentzug bestrafen, haben diesen Umgang mit Gefühlen häufig schon in ihrer Kindheit gelernt.

Kinder brauchen Esserlebnisse

Wissbegierig und experimentierfreudig erkunden Kinder Ihre Welt mit Augen, Ohren, Fingern, Nase und Mund. Wie schmecken runde, grüne Erbsen und was passiert, wenn man

Essen macht selbstbewusst

Esserlebnisse fördern das Denkvermögen, die Wahrnehmungs-, Konzentrations- und Koordinationsfähigkeit, die Feinmotorik, die Geschicklichkeit und die Geduld Ihres Kindes. Es wird selbstständiger und mutiger und gewinnt an Selbstvertrauen und Selbstsicherheit. Ihr Kind entwickelt sich gesund, wenn es genügend Anreize durch ein wechselndes Angebot an Nahrung und Experimentiermöglichkeiten erhält.

sie zerdrückt? Wie schmecken lange rote tomatige Spaghetti und kann man sie zerreißen? Wie riechen leuchtend rote Erdbeeren und gelbe Bananen? Haben Bananen auch Saft, wenn man sie zerdrückt? Kann ich Suppe mit den Fingern essen?

Bunt, lecker, aromatisch und lustbetont sollte das Nahrungsangebot für Ihr Kind sein, denn Mund, Nase, Augen und Ohren essen mit. Lebensmittel und Speisen, deren Form und Farbe Ihrem Kind gefallen und gut riechen, regen zum Probieren an, z. B. grüne Kullererbsen und Bohnenstangen, orange Karotten- und grüne Gurkenchips, weiße Blumenkohl- oder grüne Brokkoliröschen, gelbe Bananenchips, rote Spiralnudeln in Tomatensauce oder mit Backförmchen ausgestochene Vollkornbrot- und Käseherzen oder Brotgesichter. Ein wahrer Augen- und Gaumenschmaus. Besonders gut schmeckt es den Kleinen, wenn auch

die Ohren was zu hören haben und es beim Essen kracht und spritzt, z. B. bei knusprigen Brötchen oder Knäckebrot, knackigen, saftigen Gurken und Äpfeln.

Innere Geschmacksbilder

Sinneserfahrungen, die Ihr Kind macht, werden für ein Leben lang in seinem Gedächtnis als Erinnerung gespeichert, z. B. Bananen sind krumm und gelb und schmecken süß, reife Erdbeeren sind rot, saftig und süß, Chicorée ist bitter und Rosenkohl grün, Käse schmeckt anders als Wurst. Besonders einprägend sind Sinneseindrücke, die mit positiven Erlebnissen verbunden sind und so verknüpft im Gedächtnis gespeichert werden, z. B. die Erinnerung beim Geruch von Zimt an Weihnachten, bei Oregano an Pasta im Urlaub, bei Sauerbraten an gemütliche Sonntage bei der Oma oder bei bunten Eiern an schöne Osterfeste.

Der Neurobiologe Prof. Gerald Hüther sagt dazu: »Zum Zeitpunkt der Geburt ist das kindliche Gehirn noch sehr unfähig. Nur lebensnotwendige Verschaltungen und Netzwerke für die Aufrechterhaltung der inneren Ordnung des Körpers sind angelegt, z. B. für Atmung, Kreislauf, Reflexe etc. Alles, worauf es im späteren Leben ankommt, muss erst noch hinzugelernt und im Gehirn abgespeichert werden. Zunächst wird ein Überschuss an Verschaltungen zwischen den Nervenzellen in der Großhirnrinde angelegt, deren Volumen sich im 1. Lebensjahr verdreifacht. Verschaltungen, die wirklich (wiederholt) benutzt und gebraucht werden, bleiben erhalten und der Rest wird abgebaut. Bis die Grundstruktur der Schaltstellen im Kopf entstanden ist, dauert es etwa sechs Jahre. Damit sich das kindliche Gehirn gut vernetzt und später das herausfiltern kann, was es tatsächlich braucht, ist es auf ein breites Spektrum unterschiedlicher Anregungen und Wahrnehmungen angewiesen. Die Wahrnehmungen werden als Wahrnehmungsbilder in Form bestimmter Verschaltungsmuster wie ein Fotoalbum zur Erinnerung angelegt. So entstehen z. B. »innere Sehbilder«, »innere Tastbilder«, »innere Geschmacksbilder«, »innere Hörbilder«, »innere Geruchsbilder«, aber auch »innere Bewegungs- und Handlungsbilder« mit denen neue Wahrnehmungen verglichen werden. Bei völliger Übereinstimmung reagiert das Gehirn wie gewohnt – je nach positiver oder negativer Erinnerung.

So fördern Sie genussvolle Esserlebnisse für Ihr Kind:

- Kombinieren Sie Zutaten für die Sinne (bunt, knackig, aromatisch).
- Bereiten Sie Speisen appetitlich zu und richten Sie sie schön an, z. B. in Schüsseln, auf Tellern, mit ansprechender Garnitur.
- Essen Sie an einem schön gedeckten Tisch, z. B. mit Sets, Tischdecke, Schüsseln, Blumen.
- Sorgen Sie für eine gemütliche, lustvolle Atmosphäre.
- Nehmen Sie sich Zeit zum Essen.
- Führen Sie beim Essen nur angenehme Gespräche.
- Machen Sie nur positive Bemerkungen zum Essen, z. B. »Das sieht gut aus und ist ganz lecker!«
- Essen Sie selbst mit Vorliebe und Genuss frische, naturbelassene und gesunde Nahrung. Dadurch werden Sie zu einem guten Vorbild.

So unterstützen Sie die Geschmacksbildung Ihres Kindes

Geben Sie Ihrem Kind Speisen mit einfachen Rezepturen und mit möglichst wenigen, naturbelassenen Zutaten, z. B. ohne Salz, Gewürze, Soßen oder Süßungsmittel. So kann es besser den Eigengeschmack und feine Geschmacksunterschiede verschiedener Lebensmittel kennenlernen. Bieten Sie ihm dazu auch wiederholt Fingerfood in verschiedenen Farben und Formen und mit unterschiedlichen Aromen und Konsistenzen an, z. B. weich gekochte Kartoffel-, Karotten- oder Kohlrabistäbchen, Blumenkohl- oder Brokkoliröschen, Bohnen, Erbsen, aber auch rohe geriebene Karotten, geschälte Gurkenscheiben, weiches rohes, reifes, geschältes Obst wie Birnen-, Apfel-, Pfirsich- und Nektarinenspalten, saftige, reife Melonenstücke oder Erdbeeren, weiche Brotstückchen, Pfannkuchen, Bratlinge, Hirse- oder Hackfleischbällchen. Wiederholte Geschmackseindrücke tragen dazu bei, dass Ihr Kind

seinen persönlichen Geschmack mit Vorlieben und Abneigungen und ein abwechslungsreiches, gesundheitsförderndes Essverhalten entwickeln kann.

Familiäre Gewohnheiten prägen fürs Leben

Erinnerungen an angenehm erlebte Speisen und Getränke aus der Kindheit sind von lebenslanger Bedeutung für das, was uns schmeckt. Kinder können fast jeden Geschmack lieben lernen. Ihre Geschmacksvorlieben werden von den Vorlieben der Eltern geprägt, wenn sie mit positiven Erinnerungen verbunden sind. Nutzen Sie diese Chance.

Vegetarische, vegane und nachhaltige Familienkost

Immer mehr Menschen hinterfragen die Herkunft, Produktionsbedingungen und Nachhaltigkeit sowie den Gesundheitswert der Nahrung und entscheiden sich prinzipiell gegen den Verzehr von Fleisch und Fleischerzeugnissen und bevorzugen Bio-Produkte.

Laut einer Umfrage des Max-Planck-Instituts ernähren sich etwa 2% der Menschen in Deutschland vegetarisch, davon etwa 50% ovo-lakto-vegetarisch, 30% lakto-vegetarisch und 20% vegan. Die Tendenz steigt.

Immer mehr Menschen hinterfragen die Herkunft, Produktionsbedingungen und Nachhaltigkeit sowie den Gesundheitswert der Nahrung und entscheiden sich prinzipiell gegen den Verzehr von Fleisch und Fleischerzeugnissen oder gegen den Verzehr sämtlicher tierischer Lebensmittel und Lebensmittel mit tierischen Bestandteilen aus der Produktion.

Vegetarisch essen

Eine fleischlose, überwiegend pflanzliche, abwechslungsreiche Ernährung hat Vorteile für die ganze Familie. Vegetarische Mahlzeiten sind schmackhaft, sättigend und, aufgrund des hohen Anteils an Gemüse und Obst, aromatisch und »bunt«. Wissenschaftliche Untersuchungen belegen, dass bei Vegetariern das Risiko für Übergewicht und viele ernährungsbedingte Krankheiten wie Diabetes mellitus, Gicht, Krebserkrankungen oder Herz-Kreislauf-Krankheiten geringer und die Lebenserwartung höher ist als bei Mischköstlern. Auch Magen-Darm-Erkrankungen kommen seltener vor.

Kinder haben aber wachstumsbedingt einen besonders hohen Energie- und Nährstoffbedarf. Ein Mangel kann zu Wachstums-, Entwicklungs- und Gesundheitsstörungen führen. Fachgesellschaften schließen eine ausreichende Versorgung mit einer abwechslungsreichen, vegetarischen Ernährung für gesunde Kinder nicht aus. Studien, konkrete Verzehrempfehlungen und einen berechneten Basis-Tagesplan für diese sensible Gruppe gibt es aber meines Wissens noch nicht. Orientieren Sie sich an den Verzehrempfehlungen einer gemischten, abwechslungsreichen Kost (S. 210) für gesunde Kinder nach den Empfehlungen des Forschungsinstituts für Kinderernährung. Tauschen Sie Fleisch- und Fleischerzeugnisse gegen Milcherzeugnisse wie Käse oder Quark, Ei, Hülsenfrüchte, Soja-

Vitamin D kommen und die Zufuhr langkettiger Omega-3-Fettsäuren kann ebenfalls zu gering sein. Bedingt durch das starke Wachstum und geringe Nährstoffspeicher steigt das Risiko für die Entwicklung von Nährstoffmangelzuständen. Bei vegan ernährten Kindern sind spezielle Kenntnisse der Lebensmittelauswahl und -zubereitung bzw. die Sicherstellung der Versorgung durch angereicherte Lebensmittel oder Supplemente erforderlich. Ansonsten können die Entwicklung und Gesundheit des Kindes Schaden nehmen, z. B. durch Störungen der Blutbildung (Vitamin-B_{12}-Mangel), Wachstumsverzögerung (Energie-Protein-Malnutrition) und teilweise irreversible neurologische Störungen (Mangel an Vitamin B_{12} und Jod).«

»Bei einer rein pflanzlichen Ernährung ist eine ausreichende Versorgung mit einigen Nährstoffen nicht oder nur schwer möglich. Der kritischste Nährstoff ist Vitamin B_{12}. Zu den potenziell kritischen Nährstoffen bei veganer Ernährung gehören außerdem Protein bzw. unentbehrliche Aminosäuren und langkettige n-3 Fettsäuren sowie weitere Vitamine (Riboflavin, Vitamin D) und Mineralstoffe (Kalzium, Eisen, Jod, Zink, Selen). Für Schwangere, Stillende, Säuglinge, Kinder und Jugendliche wird eine vegane Ernährung von der DGE nicht empfohlen. Wer sich dennoch vegan ernähren

möchte, sollte dauerhaft ein Vitamin-B_{12}-Präparat einnehmen, auf eine ausreichende Zufuhr vor allem der kritischen Nährstoffe achten und gegebenenfalls angereicherte Lebensmittel und Nährstoffpräparate verwenden. Dazu sollte eine Beratung von einer qualifizierten Ernährungsfachkraft erfolgen und die Versorgung mit kritischen Nährstoffen regelmäßig ärztlich überprüft werden.« (DGE-Position, 12.04. 2016)

Wichtig bei vegetarischer und veganer Kost

Eine vegetarische oder vegane Kost muss der Entwicklung, den Essfertigkeiten, den physiologischen Bedürfnissen und Vorlieben Ihres Kindes entsprechen und nicht Ihren eigenen. Ihr Kind sollte sein eigenes Geschmacksmuster entwickeln, dazu braucht es ein abwechslungsreiches und vielfältiges Angebot an Lebensmitteln. Sie müssen wissen, was Ihrem Kind gut tut – Ihr Kind darf entscheiden, ob und wie viel es von diesem Angebot nimmt.

Kritischer Nährstoff Eiweiß
Milch und Milcherzeugnisse sind in einer vegetarischen Kost die wichtigste Quelle für die Versorgung mit Eiweiß. Das ist ein unentbehrlicher »Baustoff« für Muskeln, Organe, Hormone, Enzyme, Abwehr- und

erzeugnisse, vegetarische und vegane Fleischersatzerzeugnisse aus. Vergessen Sie nicht, Ihrem Kind zu jeder Mahlzeit Vitamin-C-reiche Obst- und Gemüserohkost (auch als Saft) zu reichen, damit die Aufnahme von Eisen verbessert wird.

Vegan essen

Die Deutsche Gesellschaft für Ernährung meint zu veganer Ernährung: »Je mehr die Lebensmittelauswahl eingeschränkt wird und je weniger abwechslungsreich die Ernährung ist, desto größer ist die Gefahr eines Nährstoffmangels. Für vegan ernährte Säuglinge und Kinder kann es zu einer unzureichenden Zufuhr mit Energie, Protein, Eisen, Kalzium, Jod, Zink, Vitamin B_2, Vitamin B_{12} und

Transportstoffe, Blut und Blutgerinnung. Bei vegetarischer und veganer Kost können Hülsenfrüchte, Sojaerzeugnisse (z. B. Tofu, Tempeh, Sojagranulat), Vollkorngetreidezeugnisse (z. B. Haferflocken, Grünkern), Pseudogetreide (z. B. Quinoa, Amaranth), Weizeneiweiß (Seitan), Lupineneiweiß, vegetarische und vegane Fleischersatzerzeugnisse (z. B. aus Lupinen-, Erbsen-, Bohneneiweiß), Kartoffeln, Nüsse und grünes Gemüse zur Eiweißversorgung beitragen. Da pflanzliches Eiweiß eine andere Zusammensetzung und schlechtere »biologische Wertigkeit« (Verwertbarkeit für den Körper) als tierisches Eiweiß hat, kommt es, insbesondere bei veganer Kost, auf die richtige

Auswahl und Zusammensetzung eiweißreicher, pflanzlicher Lebensmittel an. Durch Kombination von Lebensmitteln unterschiedlicher Eiweißqualität kann die »biologische Wertigkeit« einer Mahlzeit verbessert werden.

Gute Kombinationen sind z. B.
- Getreide + Milch oder Milcherzeugnisse (Käsebrot, Nudelauflauf)
- Kartoffeln + Milch oder Milcherzeugnisse (z. B. Pellkartoffeln mit Quark oder Kartoffelgratin)
- Kartoffeln + Ei (Kartoffelauflauf, Kartoffelsalat, Bauernfrühstück)
- Getreide + Hülsenfrüchte (Spaghetti mit Sojabolognese, Eintopf mit Brot)

Kritischer Nährstoff Kalzium

Kalzium ist »Baustoff« für Knochen und Zähne und wichtig für die Blutgerinnung und Reizübertragung von den Nerven in die Muskulatur. Bei vegetarischer Kost tragen Milch und/oder Milcherzeugnisse zur Kalziumversorgung bei, während bei veganer Kost kalziumreiches Mineralwasser (mindestens 300 mg/Liter), kalziumangereicherte Sojaerzeugnisse, kalziumangereicherte Soja-, Hafer-, Mandel-, Haselnuss- oder Reisdrinks sowie grüne Gemüsesorten wie Grünkohl, Fenchel, Brokkoli, Lauch, Hülsenfrüchte, Vollkorngetreideerzeugnisse, Nüsse und Samen gute Kalziumquellen sind. Sojadrink kann auch mit kritischen Nährstoffen wie Vitamin B_{12}, Vitamin B_2 und Vitamin D angereichert sein.

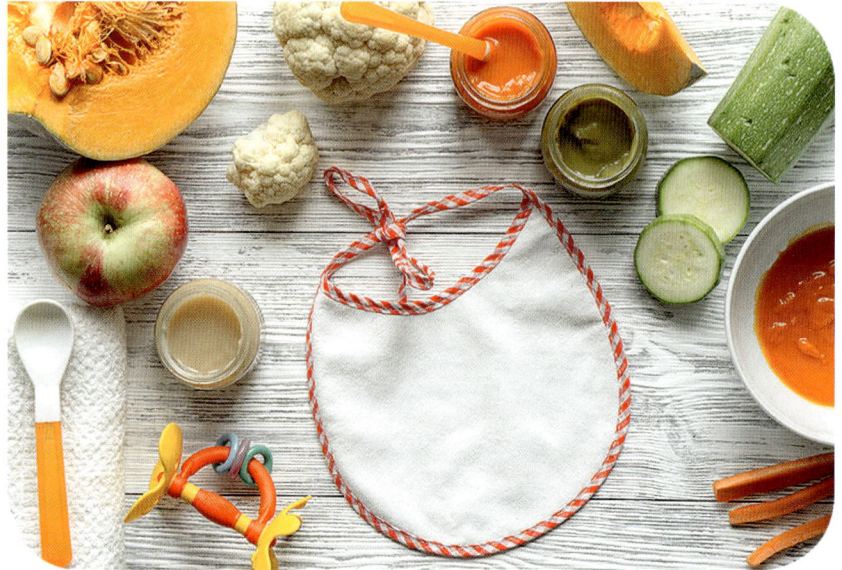

Kritischer Nährstoff Eisen

Eisen ist ein wichtiges Spurenelement für Blutbildung, Sauerstoffversorgung, Stoffwechsel, Immunsystem, Infektabwehr, Regulation der Körpertemperatur und bei Kindern und Jugendlichen für Wachstum, Gehirn- und Intelligenzentwicklung. Vollkorngetreideerzeugnisse, Hülsenfrüchte, grünes Gemüse (z. B. Spinat, Grünkohl), Karotten, Rote Bete, Nüsse, Mandeln, Trockenfrüchte, Kürbis- und Sonnenblumenkerne in Kombination mit Vitamin-C-reichen Zutaten (z. B. Rohkost oder Orangensaft) tragen bei vegetarischer und veganer Kost zur Versorgung mit Eisen bei. Vitamin C verbessert die Verwertung des Eisens im Körper. Vegetarische Mahlzeiten mit grünem Blattgemüse, Kohl, Tomaten, Hülsenfrüchten, Vollkorngetreide und Eiern sind gleichzeitig eine gute Quelle für Folsäure.

Mit angereicherten Erzeugnissen ergänzen

Mittlerweile gibt es im Handel und im Online-Versand ein breites Angebot an vegetarischen und veganen, auch angereicherten Produkten, die den Speiseplan bereichern und so zur Versorgung mit kritischen Nährstoffen beitragen können: von angereicherten Soja-, Hafer- oder Mandeldrinks über Pudding, Joghurt und Quark auf Sojabasis, Fleisch-, Käse- und Wurstersatzprodukten, Müslis, Knabberartikeln und Süßwaren bis hin zu veganen Nahrungsergänzungs- und Pflegemitteln.

Eiweißreiche Sojaerzeugnisse von alpro sind mit Vitamin B_{12}, Vitamin B_2, Vitamin D und Kalzium angereichert. Rabenhorst vertreibt vegane Säfte mit Eisen, Vitamin B_{12} und Vitamin D. In Drogerie- und Supermärkten finden Sie ergänzend preiswerte vegane Protein-Shakes und -riegel, Vitamin-B_{12}-angereicherte Zahnpasta von Santé und Lutschtabletten mit Vitamin B_{12} von taxofit®.

Nicht alles ist sinnvoll, nachhaltig und nötig, weder für den täglichen Bedarf noch in vorsorglichen Mengen für Kinder. Beraten Sie sich mit einer qualifizierten Ernährungsfachkraft.

Nachhaltig essen kann jeder

Nachhaltige Ernährung ist »Essen mit Genuss und Verantwortung – für alle Menschen auf der Erde und für die kommenden Generationen« (K. v. Koerber). Sie ist ausgewogen und gesund, schont die Umwelt, das Klima, die Böden und das Wasser, erhält die Artenvielfalt und Kulturlandschaft. Die Lebensmittelpreise bei einer nachhaltigen Ernährung sind kostendeckend für den Erzeuger und sichern weltweit die Existenz von Arbeitskräften in der Lebensmittelproduktion, insbesondere in der Landwirtschaft. Nachhaltige Ernährung kann auch die Versorgung Hungernder mit Nahrung sichern und deren Lebensbedingungen verbessern.

Ethische, moralische, soziale, ökologische und ökonomische Aspekte sprechen dafür, die nachhaltige Produktion von Nahrung mit nachhaltigem, verantwortungsbewusstem Konsum zu unterstützen. Nachhaltig essen kann jeder, der eine mehr und der andere weniger, je nach indivi-

duellen Bedingungen und persönlichen Möglichkeiten.

Grundsätze für eine nachhaltige Ernährung:
- Bevorzugung pflanzlicher Lebensmittel (überwiegend lakto-vegetabile Kost),
- ökologisch erzeugter Lebensmittel und
- regionaler und saisonaler Erzeugnisse.
- Bevorzugung gering verarbeiteter Lebensmittel und
- fair gehandelter Lebensmittel.
- ressourcenschonendes Haushalten.
- genussvolle und bekömmliche Speisen.

(nach Koerber, 2012)

Beachten Sie bei der Speisenplanung und beim Einkauf Kriterien der Nachhaltigkeit so weit, in welchem Ausmaß und in welcher Häufigkeit es Ihnen möglich ist. Nachhaltig essen kann wirklich jeder.

Bio ist nachhaltig

Die Qualität der Lebensmittel wird durch Produktionsbedingungen mehr oder weniger beeinflusst, z. B. durch Klima, Bodenbeschaffenheit, Düngung, Pflanzenschutz, Zeitpunkt der Ernte, Lagerung, Tierhaltung, Futtermittel, Einsatz von Masthilfsmitteln und Arzneimitteln. Bio-Lebensmittel sind aufgrund der

Produktionsbedingungen zwar nicht grundsätzlich gesünder als Nicht-Bio-Lebensmittel, haben aber Vorteile: Bio-Lebensmittel schmecken meistens besser und haben ein besseres Nährstoff- und Schadstoffprofil, sind frei von gentechnisch veränderten und unerwünschten künstlichen Zusatzstoffen. Im Bio-Landbau und in der Bio-Tierhaltung wird das Gleichgewicht zwischen Boden, Tier, Pflanze und Mensch durch eine geschlossene Kreislaufwirtschaft gefördert. Es werden nur so viele Tiere gehalten, wie durch den Ertrag der eignen Felder ernährt werden können. Der Boden wird nachhaltig bewirtschaftet und Bodenfruchtbarkeit und Artenvielfalt bleiben erhalten, damit der Boden noch für die Nachkommen fruchtbar ist. Bio-Erzeugung und der Konsum von Bio-Lebensmitteln tragen somit zum Natur-, Tier- und Klimaschutz bei.

Bio ist machbar

Die Qualität von Bio-Lebensmitteln hat ihren Preis, denn die Erzeugung ist personal- und zeitintensiv. Das heißt aber nicht, dass Bio-Lebensmittel grundsätzlich teurer sind als andere. Ein Preisvergleich lohnt sich. Die Spanne innerhalb der Lebensmittelgruppen ist abhängig von der Saison, Region, Bestellmenge und Bezugsquelle (Lieferanten).

Spar-Tipps für mehr Bio
- Direktkauf in der Region (z.B. beim Landwirt)
- Sonderangebote nutzen (z.B. in der Saison)
- nur einzelne Lebensmittelgruppen auf Bio umstellen
- Speiseplan stark an regional verfügbarem Saisonangebot orientieren
- vegetarische Gerichte im Speiseplan erhöhen
- Fleischportionen verkleinern und verstärktes Angebot von Fleischgerichten mit kleinstückigem Fleisch (z.B. Gulasch, Geschnetzeltes)
- einfache Fleischkomponenten wie Hackfleisch und Gulasch statt »Edelteile« wie Filet

Abfälle vermeiden

»Wir leben in einer Überfluss- und Wegwerfgesellschaft. In Deutschland und Europa wird viel zu viel weggeworfen, wertlos gemacht, vernichtet. Jeder von uns kann seinen Beitrag leisten, die Verschwendung wertvoller Ressourcen zu stoppen. Es ist Zeit für einen Bewusstseinswandel und für mehr Wertschätzung für unsere Lebensmittel.« (Bundesverbraucherministerin Aigner, März 2012).

Erstellen Sie einen Wochenplan und kochen Sie bedarfsgerechte Portionen. Kaufen Sie Großpackungen nur dann, wenn alles zügig verbraucht wird.

Prüfen Sie vor dem Einkauf, welche Lebensmittel im Vorrat und nicht mehr lange haltbar sind. Kaufen Sie leicht Verderbliches erst kurz vor der Verwendung und nur in kleiner Menge. Auch nach Ablauf des Mindesthaltbarkeitsdatums sind viele Lebensmittel noch verzehrfähig. Prüfen Sie diese auf Aussehen, Geruch und Geschmack. Der Hinweis gilt nicht für Lebensmittel mit Verbrauchsdatum wie Hackfleisch.

Frische Lebensmittel gehören in den Kühlschrank – neue nach hinten und ältere nach vorne. Leicht Verderbliches wie Milch und Milchprodukte, Wurst, Käse und Fleisch haben im Kühlschrank den kühlsten Platz. Verschließen Sie geöffnete Packungen und Reste mit Frischhaltefolie oder bewahren Sie sie in Frischhaltedosen oder Schraubgläsern auf. Lagern Sie Getreide und Getreideprodukte wie Reis, Nudeln und Mehl in Behältern oder Tüten verschlossen. Prüfen Sie sie regelmäßig auf Schädlinge (z.B. Motten). Reinigen Sie Ihren Kühl- und Gefrierschrank, den Vorratsschrank oder Ihre Vorratskammer regelmäßig.

Bewahren Sie Reste in Frischhaltedosen im Kühlschrank (mehrere Tage) oder Gefrierschrank auf und essen Sie sie bald oder verwenden Sie sie für Suppen, Soßen, Aufläufe, Eintöpfe, Salate und Desserts (Obstsalat, Obstjoghurt).

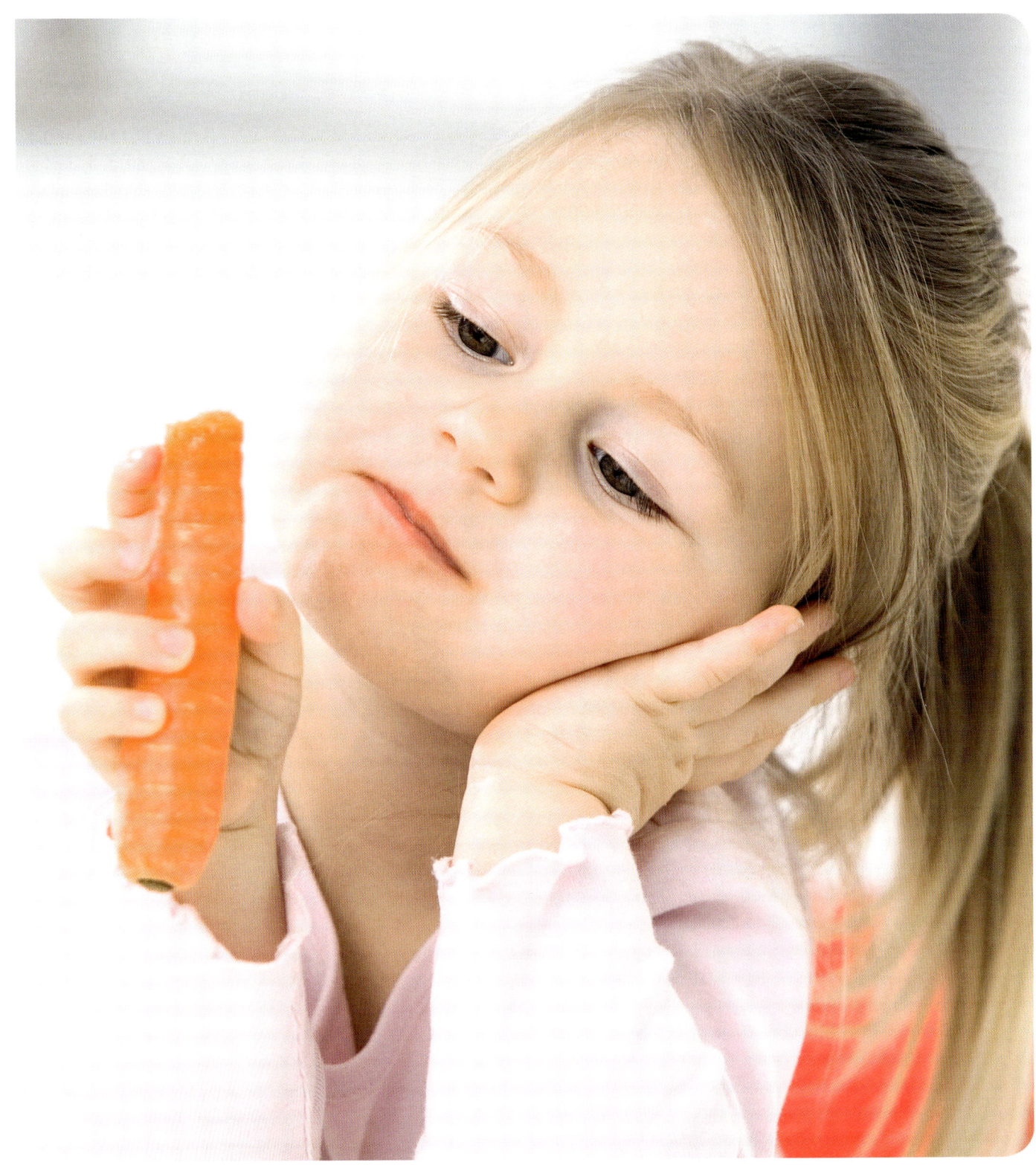

Kindergewicht und Ernährungsprobleme

Im 1. Lebensjahr entwickelt sich Ihr Kind körperlich und geistig so rasch, wie nie wieder in seinem späteren Leben. Die Entwicklung wird entscheidend von den elterlichen Genen bestimmt, das gilt zunächst auch für das Gewicht Ihres Babys.

Kinder haben von Geburt an eine natürliche Hunger- und Sättigungsregulation. Sie essen erst dann, wenn sie Hunger spüren und nur so viel, bis sie satt sind. Die Nahrungsaufnahme wird über den Energieverbrauch durch den Grundumsatz (Energie für lebenswichtige Körperfunktionen und Wachstum) und die Bewegung reguliert. Der Grundumsatz wiederum hängt von Faktoren wie Alter, Geschlecht, Körpergröße, Körperzusammensetzung (Muskel- und Fettmasse), Hormone, Stress und Klima ab. Sind Energiezufuhr und -verbrauch in Balance, stimmt das Körpergewicht. Vorübergehende Schwankungen sind normal. Solche Schwankungen kann es geben in Phasen des schnellen Wachstums und der Ernährungsumstellung (z. B. von Milch auf Brei, von Brei auf festere Kost, bei vorübergehenden Fütterstörungen) oder bei Appetitmangel durch Krankheit oder seelischen Stress.

Schnelle Wachstumsschübe sind etwa zwischen dem 7. und 12. Lebenstag, nach etwa 6 – 8 Wochen, in der 12. – 14. Woche, in der 19. Woche, in der 26. Woche, in der 37. Woche, in der 46. Woche und in der 55. Woche zu erwarten und dauern etwa 1 – 3 Tage. Jedes Baby hat sein persönliches Wachstumstempo.

So entwickelt sich Ihr Kind gesund

Die gesunde Gewichtsentwicklung Ihres Kindes können Sie fördern, wenn Sie sich an ein paar einfache Regeln halten:

Beachten Sie die Hunger- und Sättigungssignale Ihres Kindes und füttern Sie nicht nach Plan. Jedes Kind hat seinen individuellen Energiebedarf und Hunger, der von Tag zu Tag und von Mahlzeit zu Mahlzeit schwanken kann. Nötigen oder überreden Sie es auch nicht zum (Leer-)Trinken und (Auf-)Essen. Ihr Kind weiß am besten, wann es Hunger hat und wie groß die Portion sein soll. Werden Kinder zum Leer-Essen und -Trinken erzogen, verlieren sie später die Selbstregulationsfähigkeit für Portionsgrößen und das Gewicht, weil sie ihre Körpersignale wie Hunger und Sättigung nicht mehr erkennen. Das Resultat ist oft ein lebenslanges Übergewicht.

Essenszeiten und essensfreie Zeiten (etwa 2 – 3 Stunden zwischen den Mahlzeiten). Emotionale Bedürfnisse werden aktiv reguliert. Sie als Eltern sind Vorbild im Umgang mit Emotionen.

Trinken: Bieten Sie Ihrem Kind zu und zwischen den Mahlzeiten Wasser, Wasser mit einem Spritzer Fruchtsaft oder ungesüßten Tee als Getränk im Becher an. Süße Getränke gibt es nur ab und zu (z. B. im Restaurant oder zu Geburtstagen). Es ist nachgewiesen, dass das Risiko für Übergewicht sinkt, wenn Kinder ihren Durst mit Wasser oder ungesüßtem Tee stillen.

Lebensmittelauswahl: Bei den Mahlzeiten und über den Tag sollten Sie Ihrem Kind bevorzugt »grüne«, pflanzliche Lebensmittel (Gemüse, Obst, Getreide) anbieten. Grün steht für vielseitig und »bunt«, lecker, nährstoffdicht und sättigend. Wählen Sie »gelbe« tierische Lebensmittel bevorzugt als fettarme Variante, vor allem Fleisch und Fleischerzeugnisse wie Wurst, Käse, Joghurt und Milch. Energiedichte Fertigspeisen oder Fast Food sollten Ausnahmen sein und nicht die Regel. Gewöhnen Sie Ihr Kind von Anfang an diese Regel.

Mahlzeiten genießen: Genießen Sie mit Ihrem Kind die Mahlzeiten – in Ruhe, ohne Stress und genussvoll. In der Regel sollte Ihr Kind am Tag

3–5-mal speisen und nur 1-mal naschen. Eine Kinderhand voll Süßes ist genug. Mit Süßigkeiten sollten Sie Ihr Kind nicht belohnen, bestrafen oder trösten.

Bewegungsdrang fördern: Um sich gesund zu entwickeln, brauchen Kinder Raum und Zeit für Bewegung, mindestens eine Stunde pro Tag – am besten bewegen Sie sich mit, z. B. beim Krabbeln, Turnen, Schwimmen usw. Ein Zuviel an Bewegung gibt es nicht. Bewegung macht Kindern Spaß, macht fit und entspannt, kräftigt Herz, Lunge, Gelenke, Skelett und Abwehrkräfte, reguliert den Stoffwechsel, den Appetit und das Gewicht und verbessert das Körpergefühl. In der Bewegung werden Reaktionen des Körpers spürbar und die eigene Leistungs- und Konzentrationsfähigkeit, Beweglichkeit, Geschicklichkeit, Schnelligkeit, Kraft und Ausdauer erfahrbar. Kinder nehmen sich und ihre Umwelt in der Bewegung besser wahr. Sie entwickeln über die Bewegung nicht nur motorisch Fähigkeiten, sondern auch geistige und psychosoziale Kompetenzen zur Bewältigung von Alltagsaufgaben. Das fördert ihr Selbstwertgefühl. Bewegung ist für Kinder die beste Vorbeugung vor Stress und Übergewicht. Vermeiden Sie daher langes Sitzen im Hochstuhl und später vor dem Fernseher oder PC und treffen Sie mit Ihrem Kind Vereinbarungen für bewegte Zeiten, z. B. für Spaziergänge, Sport, Spiel und Spaß außer Haus.

Nicht sofort füttern: Stillen Sie Signale wie Schreien, Wimmern, Weinen, »Knöttern« oder Unruhe grundsätzlich zunächst nicht mit Nahrung (z. B. Snacks, Fastfood, Süßwaren, Kekse, Salzstangen) und energiehaltigen Getränken (z. B. Milch, Saft, Schorle, Erfrischungsgetränke oder gesüßte Fertigtees). Statt Hunger können auch Durst, Bauchweh, Infektionen, schlechte Träume, Stress oder Langeweile die Ursache für die Aufmerksamkeitssignale Ihres Kindes sein. Deuten Sie Signale Ihres Kindes nach Aufmerksamkeit wiederholt falsch und befriedigen Sie sie mit Nahrung, gewöhnt es sich an ständiges Essen und Trinken (»grasen«) und wird in Zukunft auch emotionale Bedürfnisse »oral« über Nahrung und Getränke zu befriedigen versuchen. Ihr Kind sollte lernen: Es gibt

Beobachten Sie die Gewichtsentwicklung

In den ersten Lebensmonaten verdoppelt ein Baby seinen Körperfettanteil und im 1. Lebensjahr nimmt es jeden Monat etwa 10% seines Körpergewichts zu. Dazu braucht es viel Energie. Vom Ende des 1. Lebensjahres an wird der Fettanteil immer kleiner, dann nimmt es nur noch 1% seines Körpergewichts zu und wird dünner. Im Kindergartenalter wächst (normalerweise) die Muskelmasse, während es im Grundschulalter vor allem bei Mädchen noch einmal mit dem Fett aufwärts geht.

Eine große Kinder- und Jugendgesundheitsstudie (KiGGS) hat gezeigt, dass in diesem Alter auch das Übergewicht bei Kindern deutlich ansteigt. Deshalb ist es wichtig, dass Sie die Gewichtsentwicklung Ihres Kindes beobachten.

Im 1. Lebensjahr übernimmt Ihr Kinderarzt regelmäßig diesen Job: bei der U2 zwischen dem 3. und 10. Lebenstag, bei der U3 zwischen der 4. und 6. Lebenswoche, bei der U4 zwischen dem 3. und 4. Lebensmonat, bei der U5 zwischen dem 6. und 7. Lebensmonat und bei der U6 zwischen dem 10. und 12. Lebensmonat.

Für die Gewichtsbeurteilung Ihres älter werdenden Kindes können Sie sich am Body-Mass-Index (BMI) und den Kinderperzentilen orientieren (nach Kromeyer-Hausschild).

Den BMI berechnen Sie wie folgt:

$$BMI = \frac{Körpergewicht~(kg)}{Körpergröße \times Körpergröße~(m)}$$

Beispiel: Die kleine 2-jährige Anna ist 85 cm groß und wiegt 12 kg.

$$BMI = \frac{12}{0,85 \times 0,85} = \frac{12}{0,72} = 17$$

Mit einem BMI von 17 hat Anna das richtige Gewicht.

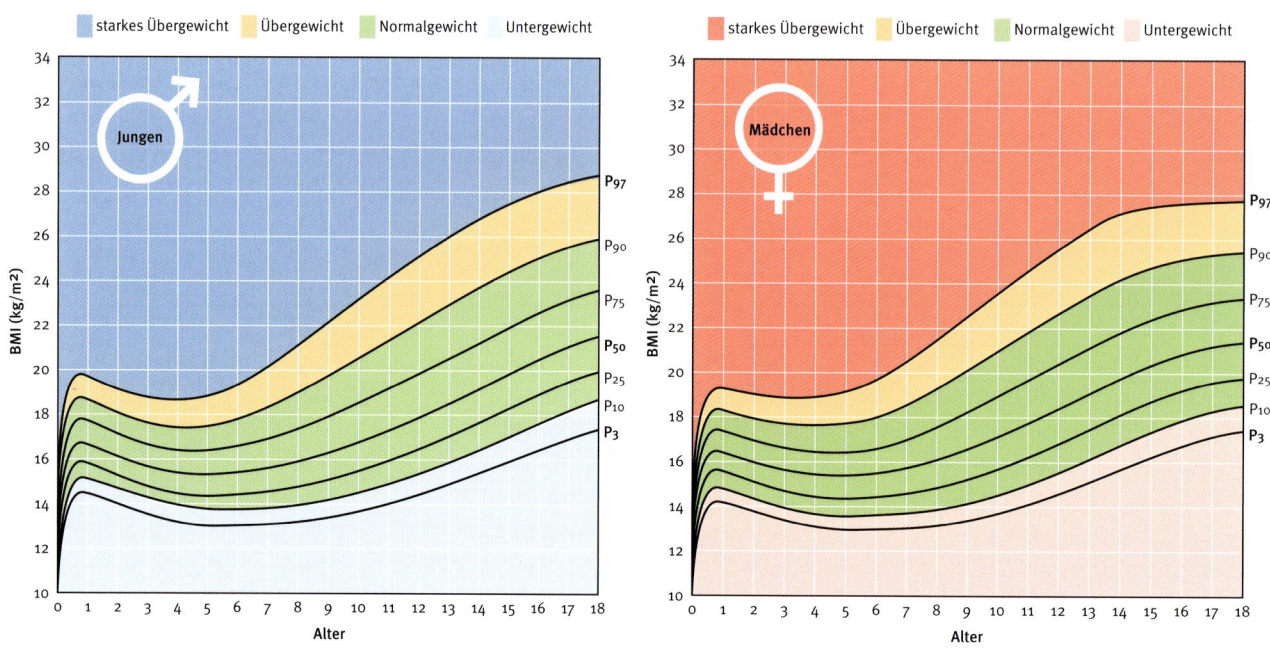

Babys müssen im 1. Lebensjahr erst ihren Weg auf der Wachstums- und Gewichtskurve finden, der durch die Veranlagung bestimmt ist. Dabei kann es mal eine plötzliche Beschleunigung (catch up growth) oder Bremsung (catch down growth) geben. Die durch Veranlagung vorgegebene Marke wird erst gegen Ende des 2. Lebensjahres erreicht. Entscheidend für den Kinderarzt und für Sie ist, ob sich Ihr Kind gesund und altersgerecht entwickelt.

»Mein Bauch tut weh«

Magen-Darm-Probleme bei Babys und Kindern können sich mit verschiedenen Symptomen zeigen, z. B. Magen- und Darmschmerzen sowie -krämpfe, Durchfall, schmerzhafte Verstopfung, Blähungen, Blähbauch, Übelkeit und Erbrechen. Mögliche Ursachen sind bakterielle Infektionen, Flüssigkeitsmangel, falsche Ernährung, Unverträglichkeiten oder Allergien. Bevor Sie Ihr Kind selbst und möglicherweise auch falsch behandeln, beobachten Sie es gut (z. B. mit einem Symptomtagebuch) und sprechen Sie mit Ihrem Kinderarzt. Nach genauer Diagnose kann er entscheiden, welche Behandlung die richtige für Ihr Kind ist. Eine qualifizierte Ernährungsfachkraft kann Sie in Ernährungsfragen unterstützen.

Allergische Lebensmittel-unverträglichkeiten

Allergien sind Autoimmunreaktionen. Es gibt über 20.000 Auslöser von Allergien. Etwa 20 % der deutschen Bevölkerung leiden an mindestens einer Allergie, allerdings sind Lebensmittelallergien eher selten. Von Allergien sind etwa 4 % der Babys, Kinder und Jugendlichen betroffen, bei Erwachsenen sind es nur etwa 1 – 2,4 %. Lebensmittelallergien gab es schon immer und jedes Lebensmittel kann ein Allergen sein. Das Allergen ist also ein natürlicher Inhaltsstoff. Spuren davon können allergische Reaktionen auslösen und müssen ggf. lebenslang gemieden werden.

Lebensmittel enthalten mehrere verschiedene Eiweiße, die normalerweise von Gesunden ohne Allergierisiko toleriert werden. Bei empfindlichen Menschen mit allergischer Veranlagung jedoch erkennen die Wachposten (Leukozyten) des körpereigenen Immunsystems das Eiweiß als »fremd« und »feindlich«. Bei wiederholtem Eindringen wittern sie Gefahr und machen die Schutzpolizisten (Immunglobuline Typ IgE) zum Angriff mobil. Es wird scharf »geschossen« – mit Histamin, das Kratzen, Jucken, Schwellungen und Durchfall verursacht. Schon früh (2 Stunden) oder verzögert (bis zu 48 Stunden) danach kann es zu

allergischen Reaktionen kommen, die mehr oder weniger heftig sind: vom Halskratzen, Juckreiz oder Durchfall bis zum anaphylaktischen Schock mit lebensbedrohlichem Herz-Kreislauf-Versagen und Tod.

Häufige Lebensmittelallergene bei Säuglingen und Kindern sind: Kuhmilch, Soja, Hühnerei, Weizen, Erdnuss. Schulkinder, Jugendliche und Erwachsene haben häufiger pollenassoziierte Allergien auf Haselnuss, Obst (vor allem frischer Apfel, Kiwi), Gemüse (vor allem Sellerie, rohe Karotte) Kräuter und Gewürze.

Durch Reifung des kindlichen Immun- und Verdauungssystems entwickelt das Immunsystem eine Toleranz bei Kuhmilch (90 %) und Hühnerei (70 %) bis zum Schulalter. Nüsse, Fisch und Schalentiere behalten allerdings ihr allergenes Potenzial und müssen lebenslang gemieden werden.

Die häufigsten Symptome bei Lebensmittelallergien sind:
- Haut: Juckreiz, Schwellungen, Rötungen, Nesselsucht, Neurodermitis mit trockener, juckender, entzündeter Haut und Hautausschlägen
- obere Atemwege/Augen: Niesreiz und/oder ständiger Schnupfen, geschwollene Schleimhäute, rote und tränende Augen

- Lunge: Asthma bronchiale mit pfeifenden, giemenden Atemgeräuschen, Atemnot, Husten
- Verdauungstrakt: Kribbeln, Kratzen, Schwellungen in Mund oder Rachen, Erbrechen, Durchfall, Blähungen, Bauchschmerzen
- Herz/Kreislauf: Kopfschmerzen, Schwindelgefühl, Herzrasen
- zentrales Nervensystem: Fieber, Krämpfe, Migräne

Kinder, deren Eltern oder Geschwister Allergiker sind, tragen ein hohes Risiko für Allergien. Sind beide Eltern allergisch, ist das Risiko um 50–60 % erhöht, leiden beide Eltern unter der gleichen Allergie, liegt das Risiko des Kindes, selbst an dieser Allergie zu erkranken, bei 70–80 %. Bereits im Mutterleib (über die Plazenta), mit Muttermilch oder Fertigmilch und der frühen Einführung von Beikost vor dem vollendeten 4. Lebensmonat kann sich eine Überempfindlichkeit gegen Eiweiße entwickeln. Fachgesellschaften empfehlen deshalb, Babys mit Veranlagung möglichst bis zum Ende des 4. Lebensmonats ausschließlich zu stillen oder, wenn das nicht geht, mit HA-Anfangsmilch oder therapeutischer Spezialmilch zu füttern.

Hat Ihr Kinderarzt oder ein Allergologe eine eindeutige Diagnose durch Haut- und Bluttest, Allergie-Tagebuch sowie Auslassdiät und Provokation gestellt, muss Ihr Kind das

allergene Eiweiß konsequent meiden, d. h. alle Lebensmittel, Getränke und Speisen, die das Eiweiß enthalten. Das ist nicht so einfach, wenn es sich um wichtige Grundnahrungsmittel wie Milch oder verpackte Lebensmittel mit Zusatz von Allergenen (z. B. Milch, Weizen, Soja, Hühnerei, Nüsse) und allergenhaltige Zusatzstoffe handelt und schon kleinste Verzehrmengen zu Reaktionen führen. Lassen Sie sich von einer qualifizierten Ernährungsfachkraft beraten, damit Symptomfreiheit, eine ausgewogene Ernährung und Gesundheit bei Ihrem Baby gesichert sind und der Genuss beim Essen erhalten bleibt.

Treffen Sie keine Selbstdiagnose. Die Diagnose für eine Allergie muss von einem Facharzt getroffen und mit Unterstützung einer Ernährungsfachkraft behandelt werden.

Verpflichtende Allergenkennzeichnung

Seit 2005 gilt europaweit eine Allergenkennzeichnung: Allergene Zutaten, auch wenn sie nur in kleinster Menge im Lebensmittel vorkommen, stehen immer auf dem Etikett. Es sind 14 Lebensmittel, die in Europa am häufigsten Allergien auslösen: glutenhaltiges Getreide (Weizen, Roggen, Gerste, Hafer, Dinkel, Kamut oder Hybridstämme davon), Krebstiere, Eier, Fisch, Erdnüsse, Soja,

Milch (einschließlich Laktose), Schalenfrüchte (Mandel, Haselnuss, Walnuss, Cashewkerne, Pekannuss, Paranuss, Pistazie, Macadamianuss), Sellerie, Senf, Sesamsamen, Schwefeldioxid und Sulfite (ab 10 mg/kg oder l), Süßlupinen, Mollusken (Weichtiere wie Schnecken).

In Deutschland sind bei verpackter Ware Allergene in der Zutatenliste deutlich hervorzuheben (z. B. Fettdruck) und bei unverpackter Ware (z. B. im Handel, in der Gastronomie und Gemeinschaftsverpflegung) muss schriftlich (z. B. auf Speisekarten, Tafeln, Aushang) oder mündlich (mit schriftlicher/elektronischer Dokumentation) über die Allergene informiert werden.

Neurodermitis – kranke Haut, aber keine Allergie

Hautärzte, Allergologen und erfahrene Kinderärzte sprechen von atopischer Dermatitis, atopischem Ekzem oder endogenem Ekzem und meinen Neurodermitis – eine der häufigsten chronisch entzündlichen Hauterkrankungen bei Babys und Kleinkindern. Die gute Nachricht: Bis zum Kindergartenalter kann sie sich vollständig verlieren. Die weniger gute: Das Risiko für Asthma oder Heuschnupfen ist dann erhöht. Neurodermitis ist also eine Hauterkrankung und keine Lebensmittelallergie, allerdings gibt es einen Zusammenhang. Bei einer Lebensmittelallergie kann gleichzeitig eine Neurodermitis vorliegen (bei bis zu 50 % der Babys und Kleinkinder).

Als Ursache spielen die Veranlagung, Allergien, Asthma, Heuschnupfen, Hautbeschaffenheit, bakterielle Hautinfekte, Stress und Umwelteinflüsse (z. B. Luftschadstoffe, Klima, übertriebenes Händewaschen, Duschen oder Baden, Inhaltsstoffe in Pflege- und Waschmitteln sowie Kosmetika) eine Rolle. Vermutlich beeinflussen auch Pseudoallergien den Krankheitsverlauf. Sie können ausgelöst werden durch künstliche Zusatzstoffe (Azofarbstoffe, Konservierungsstoffe, Farbstoffe), natürliche Lebensmittelinhaltsstoffe (Salicyl- und Benzoesäure z. B. in Beerenfrüchten), natürliche Aromastoffe (z. B. in Tomaten), Geschmacksverstärker (Natriumglutamat E 620), Zitrusfrüchte (Orangen und Zitronen). Das höchste Risiko für Neurodermitis besteht bei Neugeborenen, deren Mutter und Vater an der gleichen Allergie leiden. Doch auch ohne familiäre Belastung ist eine Erkrankung möglich. Charakteristisch für Neurodermitis sind Ekzeme, dort wo die Haut wenig Fett bildet und speichert: bei Babys und Kleinkindern an Wangen und Kopfhaut, an den Außenseiten der Arme und Beine, an Hand- und Fußgelenken.

Mögliche Symptome für Neurodermitis sind trockene, spröde und rissige Haut, Hautentzündungen (gerötet, geschwollen, nässend), Bläschen und Krusten, Hautverdickung und grobe Hautfalten.

Eine pauschale Neurodermitis-Diät und Hautpflege gibt es nicht. Die Behandlung muss für jedes Kind nach Führung eines Symptom-Tagebuchs entsprechend der Diagnose des Arztes und einer qualifizierten Ernährungsfachkraft maßgeschneidert werden.

So können Sie helfen:
- Rauchen Sie nicht in Gegenwart Ihres Kindes (begünstigt einen Schub).
- Cremen Sie den ganzen Körper mindestens einmal täglich (gegebenenfalls auch öfters) ein.
- Vermeiden Sie Stress und tun Sie der Kinderseele etwas Gutes (Fantasiereisen, spielerische Massagen).
- Reduzieren Sie Umweltreize.
- Meiden Sie Allergene.
- Sorgen Sie für eine ausgewogene, abwechslungsreiche Kost mit vorwiegend frischen, naturbelassenen Lebensmitteln.

Tipps gegen den Juckreiz:
- Wenn Ihr Kind kratzt, lenken Sie es möglichst schnell ab, z. B. mit Fingerspielen.
- Zeigen Sie Ihrem Kind, wie es juckende Hautstellen drücken, streicheln oder klopfen kann, statt zu kratzen.
- Machen Sie kühle Umschläge, z. B. mit schwarzem Tee.
- Achten Sie auf lockere Kleidung, um einen Hitzestau zu vermeiden.

Wenn die Haut Ihres Kindes sehr juckt, ist es wichtig für Sie und Ihr Kind, dass Sie Ruhe bewahren und für Entspannung sorgen. Das kann ein Moment des tiefen Durchatmens, ein kurzer Spaziergang, Sport oder Spaß mit Freunden sein. Fachliche Beratung für den sicheren Umgang mit Neurodermitis finden Sie in Neurodermitis-Schulungszentren, die es im ganzen Bundesgebiet gibt. Adressen in Ihrer Nähe finden Sie unter www.neurodermitisschulung.de.

Nicht allergische Unverträglichkeiten

Bei nicht allergischen Unverträglichkeiten, ohne Nachweis von Antikörpern, können trotzdem allergischer Reaktionen auftreten. Im Gegensatz zu Allergien sind die Reaktionen mengenabhängig und die auslösenden Lebensmittelinhaltsstoffe müssen nicht gemieden werden. Nicht allergische Lebensmittelunverträglichkeiten kommen im Baby- und Kleinkindalter selten vor. Nicht allergische Unverträglichkeiten sind z. B.:

- Pseudoallergien auf natürliche Aromen, z. B. Erdbeeren und Tomaten
- Pseudoallergien auf Zusatzstoffe wie Farb- und Konservierungsstoffe (selten)
- Laktoseintoleranz (Milchzuckerunverträglichkeit) bei geringer oder fehlender Aktivität des Verdauungsenzyms Laktase
- Fruktosemalabsorption (Fruchtzuckerunverträglichkeit) aufgrund einer Störung des Fruktosetransporters im Dünndarm

Laktoseunverträglichkeit/Laktoseintoleranz

Eigentlich ist es ganz normal: die Aktivität des milchzuckerspaltenden Enzyms Laktase im Dünndarm nimmt mit zunehmendem Alter (nach dem Abstillen) ab. Darum können mehr als ¾ der Menschen weltweit im Erwachsenenalter Milch schlecht vertragen. In Deutschland sind es 10 – 20 %. Bei Laktoseintoleranz wird der Milchzucker nicht im Dünndarm resorbiert, sondern bindet dort Wasser. Das verdünnt den Stuhl und bringt den Darm in stärkere Bewegung. Es kommt zu Durchfällen und Krämpfen. Im Dickdarm

vergären Bakterien den Zucker. Es bilden sich Säuren und Gase. Mögliche Symptome für Laktoseunverträglichkeit sind:

- Durchfälle
- wässrige, schäumende, sauer riechende Stühle
- Blähungen, Blähbauch
- Bauchgeräusche
- krampfartige Bauchschmerzen (Koliken)
- unspezifische Beschwerden, z. B. Müdigkeit, Schlappheit, Schlafstörungen, Niedergeschlagenheit, Erschöpfung, Schwindel, morgendliche Übelkeit, Kopfschmerzen, Konzentrationsstörungen

Bei angeborener Laktoseintoleranz (sehr selten) fehlt das milchzuckerspaltende Enzym Laktase. Schon in den ersten Tagen nach der Geburt zeigen Babys nach Aufnahme von Mutter- oder Flaschenmilch Unverträglichkeitssymptome (z. B. übelriechende, wässrige Durchfälle). Laktoseintoleranz kann aber auch bei Darmerkrankungen begleitend eintreten, z. B. bei Zöliakie, Morbus Crohn, Colitis ulcerosa oder Reizdarm.

Die Behandlung der Laktoseintoleranz hängt davon ab, ob sie durch einen völligen Laktasemangel oder eine verminderte Laktaseaktivität ausgelöst wird. Fehlt das Enzym, muss die Kost lebenslang laktosefrei sein. Bei verminderter Enzymaktivi-

tät geht die laktosefreie Kost (max. 1 g Laktose pro Tag) nach Rückgang der Beschwerden in eine laktosearme Kost (max. bis 10 g Laktose pro Tag) über. Die Laktosetoleranz ist individuell und sollte von Ihrem Kinderarzt oder Allergologen und einer qualifizierten Ernährungsfachkraft ausgetestet werden. Das gilt besonders bei Kindern und Jugendlichen, weil für sie Milch und Milcherzeugnisse eine wichtige Eiweiß- und Kalziumquelle sind und gerne pur oder mit Kakao oder als Shake getrunken werden. Um einem Nährstoffmangel oder Wachstums- und Entwicklungsstörungen vorzubeugen, sollten Sie mit Hilfe einer Ernährungsfachkraft im täglichen Speiseplan für adäquaten Ausgleich oder Nahrungsergänzung (z. B. über ein Präparat) sorgen.

Milch und Milchprodukte werden besser vertragen, wenn sie in fermentierter Form (z. B. Joghurt, Buttermilch, Käse), in kleinen Mengen über den Tag verteilt und zu den Mahlzeiten in Verbindung mit anderen (fetthaltigen) Speisen aufgenommen werden. Hilfreich für den Alltag sind laktosearme Milch und Milcherzeugnisse (z. B. MINUS L), in denen der Milchzucker durch Zugabe von Laktase bereits gespalten wurde. Das Enzym ist auch im Handel in Tropfen-, Pulver- oder Tablettenform erhältlich, z. B. Laluk, Lactrase, LactAid, Laktase Plus. So kann Laktase als

Milchzucker steckt in vielen Produkten

Milchzucker ist in vielen fertigen, verpackten Lebensmitteln (z. B. Back- und Wurstwaren) und Medikamenten enthalten. Er verleiht Joghurt mehr Festigkeit, fettreduzierten Lebensmitteln mehr Volumen und Gewicht und Backwaren, Pommes frites und Kroketten mehr Bräune. Für Aromen, Geschmacksverstärker, Süßstoffe und Medikamente dient er als Trägerstoff. Nach der Allergenkennzeichnungsverordnung müssen Milch, Milcherzeugnisse und Milchzucker als Zutat in verpackten und unverpackten Lebensmitteln gekennzeichnet werden. Bei unverpackten Lebensmitteln ist auch eine mündliche Information möglich.

Pulver in Milch, Quark, Joghurt oder Cremesuppen eingerührt und als Tablette unmittelbar vor oder zu den Mahlzeiten eingenommen werden. Da die Dosis und Wirkung individuell sind, sollte die Austestung in Absprache mit dem Kinderarzt oder einer qualifizierten Ernährungsfachkraft erfolgen. Eine Alternative können auch kalziumangereicherte, pflanzliche Getränke sein, z. B. Soja-, Mandel-, Haselnuss- oder Haferdrinks.

Laktosefreie Erzeugnisse im Handel werden Menschen mit medizinisch nachgewiesener, »echter« Laktoseintoleranz empfohlen. Eine prophylaktisch laktosefreie Kost für ein gesundes Kind hat keine Vorteile, sondern eher Nachteile.

Fruchtzuckerunverträglichkeit/Fruktoseintoleranz

Fruchtzucker ist in Obst, Obstsäften, Trockenfrüchten, Honig, Haushaltszucker (Saccharose) und Gemüse enthalten. Normalerweise wird er vollständig im Dünndarm aufgenommen und ins Blut abgegeben. Genetisch oder durch Darmerkrankungen bedingt, kann dieser Transport gestört sein und es kommt zur Fruktoseintoleranz. Fruchtzucker wird dann im Dickdarm von Bakterien zu Säuren und Gasen abgebaut. Es kann z. B. zu Durchfall, Blähungen, Blähbauch, Krämpfen, Verstopfung und Bauchschmerzen kommen. Zusätzlich blockiert Sorbit, die Alkoholform von Fruchtzucker, den Transport und verstärkt die Beschwerden. Die Beschwerden hängen davon ab, wie viel Fruchtzucker (und Sorbit) mit der Nahrung auf-

genommen, nicht resorbiert und bakteriell vergoren wird. Manche Menschen reagieren schon auf kleinste Mengen. Bei der sehr seltenen angeborenen Fruktoseintoleranz wird Fruchtzucker zwar ins Blut aufgenommen, aber aufgrund eines Enzymdefekts nicht abgebaut. Fruktose reichert sich dann in der Leber an und es kann zur Fettleber, zu Leberfunktionsstörungen und Vergiftungserscheinungen kommen. Reagiert ein Baby beim Übergang von Milch auf fruchtzuckerhaltige Beikost mit Magen-Darm-Beschwerden, kann eine angeborene Fruktoseintoleranz vorliegen. Ihr Kinderarzt oder die Stoffwechselambulanz einer Kinderklinik kann eine gute Diagnose stellen. Mögliche Symptome bei Fruchtzuckerunverträglichkeit sind:
- Übelkeit
- Appetitlosigkeit
- Bauchgeräusche
- Unterbauchkrämpfe
- Schmerzen im Magen-Darm-Trakt
- Blähungen
- Durchfälle
- unspezifische Beschwerden, z. B. Konzentrationsstörungen, Schwindelgefühl, Atemnot, Kopfschmerzen, Schlafstörungen

Nach genauer ärztlicher Diagnose (Ernährungs-Symptom-Tagebuch und Wasserstoff-Atemtest) sollte Ihr Kind mindestens 2–4 Wochen eine fruktosearme und sorbitfreie Kost bekommen, bis die Beschwerden abklingen. Lassen Sie sich von einer qualifizierten Ernährungsfachkraft beraten. Danach wird schrittweise die individuell verträgliche Fruktose- und Sorbitmenge festgestellt. Oft reicht es zunächst aus, auf besonders fruktose- und sorbithaltige Lebensmittel zu verzichten. Dazu gehören z. B. fast alle Obstsorten, Trockenfrüchte, Fruchtsäfte, -nektare, -schorlen und Fruchtsaftgetränke, Gemüsesorten wie Karotten, Kürbis, Brokkoli, Tomaten, Lauch und Zwiebel, Honig und alle (Fertig-)Lebensmittel, Getränke und Süßwaren, Diät- und Light-Produkte, die Fruchtzucker, Zucker und Sorbit enthalten. Auch in Arzneimitteln und Infusionslösungen können Fruchtzucker und Sorbit stecken. Zur Vermeidung eines Nährstoffmangels sollten Sie zusammen mit der Ernährungsfachkraft einen individuellen, ausgewogenen Ernährungsplan erstellen.

Zöliakie

Zöliakie ist eine vererbte Krankheit des Dünndarms, die schon im 1. Lebensjahr bei zu früher Einführung von Getreide (vor dem 4. Lebensmonat), aber auch erst im Erwachsenenalter (dann heißt die Krankheit Sprue), eintreten kann. Kinder mit Veranlagung vertragen kein Gluten (auch Gliadin genannt) – ein Eiweiß im Getreide. Neben genetischen Faktoren werden auch Virusinfektionen, Veränderungen in der Bakterienflora im Darm und übertriebene Hygiene diskutiert.

Gluten löst eine Immunreaktion des Dünndarms aus. Es kommt zur Entzündung und Rückbildung der Darmzotten, die für die Nährstoffaufnahme und -abgabe ins Blut zuständig sind. Das hat schweren Nährstoffmangel und Gewichtsverlust zur Folge. Gleichzeitig kann sich eine Milchzuckerunverträglichkeit

(Laktoseintoleranz) durch den Mangel an milchzuckerspaltendem Enzym Laktase im Dünndarm einstellen. Bei konsequenter Einhaltung einer glutenfreien Kost regenerieren sich die Darmzotten und auch die Laktoseintoleranz geht zurück. Schon nach 2 – 4 Wochen kann es zur Besserung kommen. Allerdings wird bei der Wiederaufnahme kleinster Mengen Gluten die Darmschleimhaut erneut geschädigt.

Im Kleinkindalter tritt die Zöliakie meist 3 – 6 Monate nach Einführung glutenhaltiger Nahrung (Grießbrei, Vollkornbrei usw.) auf. Etwa 7 % der Kleinkinder sind davon betroffen. Die klassischen Symptome sind Gedeihstörungen mit Gewichtsstillstand oder sogar -abnahme, Appetitlosigkeit, Erbrechen und oft Durchfälle. Aber auch normaler Stuhlgang oder sogar Verstopfung schließen eine Zöliakie nicht aus. Für viele Kinder ist ein aufgeblähter Leib typisch. Aber auch Wesensveränderungen wie Weinerlichkeit oder Missmutigkeit und mangelndes Interesse am Spielen werden beobachtet. Schon erlernte Fähigkeiten wie Stehen und Laufen können wieder verloren gehen.

Je älter die Kinder bei Erkrankungsbeginn sind, desto häufiger finden sich untypische Verläufe ohne das bekannte klassische Bild der Zöliakie. Die Erkrankung kann sich auch nur

Bessere Verträglichkeit mit Glukose

Fruchtzucker wird zusammen mit Traubenzucker (Glukose) besser verstoffwechselt. Deshalb werden fruktosehaltige Lebensmittel, die gleichzeitig Traubenzucker (möglichst im Überschuss) enthalten oder mit Traubenzucker gesüßt oder bestreut werden, gut vertragen. Bevorzugen Sie daher zum Backen, Kochen und Süßen Traubenzucker oder Glukosesirup. »Entschärfen« Sie fruktosereiche Mahlzeiten oder Obst mit Traubenzucker (kurz davor oder dazu). Generell sind Obst, fruchtzuckerhaltige Getränke oder Süßwaren zu den Mahlzeiten verträglicher als zwischendurch auf fast »leeren« Magen.

über ein einzelnes Symptom bemerkbar machen. Dies führt häufig dazu, dass die Diagnose erst mit deutlicher Verzögerung gestellt wird.

Eine eindeutige Diagnose für Zöliakie kann nur durch eine Dünndarmbiopsie gestellt werden. Eine Blutuntersuchung allein reicht nicht aus. Mögliche Symptome für Glutenunverträglichkeit sind:

- massige, glänzende, übel riechende Stühle
- Durchfall
- Fettstühle
- trockene Haut
- aufgetriebener Bauch
- Blähungen
- gelegentliches Erbrechen der Mahlzeit
- Appetitlosigkeit
- Gedeihstörungen
- Gewichtsverlust

Nach aktuellen Studienergebnissen haben die Ernährung eines Babys und der Zeitpunkt der Einführung von kleinen Mengen Nudeln bzw. anderer glutenhaltiger Getreideprodukte bei gleichzeitigem Stillen keinen Einfluss auf das Zöliakierisiko.

Nur bei medizinisch gesicherter Diagnose der Zöliakie muss Ihr Kind lebenslang auf glutenhaltiges Getreide und daraus hergestellte Erzeugnisse verzichten. Mithilfe einer qualifizierten Ernährungsfachkraft

können Sie trotz Einschränkungen eine ausgewogene, schmackhafte Kost zusammenstellen.

Glutenfreie Getreidealternativen sind:

Mais, Reis, Wildreis, glutenfreie Haferflocken, Buchweizen, Amaranth, Quinoa (nicht für Babys und Kleinkinder geeignet), Johannisbrotkernmehl, Mais-, Kartoffel- und Reisstärke, Sojamehl, Esskastanien und Maisgrieß.

In Supermärkten, Reformhäusern, Apotheken, Bäckereien und über spezielle Versandhändler gibt es glutenfreies Brot und glutenfreie Back- und Teigwaren zu kaufen. Glutenfreie Erzeugnisse im Handel sind mit dem Symbol einer durchgestrichenen Getreideähre gekennzeichnet.

Wo ist Gluten drin?

Gluten ist in folgenden Getreidesorten enthalten: Weizen, Roggen, Gerste, Hafer, Dinkel, Grünkern, Zweikorn (Emmer), Einkorn, Kamut, Bulgur und Couscous. Gluten hat gelierende und emulgierende Eigenschaften, bindet Wasser, stabilisiert und ist ein guter Trägerstoff, z. B. für Aromastoffe. Achten Sie daher bei fertigen, verpackten Lebensmitteln sowie bei Medikamenten unbedingt auf die Zutatenliste. Der Hersteller muss auf der Verpackung kenntlich machen, dass sein Produkt gluten-

Einfach so glutenfrei?

Eine prophylaktisch glutenfreie Kost mit glutenfreien Erzeugnissen hat für gesunde Kinder keine gesundheitlichen Vorteile. Im Gegenteil. Die diätetischen Einschränkungen in der Ernährung beeinträchtigen unnötig den Alltag und die Lebensqualität eines Kindes und können zu Mangelversorgungs- sowie Wachstums- und Entwicklungsstörungen führen. Glutenfreie Lebensmittel sind nur für Menschen mit medizinisch nachgewiesener »echter« Glutenunverträglichkeit zu empfehlen.

haltige Zutaten enthält. Informationen, Beratung, Betreuung, Rezepte und Adressen für glutenfreie Produkte (z. B. Brot, Back- und Teigwaren) sind bei der Deutschen Zöliakie Gesellschaft erhältlich.

Folgende Produkte können glutenhaltiges Getreide enthalten:

- Milchproduktzubereitungen mit Müsli, gebackener Camembert, Käseimitate, Schmelz- und Blauschimmelkäse
- Wurstwaren mit glutenhaltigem Bindemittel bzw. glutenhaltiger Würze, z. B. Leberwurst, Blutwurst, Pastete, Terrine

- Fischkonserven, Bratfische, Surimi, panierte Produkte
- Backwaren, Teigwaren, Backerbsen, Puddingpulver, Backpulver, Hefe
- Schokolade, Bonbons, Geleefrüchte, Lakritze, Weingummi, Kaugummi
- Dressings, Mayonnaise, Ketchup, Senf, Suppenwürze, Kräuteressig, Sojasoße, vegetarische Brotaufstriche, Fertigsoßen,- suppen, -gerichte
- Halbfettmargarine, kalt gepresstes Weizenkeimöl
- Weizenbier, Getreidekaffee, Ovomaltine, Light-Getränke

Seit 2011 gibt es eine Kennzeichnungsverordnung für glutenhaltige Lebensmittel. Danach dürfen solche mit einem Glutengehalt von höchstens 100 mg pro kg mit der Angabe »sehr geringer Glutengehalt« und solche mit einem Glutengehalt von maximal 20 mg pro kg mit der Angabe »glutenfrei« gekennzeichnet sein.

Nicht Zöliakie, sondern Weizen-Glutensensitivität

In Fachkreisen wird widersprüchlich diskutiert, ob es neben der Zöliakie eine Weizen- und Glutenempfindlichkeit ohne Autoantikörper und ohne oder mit leichter Darmschädigung gibt, die mit einer weizen-/glutenfreien bzw. -armen Diät be-

handelt werden kann. Es wird auch diskutiert, ob neben Gluten und Weizeneiweißen auch Einfach- und Mehrfachzucker aus glutenhaltigen Getreidearten eine Rolle spielen. Die Symptome treten einige Stunden bis wenige Tage nach dem Verzehr von Weizen und möglicherweise anderer glutenhaltiger Getreidearten auf, z. B. Blähungen, Unterleibsschmerzen und Durchfall, Müdigkeit, fehlendes Wohlbefinden, Kopfschmerzen, Angstzustände, ein »benebeltes« Gefühl, Gelenk- und Muskelschmerzen. Die Diagnose wird über medizinische Beobachtung und Diät getroffen. Die Behandlung erfolgt mit einer weizen- bzw. glutenfreien Diät. Populär ist zurzeit die sogenannte FODMAPs-Diät (fermentierbare Oligo-, Di- und Monosaccharide und Polyole).

Nicht die Existenz der Weizen-Glutensensitivität ist umstritten, es gibt für die überwiegende Bevölkerung (90 – 95 %) auch keinen Hinweis auf diese Erkrankung und keinen Grund für diätetische Maßnahmen. Ein prophylaktischer Ausschluss glutenhaltiger Lebensmittel hat keine Vorteile, im Gegenteil.

Fütter- und Essstörungen

Vorübergehende Trink- und Essprobleme kommen bei Kindern hin und wieder vor und gehören zur Ent-

wicklung dazu. Im 1. Lebensjahr sind die Ursachen vor allem Anpassungsschwierigkeiten beim Übergang vom Stillen zur Flaschennahrung, bei der Einführung der Beikost oder beim selbstständigen Essen von fester Nahrung. Gleichzeitig kann es zu Schrei- und Schlafstörungen und vermehrter Unruhe kommen.

Ab dem Kleinkindalter entwickeln manche Kinder ein wechselhaft wählerisches Essverhalten, verweigern Essen, lehnen bestimmte Speisen kategorisch ab, dehnen den Essvorgang endlos aus oder bestehen auf ganz bestimmten Lebensmitteln und Speisen. Nervosität, Anspannung und Druck seitens der Mutter oder anderer Bezugspersonen bei der Nahrungsaufnahme können solche Essprobleme verschärfen. Kinder spüren schon sehr früh, dass sie mit ihrem Essverhalten Einfluss auf die Eltern nehmen können.

Beobachten Sie das Essverhalten Ihres Kindes: Macht es einen ausgeglichenen und lebhaften Eindruck? Sprechen Sie mit Ihrem Kinderarzt, wenn Sie unsicher sind oder wenn Sie folgende Symptome beobachten:
- Die Fütterung dauert (ab dem 3. Lebensmonat) mehr als 45 Minuten.
- Der Abstand zwischen den Mahlzeiten ist kürzer als zwei Stunden.
- Die Situation belastet Sie seit mehr als einem Monat extrem.

- Ihr Kind nimmt seit mindestens einem Monat nicht oder nur wenig zu oder sogar ab.
- Ihr Kind käut die Mahlzeiten wieder oder erbricht sie.

Mehr als ein Essproblem

Fütter- und Essstörungen sind seltene, schwere psychische Störungen, die professionell behandelt werden müssen (S. 203). Fütterstörungen können bereits bei Neugeborenen und Essstörungen im ganzen Vorschulalter auftreten und auch langfristig über das 6. Lebensjahr bestehen bleiben. Das Risiko für die Entwicklung einer Essstörung ist erhöht bei Eltern mit psychischen Erkrankungen (z. B. Essstörungen, Depressionen, Angststörungen). Medizinische Grunderkrankungen wie Erkrankungen der Speiseröhre, Herz- und Lungenerkrankungen, Allergien und Unverträglichkeiten oder traumatische, medizinische Ereignisse wie Sondierung und Absaugen können Auslöser für Fütter- und Essstörungen sein.

Typische Symptome für Fütterstörungen bei Babys:
- Trinkschwäche
- Stillen nur im Halbschlaf möglich
- erhöhte Erregbarkeit, motorische Unruhe oder Ablenkbarkeit
- leichte Ermüdbarkeit
- tägliches Erbrechen oder Würgen
- kein erkennbarer Appetit

- Schluck-/Kauprobleme (Ausspucken/Sammeln der Nahrung im Mund)
- Abstillprobleme
- Essensverweigerung von Breien oder fester Nahrung mit/ohne angstgestörter Abwehr

Typische Symptome für Essstörungen bei Kleinkindern:
- geringer Appetit bei zu großem oder kontinuierlichem Nahrungsangebot
- Verweigerung jeglicher Nahrung
- Verweigerung fester Nahrung
- extrem wählerische Lebensmittelauswahl (meist nicht dem Alter entsprechend)
- Essen nur mit Ablenkung oder beim Herumlaufen und Spielen
- Aufzeigen eines von den Eltern als provokant empfundenen Essverhaltens
- Gewichtsverlust (möglich, aber nicht grundsätzlich)

Klären Sie mit Ihrem Kinderarzt, ob medizinische, neurologische oder psychiatrische Ursachen vorliegen und was zu tun ist. Fütter- und Essstörungen sind meistens multifaktoriell bedingt und sollten multimodal (z. B. medizinisch, psychotherapeutisch, ernährungstherapeutisch, ergotherapeutisch, logopädisch) behandelt werden. In spezialisierten Kliniken erhalten Familien therapeutische Unterstützung. Ihr Kinderarzt überweist Sie dorthin.

Was können Sie vorsorglich tun?

Beachten Sie die Signale Ihres Kindes und reagieren Sie angemessen darauf. Wenn Ihr Kind nicht hungrig ist, sondern Zuwendung, Liebe, Ruhe, Beschäftigung oder Trost braucht, sollten Sie es nicht füttern oder zum Essen drängen. Ihr Kind lernt sonst, »emotionalen« Hunger auch später mit Nahrung und Getränken zu befriedigen.

Stellen Sie klare Tisch- und Essregeln für alle auf. Sorgen Sie fürsorglich und zuverlässig für regelmäßige Mahlzeiten an einem schön gedeckten Tisch. Lassen Sie Ihr Kind entscheiden, ob und wie viel es isst und trinkt. Streit und Machtkämpfe gehören nicht an den Esstisch. Wer nicht (mehr) essen mag, muss nicht anderen zuliebe (weiter-)essen. Essen soll guttun und entspannen. Positive Esserlebnisse prägen den Umgang mit Essen ein Leben lang. Der Kinderarzt und eine qualifizierte Ernährungsfachkraft können helfen, den aktuellen Ernährungszustand Ihres Kindes zu beurteilen und ausgewogen zu gestalten.

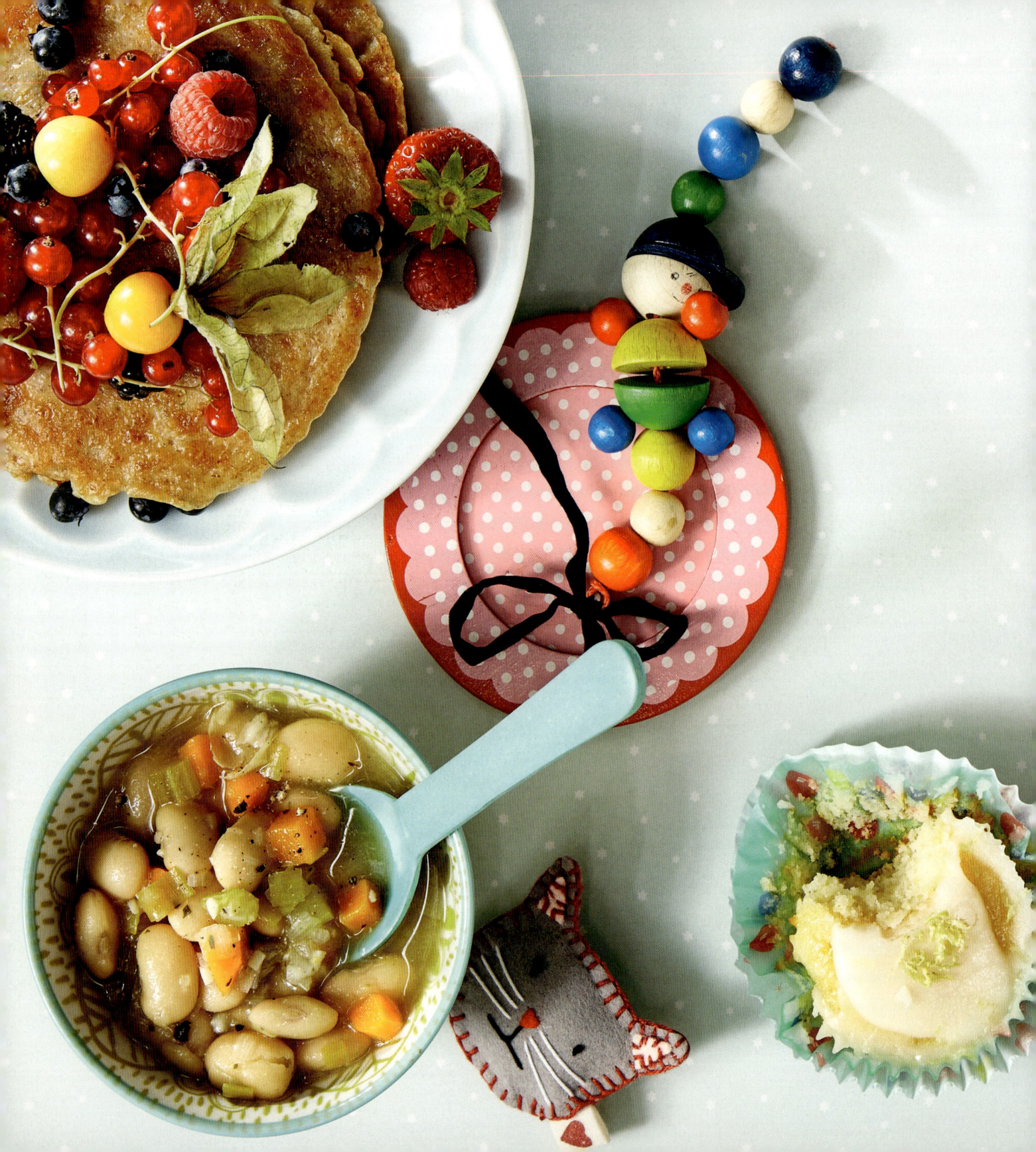

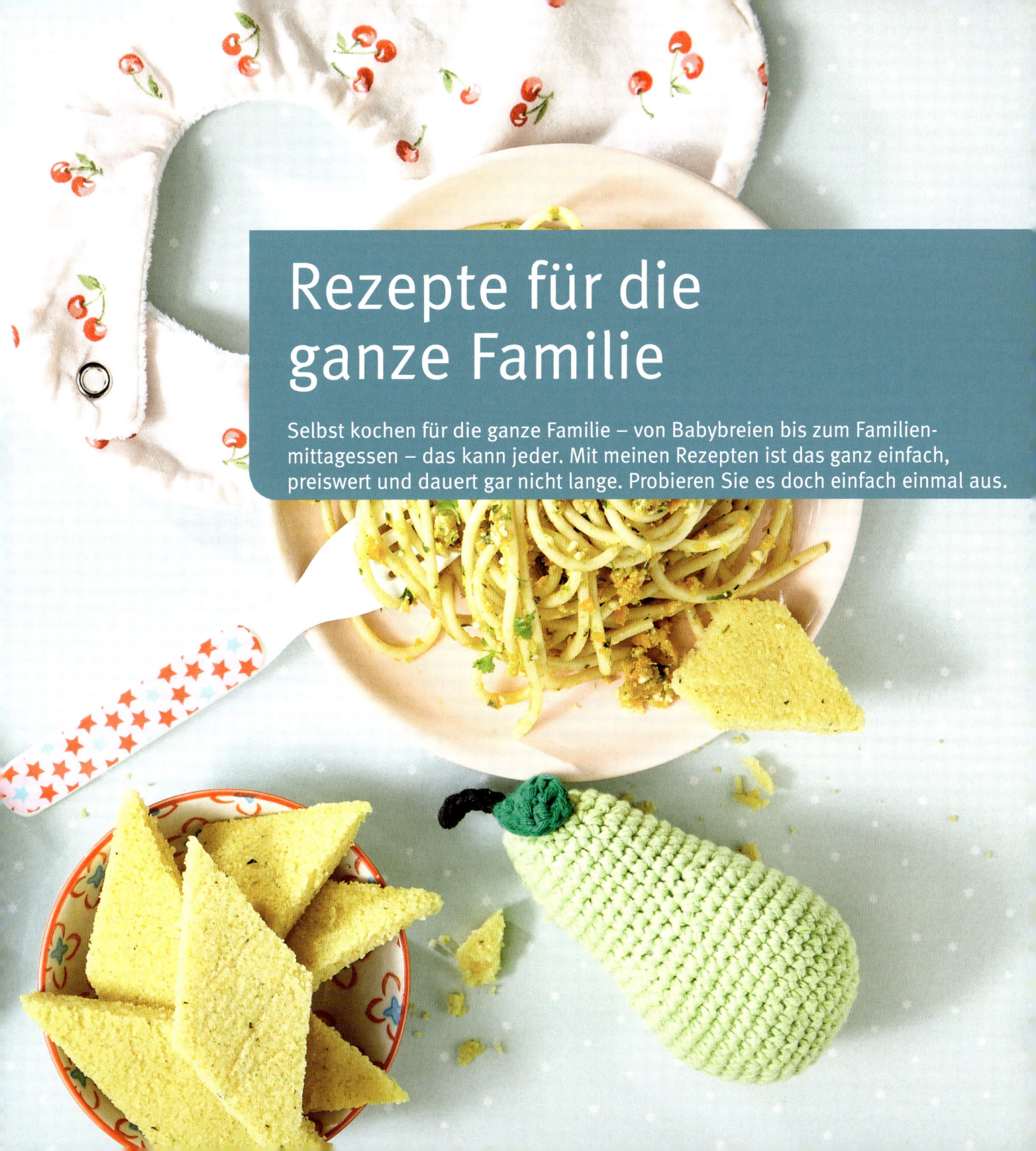

Rezepte für die ganze Familie

Selbst kochen für die ganze Familie – von Babybreien bis zum Familienmittagessen – das kann jeder. Mit meinen Rezepten ist das ganz einfach, preiswert und dauert gar nicht lange. Probieren Sie es doch einfach einmal aus.

Kochen für Babys und Kinder

Babys und Kinder haben einen anderen Geschmack als Erwachsene – aber trotzdem probieren die meisten gern Neues aus, besonders, wenn die Eltern das auch essen. Achten Sie nur darauf, dass die Babyportion kein Salz und keine Gewürze enthält.

In den Regalen von Supermärkten und Drogeriemärkten steht eine riesengroße Auswahl an Breien in Gläschen und zum Anrühren – da fällt es schwer, sich zu entscheiden. Und ganz schön teuer wird das auch. Eine preisgünstige und schnelle Alternative ist das Selberkochen. Die meisten meiner Babybreie bestehen aus drei Zutaten und sind schnell gemacht. Ein weiterer Vorteil: Sie wissen genau, was Ihr Baby zu essen bekommt und können gut auf seine Geschmacksvorlieben eingehen und ggf. Unverträglichkeiten berücksichtigen.

Spätestens nach dem 1. Geburtstag brauchen Kinder keine Breie oder »Extrawürste« mehr. Im Gegenteil: Jetzt wächst die Familie am Tisch um ein Mitglied, das sich Geschmacks-anregungen und Appetit bei den Mahlzeiten der Großen holt. Jetzt kann Ihr Kind, mit wenigen Ausnah-men, fast alles essen – ob zu Hause, unterwegs oder in der Kindertages-betreuung. Die Mahlzeiten sollten leicht verdaulich und fettarm und die Zutaten für warme Speisen mög-lichst gedünstet, geschmort, gekocht und wenig gewürzt sein.

Frisch zubereitete, fertige Speisen sollten Sie so schnell wie möglich verzehren, um eine Keimvermeh-rung, Nachgaren, Vitamin-, Ge-schmack- und Farbverluste oder Weich- und Matschigwerden (z. B. bei Gemüse und Kartoffeln), Verkle-ben (z. B. bei Reis) und Austrocknen (z. B. bei Nudeln) zu vermeiden.

Für wie viele Personen sind meine Rezepte?

Alle Rezepte (wenn nicht anders angegeben) reichen für 4 Portionen: 2 Erwachsenenportionen und 2 – 3 Kinderportionen oder 3 Erwachse-nenportionen und 1 – 2 Kinderpor-tionen. Kleinfamilien mit einem Erwachsenen und einem Kleinkind brauchen etwa nur die Hälfte der Rezeptmengen. Oder Sie teilen die Mengen durch 4 und multiplizieren mit der Zahl der Personen in Ihrem Haushalt.

Die empfohlenen Lebensmittelmen-gen können nur Orientierungswerte sein – Sie müssen sie ggf. nach Ihren Erfahrungswerten korrigieren, denn jedes Kind isst anders. Der individu-elle, tägliche Bedarf hängt von vielen

Faktoren ab, wie Alter, Größe, Gewicht, Temperament und körperlicher Aktivität. Der Appetit eines Kindes kann von Tag zu Tag und von Mahlzeit zu Mahlzeit schwanken. Wenn es krank ist, viel ruht und schläft oder Kummer hat, isst es weniger als bei Gesundheit, Ausgeglichenheit und guter Laune. Mit der Zeit lernen Sie den Appetit Ihres Kindes kennen und seine Verzehrmengen besser einschätzen. Die empfohlenen Lebensmittelmengen für Kinder des Forschungsinstituts für Kinderernährung sind eine gute Orientierung für Sie.

Bei neuen Rezepte kleine Mengen zubereiten

Starten Sie neue Gerichte, z. B. mit ungewohnten Gemüse- oder Getrei-

desorten oder Zubereitungen, zunächst mit kleinen Mengen. So vermeiden Sie unnötige Reste »für die Tonne«. Anfängliche Ablehnung ist normal. Kinder brauchen Zeit und mehrere Geschmacksproben, bis sie sich für einen neuen Geschmack entscheiden und sich daran gewöhnen. Ein Mix aus beliebten Zutaten mit neuen Zutaten kann Kinder zum Probieren ermutigen. Haben Sie Geduld.

Tipp: Falls die Mengen einer warmen Speise mal nicht reichen, gibt es Fingerfood, z. B. Gemüse- und Obstrohkost in mundgerechten Stücken oder als Salat und Naturjoghurt oder Quark dazu. Das mögen alle Kinder gern. Und wer nicht (mehr) essen mag, kann warten bis zur Zwischenmahlzeit. Auch dazu reicht Fingerfood wie Gemüse- und Obstrohkost, eine kleine Scheibe Brot, dünn bestrichen mit Butter, Margarine, Frischkäse oder veganem Aufstrich, eine kleine Portion Naturjoghurt, Quark, Milch- oder Buttermilchshake mit frischem, klein geschnittenem oder püriertem Obst. Zu viel »Nahrungskalorien« zwischendurch sollten Sie Ihrem Kind nicht geben, damit der Hunger auf die nächste nährstoffdichte Hauptmahlzeit nicht vergeht.

Die Zutaten sind variabel

Gemüse, Obst und Getreide können Sie je nach Angebot, Verfügbarkeit,

Vorrat und Vorlieben der Familie flexibel gegen andere Sorten austauschen, z. B. Nudeln gegen Bulgur oder Brokkoli gegen Zucchini. Bevorzugen Sie häufig Vollkornerzeugnisse mit ihrem höheren Sättigungs- und Nährwert und Gemüse- und Obstsorten der Saison. Für Salat eignen sich nicht nur Blattsalate, Tomaten, Paprika oder Gurken, sondern z. B. auch Karotten, Sellerie oder Kohlrabi (fein geraspelt), gedünstete Blumenkohl- und Brokkoliröschen oder blanchierte Lauchringe, Rote Bete (fein geraspelt), Dosenmais, Äpfel und Birnen (fein geraspelt), Mandarinen- oder Ananasstückchen. Je »bunter«, desto appetitanregender, schmackhafter und nährstoffreicher ist der Salat. Achten Sie prinzipiell auf Abwechslung, damit Ihr Kind Geschmacksvielfalt erlebt und seine Vorlieben erweitern kann.

Damit es schneller geht: clever und gut vorbereitet

Nicht an jedem Tag müssen Sie alle Zutaten einer warmen Speise frisch zubereiten. Zeitaufwendige Bestandteile wie Gulasch, Kartoffel- oder Semmelknödel, frisch geschmortes Kohl- oder Wurzelgemüse, Aufläufe, Eintöpfe, Suppen, Teige und Getreidebeilagen wie Nudeln, Bulgur, Hirse oder Reis können Sie gut in zweifacher Menge für zwei Tage vorbereiten und im Kühl- oder Gefrierschrank bevorraten. Für »Notfälle« sind auch fertige, tiefgefrorene Fischstäbchen oder Kinderschnitzel oder fertige, vakuumverpackte vegane Nuggets, Schnitzel oder Würstchen geeignet. Mit frischem Kartoffelpüree und Gemüse dazu ist ruckzuck ein kindgerechtes »Schnellgericht« fertig. Auch fertige Dosensuppen oder -eintöpfe (möglichst ohne Speck, Fleisch, Wurst) kann Ihr Kind gelegentlich löffeln, die mit Vitaminen und Mineralstoffen aus frischen oder tiefgefrorenen Kräutern, frischen Kartoffeln, Karotten, Lauch und Sellerie oder Vollkornbrot, »aufgepeppt« werden. Anschließend können Sie noch ein frisches Obstdessert servieren.

Reste können Sie entweder für den Vorrat einfrieren oder abgedeckt im Kühlschrank für den nächsten Tag aufbewahren. Es ist praktisch und spart Zeit, auch mal doppelte Mengen vorzubereiten und an zwei Tagen hintereinander oder am übernächsten Tag das Gleiche zu einer Mahlzeit zu essen. Wichtig: Vor dem Essen nochmals gut durcherhitzen!

Frühstück und Abendbrot

Sorgen Sie für Abwechslung und Überraschungen mit neuen Geschmackseindrücken und -erlebnissen beim Frühstück und Abendbrot: mit selbst gemachten Müslis, Getrei-debreien, Brotvarianten, verschiedenen Brotbelägen (z. B. Käse, Schinken, Wurst, Ei-, Tomaten-, Gurken-, Bananen- oder Kiwischeiben), süßen Brotaufstrichen (z. B. Konfitüre, Obstmus, Apfel- oder Birnenkraut, Honig, Sirup, Schokoladencreme), nussigen Brotaufstrichen (z. B. Erdnussbutter) und pikanten Brotaufstrichen. Geben Sie Ihrem Kind die Möglichkeit, verschiedene Varianten kennenzulernen und auszuwählen. Lassen Sie es mit zunehmendem Alter beim Schmieren, Schneiden, Mixen und Rühren helfen. So macht Essen Appetit und Spaß und fördert die vielseitige Geschmacksentwicklung, motorischen Fähigkeiten und die Selbstständigkeit Ihres Kindes.

Tipp: Brot schmeckt Kindern noch mal so gut, wenn sie ein lustiges Brotgesicht anstrahlt, z. B. mit Augen aus Gurkenscheiben oder Kirschtomaten, die Nase aus einem Karottenstift oder einer Kirschtomate, der Mund aus Paprikastreifen, die Augenbrauen aus Schnittlauch, die Stirnhaare aus Petersilie und die Ohren aus Orangen-, Apfel- oder Mandarinenspalten. Lassen Sie Ihr Kind beim Verzieren der Brotscheiben helfen. Sie werden überrascht sein, auf welche tollen Ideen es kommt. Und dann schmeckt das Brot gleich viel besser!

Mittagessen: am besten mit viel Gemüse!

Kinder brauchen und mögen Warmes, das bunt an Zutaten und Nährstoffen ist, lecker riecht und schmeckt. Sie lieben Speisen an einem schön gedeckten Tisch, die appetitlich angerichtet sind. Ob Sie nun mittags oder abends warm essen, bleibt Ihnen überlassen. Zu den Gewohnheiten einiger Familien passt es heutzutage besser, abends gemeinsam die warme Mahlzeit einzunehmen.

Kochen macht Lebensmittel bekömmlicher und setzt appetitanregende Aromastoffe frei. Nährstoffe werden vorverdaut, Bakterien und natürliche Gifte vernichtet. Außerdem sind nach dem Erhitzen bestimmte Nährstoffe (z. B. Eiweiß, Beta-Karotin) leichter für den Körper verfügbar. Zu einer warmen Mahlzeit (3 Zutaten + 1 Getränk) gehören:

- Getreide (z. B. Reis, Hirse, Nudeln oder Brot) oder Kartoffeln
- (warmes) Gemüse oder Gemüserohkost (z. B. als Salat oder Fingerfood evtl. mit Dip) oder Hülsenfrüchte (z. B. Falafel oder Eintopf)
- Fleisch, Fisch, Ei, Milcherzeugnisse oder eine vegetarische oder vegane, eiweißreiche Alternative (z. B. Soja, Tofu, Tempeh)
- ein Getränk (z. B. Wasser evtl. mit einem Spritzer Saft und ab und zu auch mal ein Glas purer Saft)

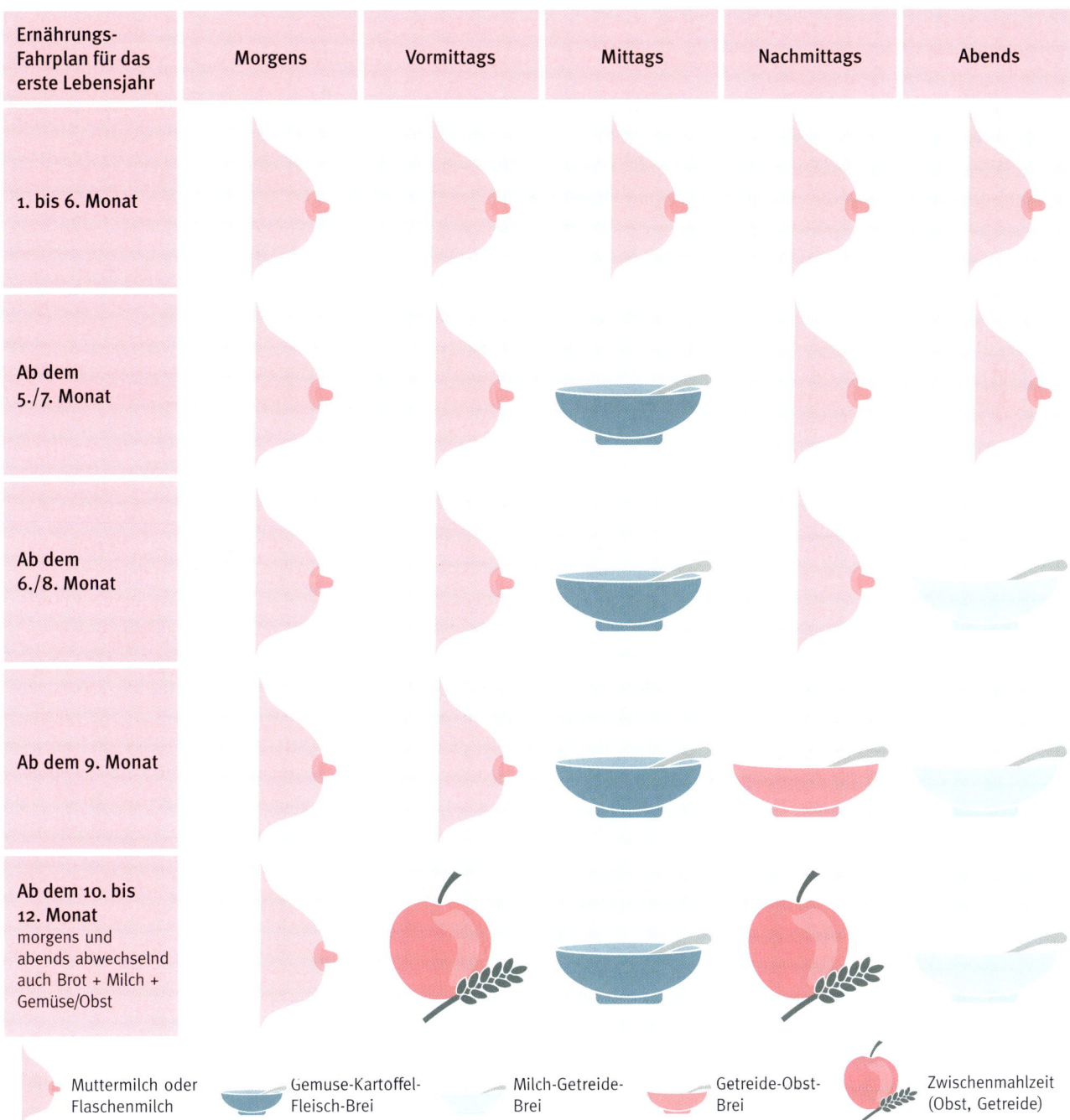

Ernährungs-Fahrplan für das erste Lebensjahr	Morgens	Vormittags	Mittags	Nachmittags	Abends

Legende:
- Muttermilch oder Flaschenmilch
- Gemuse-Kartoffel-Fleisch-Brei
- Milch-Getreide-Brei
- Getreide-Obst-Brei
- Zwischenmahlzeit (Obst, Getreide)

Verschiedene Garverfahren und wie Sie sie richtig einsetzen

Garmethode	Das passiert	So geht's	Geeignet für
Backen	Garen unter gleichzeitigem Bräunen in der Pfanne oder im Backofen	Pfannkuchenteig in wenig heißem Öl in der Pfanne bei mittlerer Hitze von beiden Seiten backen. Kuchenteig oder Auflauf in einer eingefetteten Form im Backofen bei mittlerer Temperatur backen.	Teigwaren wie Pfannkuchen, Gebäck, Kuchen, Kekse oder Aufläufe
Blanchieren	kurzes Erhitzen in viel sprudelnd kochendem Wasser mit anschließendem Abschrecken im kalten Wasserbad	In einem großen Topf Wasser mit wenig Salz zum Kochen bringen. Geputztes und geschnittenes Gemüse eintauchen. Aufkochen und 3 Min. kochen lassen. Abgießen und Gemüse gleich in kaltem Wasserbad abschrecken und abgießen.	Gemüse
Braten	Garen unter Bräunung mit oder ohne Zugabe von Fett. Gargut bleibt saftig durch schnelles Schließen der Poren.	Im heißen Bratentopf oder in der Pfanne, evtl. unter Zugabe von wenig Fett, Gargut von allen Seiten bräunen. Bei schwacher Hitze fertig garen.	Gemüse, Kartoffeln, Eier, Fisch, Schnitzel, Steaks, Medaillons, Koteletts
Braten im Wok	ständiges Rühren von klein geschnittenen Zutaten im Wok. Sehr fettsparend, gesund und aromareich.	Zutaten in kleine Scheiben, Streifen oder Würfel schneiden. Erst grobe, dann feinere Zutaten mit wenig Öl im Wok unter ständigem Rühren anbraten. Evtl. mit wenig Flüssigkeit fertig garen.	alles Gemüse, Obst, Fisch, Meeresfrüchte, Geflügel, mageres Fleisch
Dämpfen	Garen im Dampf, schonendste Zubereitung	Topfboden 3 – 5 cm mit Wasser oder Brühe bedecken und im geschlossenen Topf aufkochen lassen. Gargut in einen Dämpfeinsatz legen und in den Topf stellen. Zugedeckt bei schwacher Hitze gar dämpfen.	Brokkoli, Blumenkohl, Erbsen, Fenchel, Kartoffeln, Porree, Karotten, Rote Bete, Spargel, Fischfilet, Geflügelbrust, Hähnchenkeulen

Garmethode	Das passiert	So geht's	Geeignet für
Dünsten	Garen im eigenen Saft oder mit wenig Wasser oder Brühe. Ganz ohne oder mit sehr wenig Fett. Schonende Zubereitung	Gargut tropfnass oder in sehr wenig heißem Fett im Topf andünsten. Mit wenig Wasser oder Gemüsebrühe aufgießen bzw. ablöschen. Im geschlossenen Topf bei schwacher Hitze gar dünsten.	Bohnen, Karotten, Paprika, Pilze, Tomaten, Zucchini, Obst, Fischfilet, ganze Fische, Geflügelteile
Grillen	Garen mit gleichzeitiger Bräunung. Dabei bilden sich Röst- und Aromastoffe. Sehr fettsparend und aromareich	Grillgut waschen, trocknen, (in Aluschale oder Alufolie verpackt) auf den Grillrost legen und gar braten.	Gemüse, Kartoffeln, Obst, Fisch, ungepökeltes, mageres Fleisch, Würstchen
Kochen	Garen in reichlich Flüssigkeit bei 100 °C	Im großen Topf Gargut in kaltem oder kochendem Wasser aufsetzen.	Fleisch, Teigwaren, Kartoffeln, Eintöpfe, Gemüse wie Sellerie und Rote Bete
Schmoren	Kombination aus Braten mit gleichzeitiger Bräunung und langsamem Dünsten in wenig Flüssigkeit	Schmorgut in wenig erhitztem Fett anbraten und würzen. Im geschlossenen Topf mit wenig Wasser oder Brühe bei schwacher Hitze gar schmoren.	Kohl, gefüllte Paprika, Auberginen, Ragout oder Gulasch von Schwein, Rind und Lamm, Braten und Rouladen

Gemüse richtig putzen und garen

Gemüsesorte	Wie vorbereiten?	Wie garen?
Auberginen	Enden entfernen, Auberginen mit warmem Wasser waschen. Scheiben salzen und 30 Min. ziehen lassen (entzieht Bitterstoffe und überschüssiges Wasser).	In Scheiben oder Würfeln in wenig Öl schmoren oder braten (ca. 5 – 10 Min.).
Blumenkohl	Von Blättern befreien, Strunk dicht unter der Blume abschneiden, Kohl waschen und in Röschen teilen.	Blanchieren (3 Min.) oder bissfest dämpfen oder kochen (ca. 15 Min.).
Brokkoli	Stiele abschneiden, Brokkoli waschen, dünn schälen und in Scheiben schneiden (dicke Stiele einschneiden). Kohl in Röschen teilen und waschen.	Blanchieren (3 Min.) oder bissfest dämpfen oder kochen (ca. 10 Min.).
Bohnen (grüne)	Stangenenden entfernen, Bohnen waschen und evtl. in Streifen schneiden.	Im eigenen Saft und wenig Öl dünsten (ca. 10 – 15 Min.).
Champignons	Schmutz mit Küchenpapier oder Gemüsebürste vorsichtig abreiben, halbieren, vierteln oder in Scheiben schneiden.	In wenig Öl schmoren oder braten (ca. 5 – 10 Min.).
Fenchel	Von holzigen Stellen und welken Blättern befreien, Fenchel halbieren, waschen, in hauchdünne Streifen schneiden. Fenchelgrün waschen und klein hacken.	Längs geviertelt mit Salz und Zitronensaft bissfest kochen (ca. 15 Min.).
Frühlingszwiebeln	Wurzelende entfernen, waschen und in feine Streifen schneiden.	
Gurken	Enden abschneiden, mit warmem Wasser waschen, Gurken mit Küchenpapier trocken reiben, in Scheiben oder Stifte hobeln.	
Grünkohl	Harte Außenblätter und dicke Blattrippen entfernen. Kohl vierteln, waschen und in Streifen schneiden.	Blanchieren (3 Min.) und im eigenen Saft und wenig Öl dünsten oder schmoren (ca. 15 – 20 Min.).
Karotten	Waschen, Wurzelende abschneiden, Karotten in Stifte oder Scheiben schneiden oder raspeln.	In Scheiben oder Stiften dämpfen oder in wenig Öl dünsten (ca. 10 Min.).
Kartoffeln	Waschen und als Pellkartoffel kochen oder dünn schälen, waschen, dämpfen oder in wenig Wasser dünsten.	Mit Schale in viel kochendes Wasser geben und bei schwacher Hitze gar kochen (ca. 20 Min.) oder geschält und in groben Stücken in wenig kochendes Wasser geben und bei schwacher Hitze gar dünsten (10 – 15 Min.).

Gemüsesorte	Wie vorbereiten?	Wie garen?
Knollen- oder Staudensellerie	Stiele und grüne Blätter abschneiden. Unter fließend kaltem Wasser gut waschen. Stiele in dünne Scheiben schneiden, Blätter fein hacken. Knolle schälen, waschen, fein raspeln.	Als ganze Knolle mit Schale kochen (20 – 30 Min.), dann erst würfeln oder in Stifte hobeln.
Kohlrabi	Blätter und holziges Wurzelende entfernen, dünn schälen, waschen und in feine Stifte hobeln.	In Stiften dämpfen, in wenig Öl dünsten oder schmoren (5 – 10 Min.).
Kürbis	In Stücke teilen, dünn schälen, entkernen und klein schneiden.	In wenig Öl dünsten oder schmoren oder braten (5 – 10 Min.).
Paprika	Mit warmem Wasser waschen, mit Küchenpapier trocken reiben, halbieren, entkernen und in Streifen oder Würfel schneiden.	Streifen oder Würfeln in wenig Öl dünsten (5 – 10 Min.).
Pastinaken	Schälen, waschen, klein würfeln.	Stifte oder Würfel in wenig Öl dünsten (5 – 10 Min.).
Porree (Lauch)	Harte grüne Außenblätter entfernen. Wurzelende abschneiden. Stangen gründlich waschen, halbieren und quer in feine Scheiben oder Streifen schneiden.	Dämpfen oder in wenig Öl dünsten (5 – 10 Min.).
Spinat	Verlesen, gründlich waschen, abtropfen lassen, Stiele entfernen, Blätter klein hacken.	In wenig Öl dünsten (10 – 15 Min.).
Stangensellerie	Wurzelende entfernen. Blätter abschneiden. Stiele und Blätter gut waschen und in feine Streifen schneiden.	In wenig Öl dünsten (ca. 5 – 10 Min.).
Tomaten	Mit warmem Wasser waschen, trocken reiben und klein würfeln oder in Scheiben schneiden.	In wenig Öl dünsten (ca. 5 Min.).
Wirsing	Harte Außenblätter und dicke Blattrippen entfernen. Kohl vierteln, waschen und in Streifen schneiden.	Blanchieren (3 Min.) und im eigenen Saft und wenig Öl dünsten (10 – 15 Min.).
Weißkohl/Rotkohl	Außenblätter und dicke Blattrippen entfernen, Kohlkopf vierteln, waschen und in feine Streifen schneiden.	In wenig Öl dünsten (ca. 10 – 15 Min.).
Zucchini	Enden entfernen, Zucchini mit warmem Wasser waschen, mit Küchentüchern trocken reiben, in Stifte oder Streifen hobeln.	Würfel oder Scheiben in wenig Öl dünsten (ca. 5 Min.).
Zwiebeln	Schälen, halbieren, in schmale Scheiben oder Streifen schneiden oder längs und quer einschneiden und würfeln.	In wenig Öl anbraten (ca. 5 – 10 Min.).

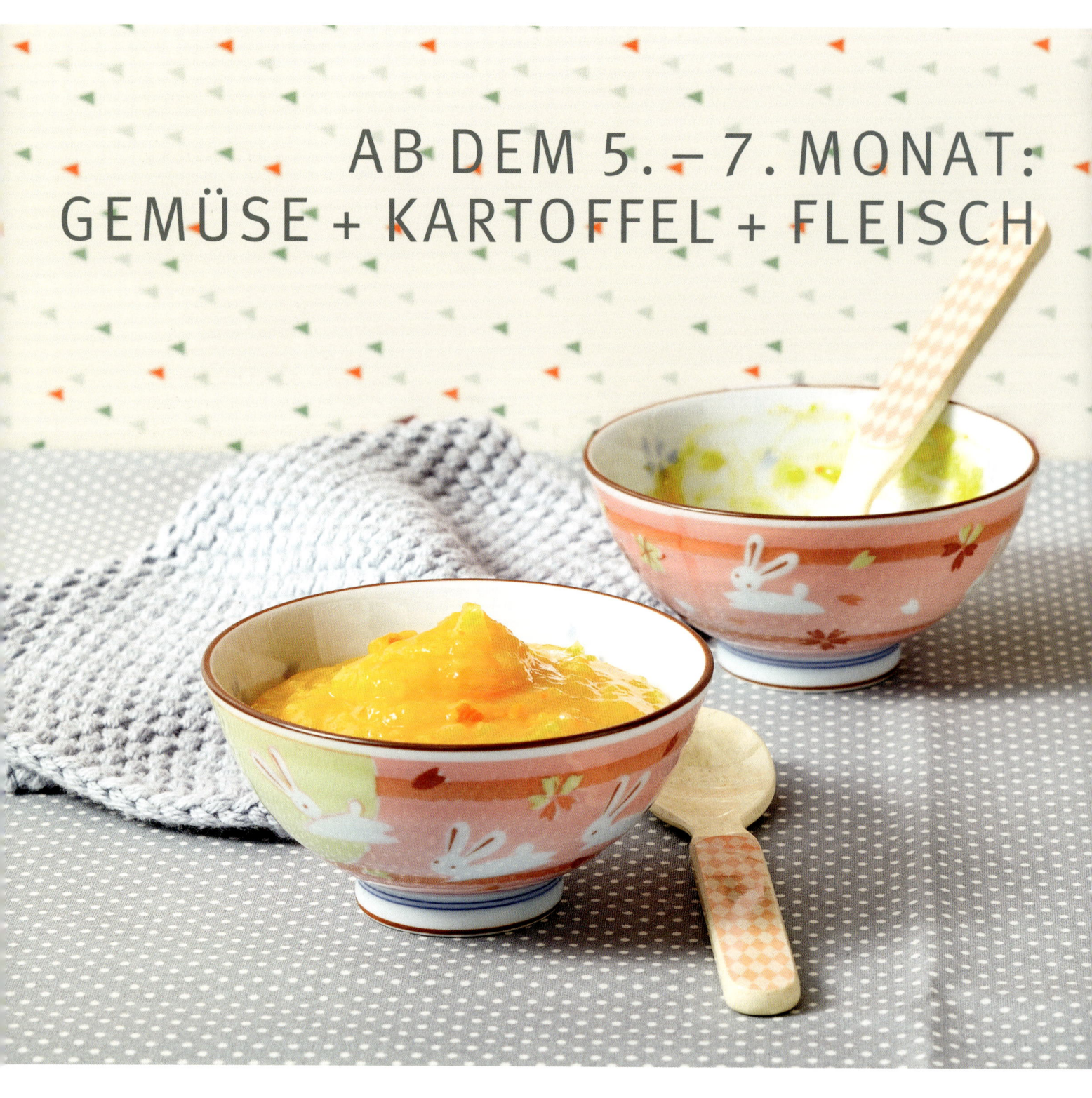

AB DEM 5. – 7. MONAT:
GEMÜSE + KARTOFFEL + FLEISCH

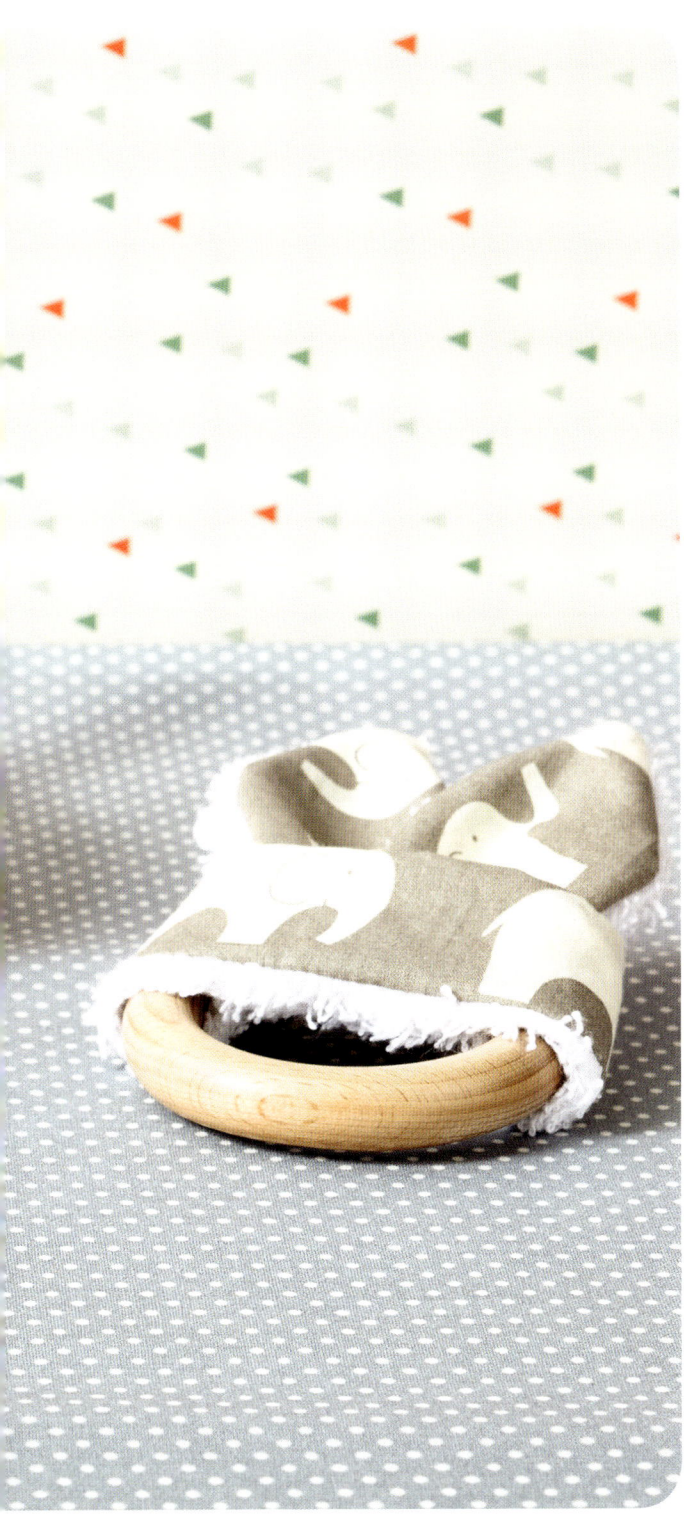

Am Anfang bekommt Ihr Baby nur Gemüsebrei ohne weitere Zutaten. Sehr beliebt ist Karotte, da sie wie Muttermilch süß schmeckt und gut verträglich ist. Falls Ihr Baby keine Karotte mag, versuchen Sie es mit anderen gut bekömmlichen Gemüsesorten, z. B. mit Kürbis, Fenchel oder Pastinake.

Nach etwa einer Woche kommen gut verträgliche Kartoffel, später im Wechsel auch Vollkornerzeugnisse und 1 EL Öl dazu. Am besten geeignet ist Rapsöl, denn es hat eine gute Zusammensetzung an Fettsäuren und ist reich an Omega-3-Fettsäuren, die wichtig für die Entwicklung der Sehschärfe, des Gehirns und der Intelligenz Ihres Kindes sind. Außerdem verbessert der Zusatz von Öl die Verwertung von Vitamin A bzw. Beta-Carotin aus dem Gemüse und macht den Brei (und den Stuhl) geschmeidig.

Nach einer weiteren Woche geben Sie auch eine kleine Menge mageres Fleisch als gute Quelle für Eisen und Vitamin B$_{12}$ dazu. Es sind wichtige Wirkstoffe für Wachstum und gesunde Entwicklung Ihres Babys. Zum Schluss geben Sie vitaminreichen Saft, z. B. milden Organgensaft, Holunder-, Sanddorn- oder Apfelsaft oder mit Vitamin C angereicherten Babysaft oder fertiges reines Obst aus dem Gläschen dazu. Später kann es frisches Obst oder Obstmus auch als Dessert geben.

Ersetzen Sie 1–2-mal wöchentlich Fleisch durch grätenfreien Fisch, z. B. Lachsfilet mit einem hohen Gehalt an Omega-3-Fettsäuren oder jodreiches Seelachsfilet.

◂ Kürbis-Kartoffel-Brei

Schnell und einfach selbst gekocht

Grundrezept: Gemüsebrei

für 1 Portion • laktosefrei, vegetarisch
⊘ 10 – 15 Min.

90 – 100 g Gemüse

● Gemüse putzen, waschen und in grobe Stücke schneiden.

● Im geschlossenen Topf in wenig Wasser (Topfboden ist gut bedeckt) auf kleinster Stufe ca. 5 – 10 Min. gar dünsten.

● Mit nur wenig Flüssigkeit pürieren.

Tipp Am besten geeignet für den Anfang sind Karotte, Kürbis, Pastinake oder Fenchel. Je nach Geschmack Ihres Babys auch Spinat, Zucchini, Brokkoli, Blumenkohl, Kohlrabi, Erbsen oder Wirsing. Fast alle Gemüsesorten, außer schwer verdauliche Kohlsorten und Hülsenfrüchte, sind geeignet.

Wenn wenig Zeit ist

Grundrezept: Gemüsebrei schnell

für 1 – 3 Portionen • laktosefrei, vegetarisch
⊘ 5 – 10 Min.

100 – 300 g tiefgefrorenes Gemüse

● Gefrorenes Gemüse im geschlossenen Topf in wenig Wasser gar dünsten.

● Das gegarte Gemüse pürieren.

Tipp Geht superschnell, denn das Gemüse ist bereits geputzt und geschnitten.

Schon drei Zutaten

Grundrezept: Gemüse-Kartoffel-Brei

für 1 Portion • laktosefrei, vegetarisch
⊘ 10 – 15 Min.

100 g Gemüse • 1 mittel-/hühnereigroße geschälte Kartoffel (50 g) • 1 EL Rapsöl

● Gemüse putzen, waschen und in grobe Stücke schneiden.

● Kartoffel schälen und in grobe Stücke schneiden.

● Mit dem Gemüse in wenig Wasser (Topfboden ist gut bedeckt) ankochen und auf kleinster Stufe (ca. 5 – 10 Min.) gar dünsten.

● Mit wenig Kochflüssigkeit streichfähig pürieren.

● Zum Schluss das Öl unterrühren.

Tipp Nicht mit Salz und Gewürzen abschmecken.

Im Herbst eine gute Alternative
Kürbis-Kartoffel-Brei

für 1 Portion • laktosefrei, vegetarisch
⏱ 10–15 Min.

90 – 100 g Kürbisfleisch • 1 mittelgroße Kartoffel • 2 – 3 EL Saft • 1 EL
Rapsöl

• Kürbis waschen, entkernen und
Kürbisfleisch grob würfeln.

• Kartoffel waschen, dünn schälen
und in grobe Würfel schneiden.

• In wenig Wasser (Topfboden ist
gut bedeckt) auf kleinster Stufe ca.
5 – 10 Min. im geschlossenen Topf gar
dünsten (Zahnstocherprobe).

• Mit nur wenig Kochflüssigkeit
und dem Saft pürieren, bis der Brei
cremig ist.

• Zum Schluss das Öl unterrühren.

Tipp Für den kleinen Vorrat im
Kühlschrank die 3-fache Menge
Gemüse und Kartoffeln, für den
großen Vorrat im Gefriergerät die
5–10-fache Menge zubereiten
(s. Grundrezept: Schneller Gemüsebrei (S. 124)).

Spinat macht Babys stark!
Spinat-Kartoffel-Brei

für 1 Portion • laktosefrei, vegetarisch
⏱ 10–15 Min.

90 – 100 g Spinat (frisch oder TK) •
1 mittelgroße Kartoffel • 2 – 3 EL
Saft • 1 EL Olivenöl

• Frischen Spinat gründlich waschen
und putzen.

• Kartoffel waschen, dünn schälen
und in grobe Würfel schneiden.

• Spinat (TK-Spinat nicht auftauen
lassen) und Kartoffel in wenig
Wasser (Topfboden ist gut bedeckt)
auf kleinster Stufe ca. 10 Min. im
geschlossenen Topf gar dünsten.

• Mit nur wenig Kochflüssigkeit
und dem Saft pürieren, bis der Brei
cremig ist.

• Zum Schluss das Öl unterrühren.

Tipp Spinatbrei nicht warmhalten
oder wiedererwärmen! Aus Nitrat
können durch Bakterien Nitrit und
Nitrosamine entstehen, die möglicherweise gesundheitsschädlich
sind.

Der 1. vollständige Brei
Gemüse-Kartoffel-Fleisch-Brei

für 1 Portion • laktosefrei, glutenfrei
⏱ 15 Min.

100 g Gemüse • 1 mittel-/hühnerei-
große Kartoffel (50 g) • 30 g mageres
Fleisch oder frisches Tartar (ca. 1 EL) •
1½ EL Saft • 1 EL Rapsöl

• Gemüse und Kartoffel putzen,
kurz unter fließendem Wasser
gründlich waschen und in grobe
Stücke schneiden.

• Fleisch waschen, mit Küchenpapier trocken tupfen und in sehr
kleine Stücke schneiden.

• Alles zusammen im geschlossenen
Topf mit wenig Wasser ankochen, auf
kleinster Stufe ca. 10 Min. garen.

• Mit wenig Kochwasser und Saft
streichfest pürieren, dann das Öl
unterrühren.

Variante Statt Fleisch können Sie
auch 1–2-mal pro Woche Fisch verwenden: 1 EL gedünstetes, grätenfreies Seelachs- oder Lachsfilet mit-
pürieren.

Schnell gemacht, zeitsparend und praktisch

Grundrezept: Fleisch für den Vorrat

für 4 – 6 Portionen • laktosefrei, glutenfrei
🕑 35 – 40 Min.

125 g Fleisch (z. B. Schnitzel, Filet) • etwas Wasser

● Fleisch waschen und in grobe Stücke schneiden. In wenig kochendem Wasser (Fleisch ist gerade bedeckt) auf kleinster Stufe im geschlossenen Topf ca. 30 Min. weich garen.

● Mit etwas Kochflüssigkeit cremig pürieren.

Für den großen Fleischvorrat von 4 – 6 Wochen:

● 1 kg Fleisch waschen, in Stücke schneiden, kochen, pürieren, schnell im kalten Wasserbad abkühlen.

● Mit Folie abgedeckt im Eiswürfelbereiter (je Würfel etwa 20 g) schockgefrieren. Fleischwürfel herausnehmen und gut verschlossen in einem Gefrierbeutel aufbewahren.

● Für 2 Tage Gemüse-Kartoffel-Fleisch-Brei brauchen Sie ca. 3 Würfel Fleisch. Einfach beim Garen von frischem Gemüse und Kartoffeln oder Erwärmen eines Gemüsegläschens aufgetaute Fleischwürfel unterrühren.

Tipp Ein Schnitzel oder Filet (125 g) reicht für etwa 4 – 6 Breiportionen. Füllen Sie das gegarte, pürierte und schnell im Wasserbad abgekühlte Fleisch in ein Schraubglas oder eine Frischhaltedose und lagern Sie es an der kältesten Stelle des Kühlschranks. Der frische Fleischvorrat sollte in den darauffolgenden Tagen verbraucht sein. Pro Breiportion brauchen Sie ca. 2 gestr. Esslöffel Fleischpüree. Sie können aber auch Fleisch im Gläschen kaufen (½ Glas pro Portion Gemüsebrei).

Fenchel hilft bei Bauchweh und Blähungen

Fenchel-Kartoffel-Brei mit Pute

für 1 Portion • laktosefrei, glutenfrei
🕑 15 Min.

90 – 100 g Fenchel (½ Knolle) • 1 mittelgroße Kartoffel • 20 – 30 g Putenfleisch (oder 1½ TK-Würfel oder ein ½ Fleischgläschen) • 2 – 3 EL Saft • 1 EL Rapsöl

● Fenchel putzen, waschen und in grobe Würfel schneiden. Fenchelkraut aufheben.

● Kartoffel waschen, dünn schälen und in grobe Würfel schneiden.

● Fenchel und Kartoffeln in wenig kochendem Wasser (Topfboden ist gut bedeckt) auf kleinster Stufe im geschlossenen Topf ca. 5 – 10 Min. gar dünsten.

● Putenfleisch dazugeben und unter Rühren erhitzen.

● Mit nur wenig Kochflüssigkeit, dem Saft und etwas Fenchelkraut pürieren, bis der Brei cremig ist.

● Zum Schluss das Öl unterrühren.

❯ Fenchel-Kartoffel-Brei mit Pute

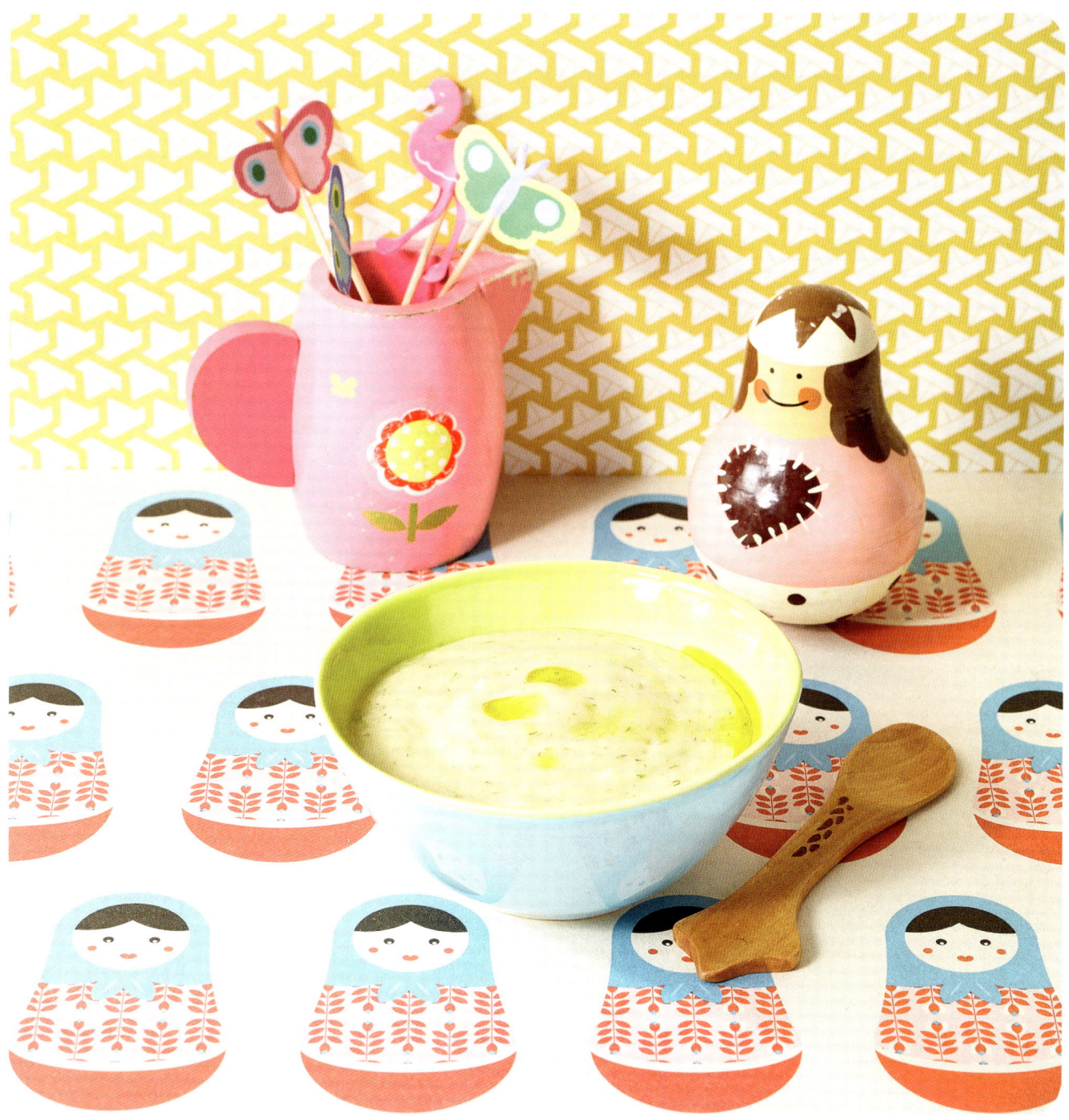

Leicht süße Wurzel, die gut tut

Pastinake-Kartoffel-Brei mit Lamm

für 1 Portion • laktosefrei, glutenfrei
⏱ 15 Min.

90 – 100 g Pastinake • 1 mittelgroße Kartoffel • 20 – 30 g Lammfleisch (1½ TK-Würfel oder ein ½ Fleischgläschen) • 2 – 3 EL Saft • 1 EL Olivenöl

● Pastinake waschen, schälen und in grobe Würfel schneiden.

● Kartoffel waschen, dünn schälen und in grobe Würfel schneiden.

● Pastinake und Kartoffeln in wenig kochendem Wasser (Topfboden ist gut bedeckt) auf kleinster Stufe im geschlossenen Topf ca. 5 – 10 Min. gar dünsten.

● Fertiges Lammfleischpüree dazugeben und unter Rühren erhitzen.

● Mit nur wenig Kochflüssigkeit und dem Saft pürieren, bis der Brei cremig ist.

● Zum Schluss das Öl unterrühren.

Bekommt den meisten Babys

Zucchini-Kartoffel-Brei mit Hackfleisch

für 1 Portion • laktosefrei, glutenfrei
⏱ 20 – 25 Min.

90 – 100 g Zucchini (klein und zart) • 1 mittelgroße Kartoffel • 20 – 30 g frisches Rinderhack • 2 – 3 EL Saft • 1 EL Olivenöl

● Zucchini waschen, putzen und in grobe Würfel schneiden.

● Kartoffel waschen, dünn schälen und in grobe Würfel schneiden.

● Rinderhack mit wenig Wasser bei hoher Stufe im offenen Topf unter Rühren ca. 5 Min. anschmoren.

● Zucchini, Kartoffel und wenig Wasser (Topfboden ist gut bedeckt) dazugeben. Im geschlossenen Topf einmal aufkochen und dann auf kleinster Stufe ca. 5 – 10 Min. garen.

● Mit nur wenig Kochflüssigkeit und dem Saft pürieren, bis der Brei cremig ist.

● Zum Schluss das Öl unterrühren.

Nicht jeder Kohl liegt im Magen

Blumenkohl-Kartoffel-Brei mit Hackfleisch

für 1 Portion • laktosefrei, glutenfrei
⏱ 20 – 25 Min.

90 – 100 g Blumenkohl • 1 mittelgroße Kartoffel • 20 – 30 g frisches Rinderhack • 2 – 3 EL Saft • 1 EL Sesamöl

● Blumenkohlröschen putzen und waschen.

● Kartoffel waschen, dünn schälen und in grobe Würfel schneiden.

● Rinderhack mit wenig Wasser bei hoher Stufe im offenen Topf unter Rühren ca. 5 Min. anschmoren.

● Blumenkohl, Kartoffel und wenig Wasser (Topfboden ist gut bedeckt) dazugeben. Im geschlossenen Topf einmal aufkochen und dann auf kleinster Stufe ca. 5 – 10 Min. garen.

● Mit nur wenig Kochflüssigkeit und dem Saft pürieren, bis der Brei cremig ist.

● Zum Schluss das Öl unterrühren.

Ein leckeres Gericht für die Familie

Erbsen-Karotten-Reis-Brei mit Hähnchen

für 1 Portion • laktosefrei, glutenfrei
🕐 20 – 25 Min.

2 EL Parboiled Reis oder Naturreis •
50 g Karotte (eine halbe mittelgroße) • 50 g Erbsen • 25 – 30 g Hähn-
chenbrust (1½ TK-Würfel oder ½
Fleischgläschen) • 2 – 3 EL Saft • 1 EL
Rapsöl

● Reis in doppelter Wassermenge
unter Rühren zum Kochen bringen
und dann bei ausgeschalteter Herdplatte ca. 10 – 15 Min. gar quellen
lassen (Naturreis braucht mindestens doppelt so lange).

● Karotte waschen, dünn schälen
und in grobe Stücke schneiden. Karotte und Erbsen in wenig kochendem
Wasser (Topfboden ist gut bedeckt)
auf kleinster Stufe im geschlossenen
Topf ca. 5 – 10 Min. gar dünsten.

● Fertiges Hähnchenbrustpüree
(1½ TK-Würfel oder ein ½ Fleischgläschen) zum Gemüse geben und
unter Rühren erhitzen.

● Gemüse, Reis und Fleisch mit nur
wenig Kochflüssigkeit und dem Saft
pürieren, bis der Brei cremig ist (oder
mit der Gabel zerdrücken). Zum
Schluss das Öl unterrühren.

Mit Jod für den Energiehaushalt

Karotten-Kartoffel-Brei mit Seelachs

für 1 Portion • laktosefrei, glutenfrei
🕐 20 – 25 Min.

100 g Karotten • 1 mittelgroße Kartoffel • 30 g Seelachsfilet (mit MSC-Siegel, frisch oder TK) • etwas Zitronensaft • 2 – 3 EL Saft • 1 EL Rapsöl

● Karotten waschen, dünn schälen
oder schaben und in grobe Stücke
schneiden.

● Kartoffel waschen, dünn schälen
und in grobe Stücke schneiden.

● Fischfilet kurz unter fließendem
Wasser abbrausen, trocken tupfen, in
Stücke teilen und auf Gräten prüfen.
Mit etwas Zitronensaft beträufeln.

● Kartoffel und Karotten in wenig
Wasser (Topfboden ist gut bedeckt)
auf kleinster Stufe im geschlossenen
Topf ca. 10 Min. gar dünsten.

● Fischfilet in heißem Öl unter
Wenden ca. 10 Min. gar dünsten.

● Den Fisch mit dem Karotten-Kar-
toffel-Gemüse, wenig Kochflüssigkeit und dem Saft pürieren oder mit
der Gabel zerdrücken.

Achtung Nicht geeignet für Babys
mit nachgewiesener Fischallergie!

Mit Omega-3-Fettsäuren

Spinat-Kartoffel-Brei mit Lachs

für 1 Portion • laktosefrei, glutenfrei
🕐 20 – 25 Min.

100 g Spinat (frisch oder TK) • 1 mittelgroße Kartoffel • 30 g Lachsfilet
(TK, 1 Filet reicht für etwa 4 Breiportionen) • 2 – 3 EL Saft • 1 EL Olivenöl

● Frischen Spinat gründlich waschen, putzen und klein schneiden.

● Kartoffel waschen, dünn schälen
und in grobe Würfel schneiden.

● Spinat (TK-Spinat nicht auftauen
lassen) und Kartoffel in wenig
Wasser (Topfboden ist gut bedeckt)
auf kleinster Stufe ca. 10 Min. im
geschlossenen Topf gar dünsten.

● Lachsfilet auftauen, in der Pfanne
mit heißem Öl unter Wenden ca.
10 Min. gar dünsten.

● Lachs mit Spinat, Kartoffel, wenig
Kochflüssigkeit und Saft pürieren
oder mit der Gabel zerdrücken.

Achtung Nicht geeignet für Babys
mit nachgewiesener Fischallergie!

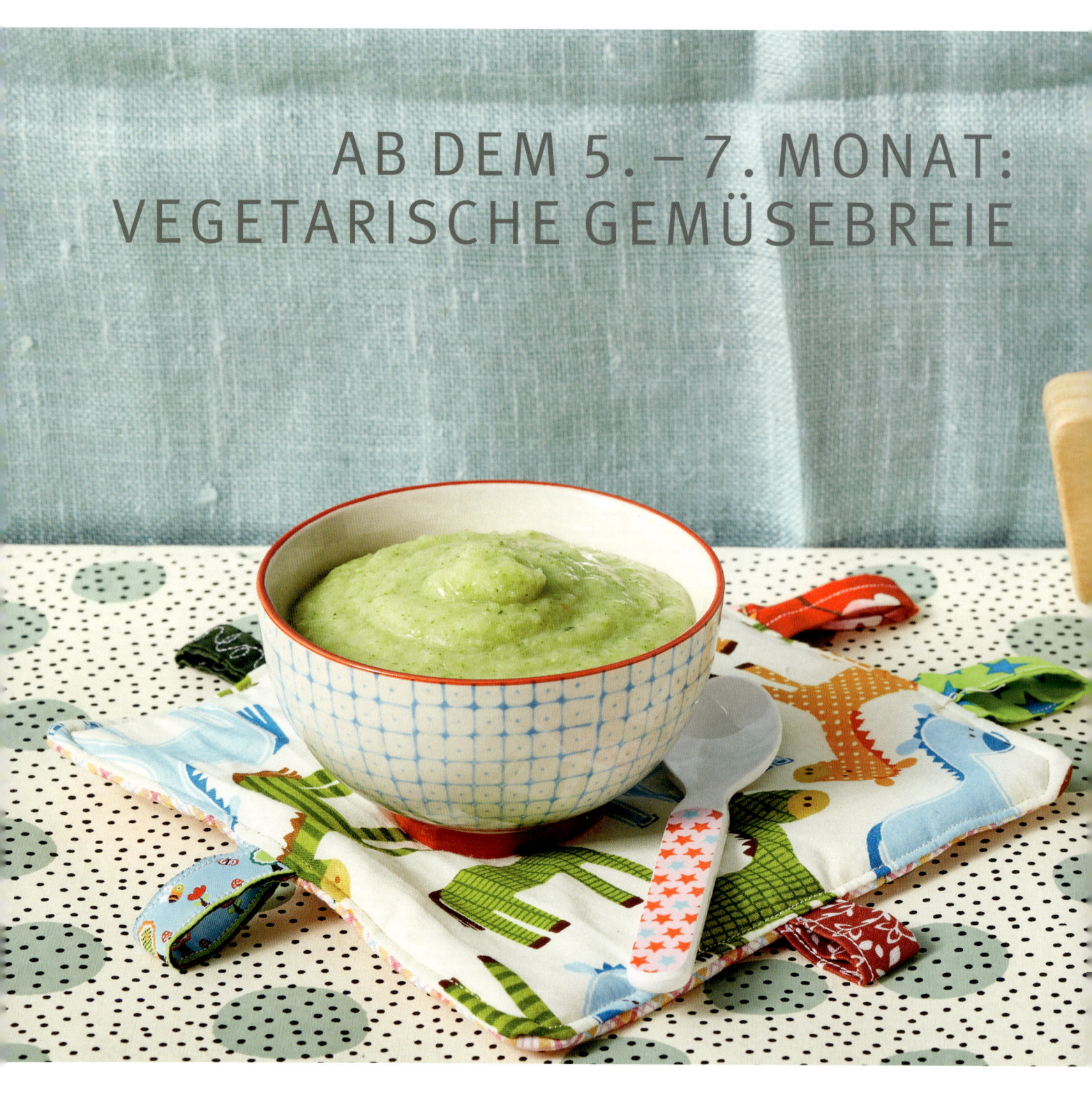

AB DEM 5. – 7. MONAT:
VEGETARISCHE GEMÜSEBREIE

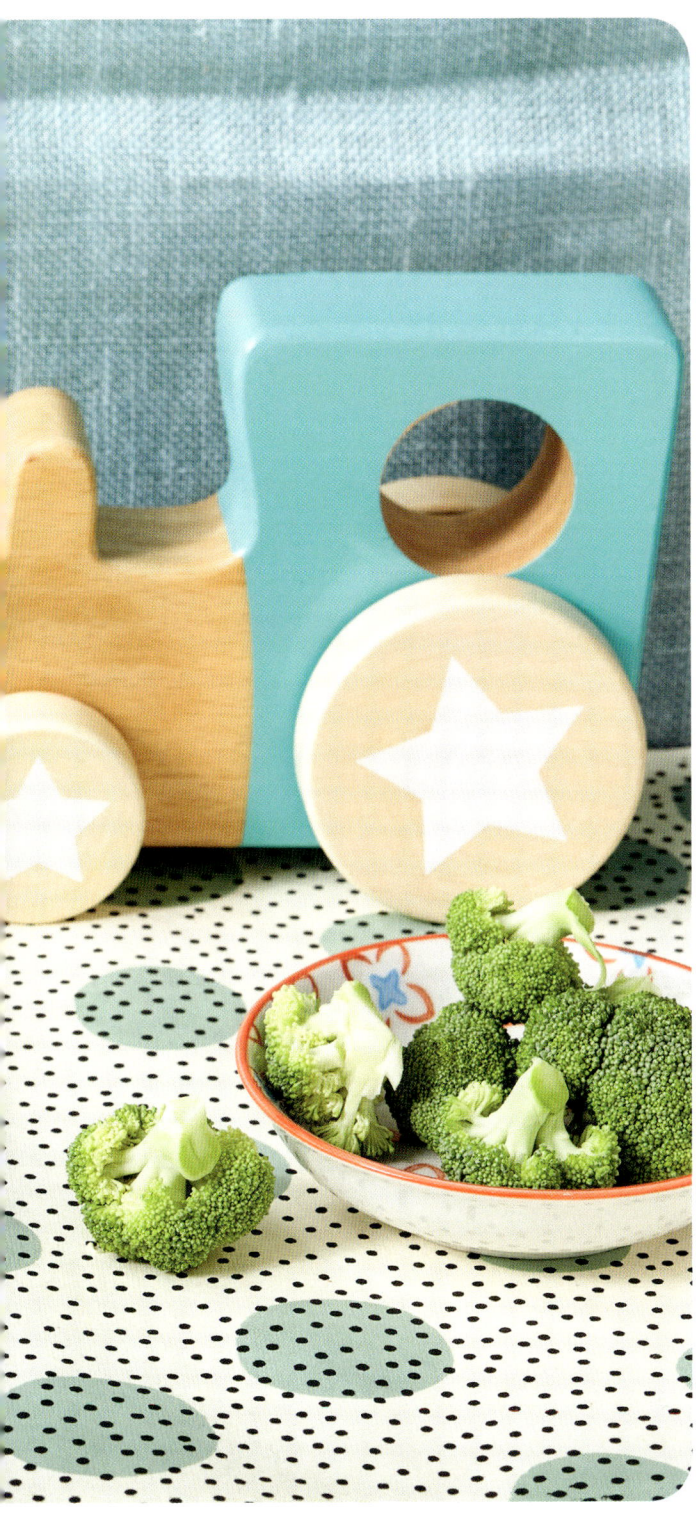

Je nach Ihren familiären Gewohnheiten können Sie Ihrem Baby auch mal vegetarische Breie geben, die bevorzugt mit eisenreichen Getreidesorten wie Hafer oder Hirse und eisenreichen Gemüsesorten wie Spinat oder Fenchel zubereitet werden.

Damit das »pflanzliche« Eisen gut vom Körper Ihres Babys genutzt werden kann, kommt zum Brei oder danach als Dessert Vitamin C in Form von frischem Obst, fertigem Obstmus aus dem Gläschen oder Fruchtsaft (100 %) dazu. Geeignete Vitamin-C-reiche Säfte sind z. B. milder Organgensaft, Holunder-, Sanddorn- oder Apfelsaft oder mit Vitamin C angereicherter Babysaft. Auch ein durchgegartes bzw. hart gekochtes frisches Ei können Sie hin und wieder in den Brei geben, denn Eier enthalten viel Vitamin B_{12}, das für die gesunde Entwicklung Ihres Babys wichtig ist.

❮ Brokkoli-Kartoffel-Brei mit Hafer

Haferflocken: preiswert und gesund

Brokkoli-Kartoffel-Brei mit Hafer

für 1 Portion • laktosefrei, vegan
⊘ 15 – 20 Min.

100 g Brokkoli • 1 kleine Kartoffel •
1 EL Haferflocken, Vollkorn- oder
Maisgries • 2 – 3 EL Saft • 1 EL Walnussöl

● Brokkoli putzen, in kleine Röschen teilen und waschen.

● Kartoffel waschen, dünn schälen und in grobe Würfel schneiden.

● Brokkoli und Kartoffel mit den Haferflocken in wenig kochendem Wasser (Topfboden ist gut bedeckt) auf kleinster Stufe ca. 5 – 10 Min. gar dünsten.

● Gemüse mit nur wenig Kochflüssigkeit und dem Saft pürieren, bis der Brei cremig ist. Zum Schluss das Öl unterrühren.

Variante Statt Flocken können Sie auch kurz vor Ende der Garzeit 3 EL Instantflocken unterrühren.

Achtung Nicht für Babys mit nachgewiesener Glutenunverträglichkeit (Zöliakie) geeignet. Verwenden Sie in dem Fall spezielles glutenfreies Getreide (S. 109).

Gelb-grün-orange macht Appetit

Buntes Gemüse mit Kartoffeln und Hirse

für 1 Portion • laktosefrei, vegan
⊘ 10–15 Min.

100 g Zucchini, Karotte, Brokkoli •
1 mittelgroße Kartoffel • 1 EL Hirse •
2 – 3 EL Saft • 1 EL Rapsöl

● Gemüse putzen, waschen und klein schneiden. Kartoffel waschen, dünn schälen und in grobe Würfel schneiden.

● Gemüse und Kartoffel in wenig kochendem Wasser (Topfboden ist gut bedeckt) auf kleinster Stufe ca. 5 – 10 Min. gar dünsten.

● Hirse in einem Sieb heiß abbrausen, in etwa 2–3 EL Wasser 5 Min. kochen und im geschlossenen Topf auf abgeschalteter Herdplatte 10 Min. quellen lassen.

● Gemüse mit der Hirse mischen und mit nur wenig Kochflüssigkeit und dem Saft pürieren, bis der Brei cremig ist. Öl unterrühren.

Tipp Größere Mengen Gemüse und Hirse für 2 – 3 Tage fertiggaren, schnell im kalten Wasserbad herunterkühlen und in Boxen im Kühlschrank aufbewahren.

Essen wie im Orient – mit Couscous

Kürbis-Zucchini-Kartoffel-Brei mit Couscous

für 1 Portion • laktosefrei, vegan
⊘ 15–20 Min.

50 g Kürbisfleisch • 50 g Zucchini •
1 kleine Kartoffel • 1 EL Couscous •
2 – 3 EL Saft • 1 EL Olivenöl

● Kürbis waschen, entkernen und Kürbisfleisch in grobe Würfel schneiden.

● Zucchini waschen und in grobe Würfel schneiden.

● Kartoffel waschen, dünn schälen und in grobe Würfel schneiden.

● Gemüse und Kartoffel in wenig kochendem Wasser (Topfboden ist gut bedeckt) auf kleinster Stufe ca. 5 – 10 Min. gar dünsten.

● Couscous in einem feinen Sieb kurz abbrausen und mit 2 EL kochendem Wasser vermengen. 10 Min. quellen lassen.

● Gemüse, Kartoffel und Couscous mischen und mit nur wenig Kochflüssigkeit und dem Saft pürieren, bis der Brei cremig ist. Zum Schluss das Öl unterrühren.

Spinat macht stark – wie Popeye

Spinat-Kartoffel-Brei mit Reis

für 1 Portion • laktosefrei, vegan
⏱ 45 – 50 Min.

100 g Spinat (frisch oder TK) • 1 kleine Kartoffel • 1 EL Naturreis • 2 – 3 EL Saft • 1 EL Olivenöl

● Frischen Spinat gründlich waschen und putzen. Tiefgekühlten Spinat nicht auftauen lassen.

● Kartoffel waschen, dünn schälen und in grobe Würfel schneiden.

● Gemüse und Kartoffel in wenig kochendem Wasser (Topfboden ist gut bedeckt) auf kleinster Stufe ca. 10 Min. gar dünsten.

● Reis in einem feinen Sieb heiß abbrausen, in 2 EL Wasser zum Kochen bringen und ca. 40 Min. auf kleinster Flamme quellen lassen.

● Spinat, Kartoffel und Reis mischen und mit wenig Kochflüssigkeit und dem Saft pürieren, bis der Brei cremig ist.

● Zum Schluss das Öl unterrühren.

Schmeckt lecker und ist eisenreich

Fenchel-Karotten-Brei mit Amaranth

für 1 Portion • laktosefrei, vegan
⏱ 45 – 50 Min.

1 EL Amaranth • 50 g Fenchel (¼ Knolle) • 50 g Karotte • 2 – 3 EL Saft • 1 EL Walnussöl

● Amaranth in einem feinen Sieb heiß abbrausen, in 3 EL Wasser zum Kochen bringen und ca. 30 – 40 Min. auf kleinster Flamme quellen lassen.

● Fenchel waschen, putzen und in grobe Stücke schneiden.

● Karotte waschen, dünn schälen und in grob zerteilen.

● Gemüse in wenig kochendem Wasser (Topfboden ist gut bedeckt) auf kleinster Stufe ca. 10 Min. gar dünsten.

● Fenchel, Karotten, Amaranth und Fenchelkraut mischen und mit nur wenig Kochflüssigkeit und dem Saft pürieren, bis der Brei cremig ist.

● Zum Schluss das Öl unterrühren.

Eier sind immer eine Bereicherung

Kohlrabi-Kartoffel-Brei mit Ei

für 1 Portion • laktosefrei, vegetarisch
⏱ 15 Min.

100 g Kohlrabi • 1 mittelgroße Kartoffel • ½ hartgekochtes Ei • 2 – 3 EL Saft • 1 EL Sonnenblumenöl

● Kohlrabi putzen, waschen und in grobe Stücke schneiden.

● Kartoffel waschen, dünn schälen und in grobe Würfel schneiden.

● Kohlrabi und Kartoffel in wenig Wasser (Topfboden ist gut bedeckt) auf kleinster Stufe ca. 5 – 10 Min. im geschlossenen Topf gar dünsten.

● Hart gekochtes Ei und Gemüse mit nur wenig Kochflüssigkeit und dem Saft pürieren, bis der Brei cremig ist. Sie können ihn auch mit der Gabel zerdrücken.

● Zum Schluss das Öl unterrühren.

Achtung Nicht geeignet für Babys mit nachgewiesener Hühnereiallergie!

AB DEM 6. – 8. MONAT: BREIE MIT GETREIDE

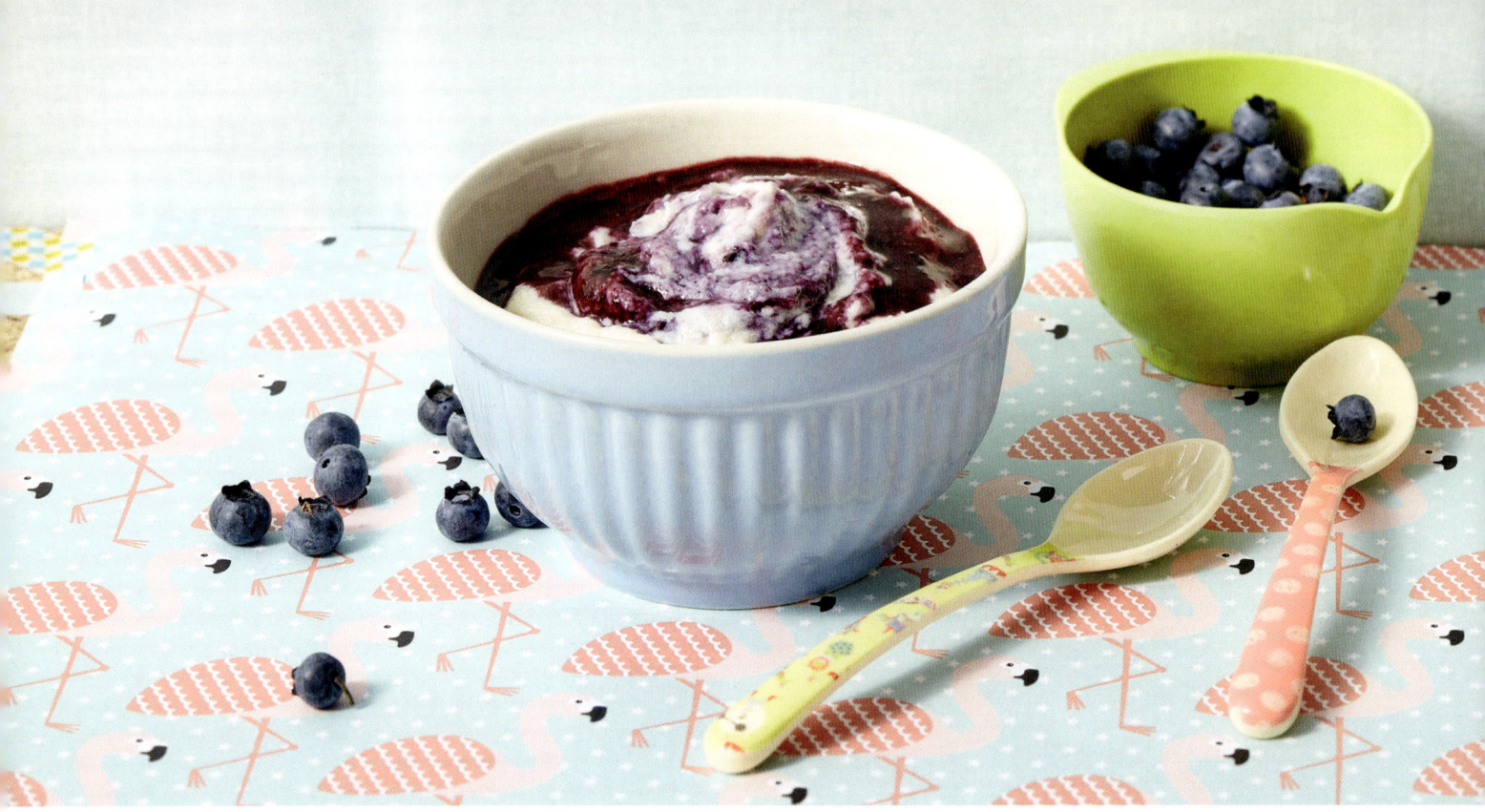

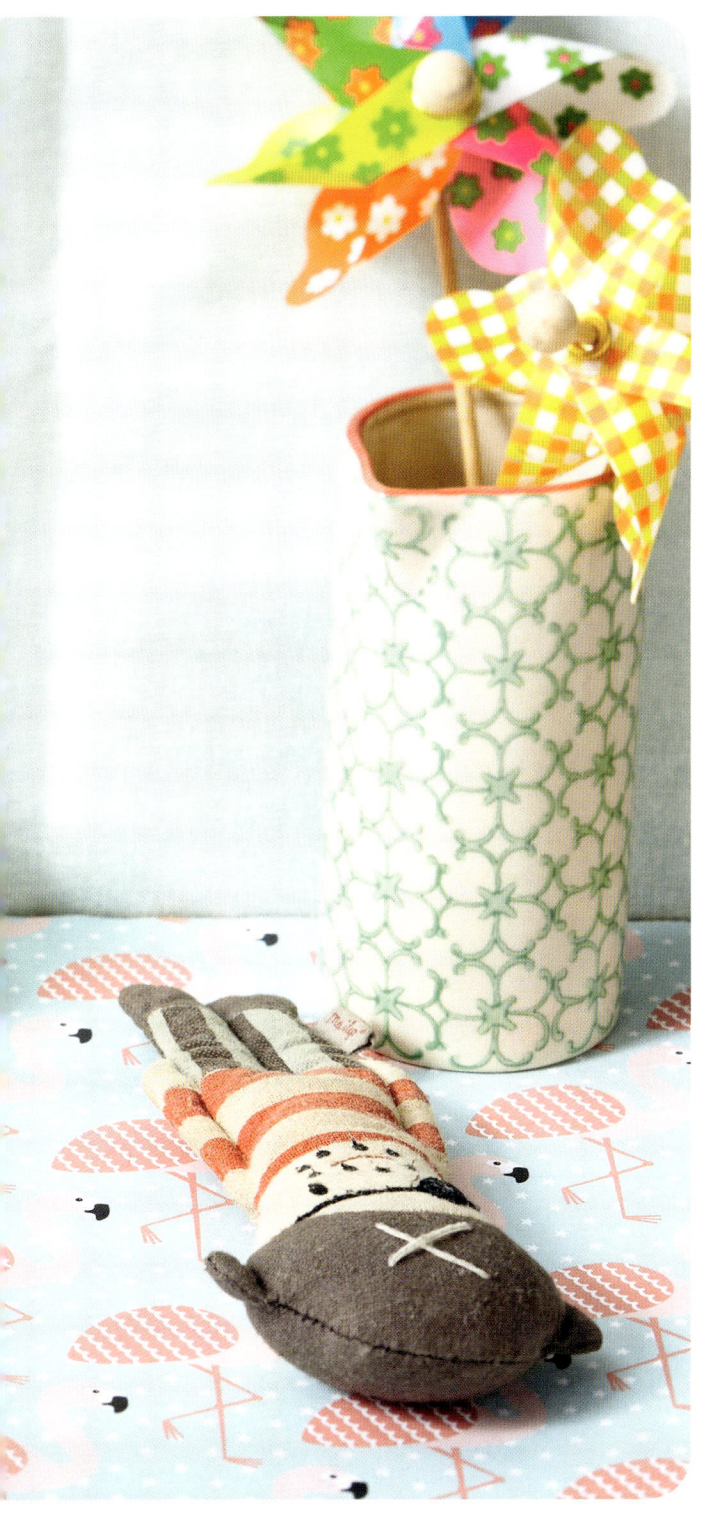

Es gibt zwei verschiedene Arten von Getreidebreien: mit und ohne Milch. Der energiereichere Vollkorngetreidebrei mit Vollmilch wird in der Regel zuerst eingeführt, etwa ab dem 6.–8. Lebensmonat, und abends gefüttert. Seine Energie, vor allem aus Fett, sein Eiweiß- und Ballaststoffgehalt machen Ihr Baby länger satt und müde. Vielleicht schläft es mit dem Abendbrei sogar länger durch.

Etwa einen Monat später folgt dann der Vollkorngetreide-Obst-Brei, den Sie mit Wasser anrühren und Ihrem Baby nachmittags geben. Außer Getreide und Obst kommt noch ein wenig Rapsöl dazu. Es versorgt Ihr Baby mit Omega-3-Fettsäuren, die seine geistige Entwicklung fördern. Das Öl darum bitte nicht durch Butter ersetzen. Außerdem gehört in beide Getreidebreie Vitamin C, damit die Abwehrkräfte Ihres Babys gestärkt werden und es das Spurenelement Eisen aus dem Getreide besser aufnehmen kann. Wählen Sie frisches, püriertes, geraspeltes oder zerdrücktes Obst oder reinen, d. h. 100 %-igen, Vitamin-C-reichen Obstsaft, am besten milden Orangensaft mit etwa 40 mg Vitamin C. Außer Sanddorn- oder Grapefruitsaft gibt es kaum Säfte mit vergleichbar hohem Vitamin-C-Gehalt, außer Vitamin-C-angereicherte Babysäfte. Ihr Baby kann das Obst oder den Fruchtsaft auch dazu oder gleich danach vom Löffel oder später Obst in kleinen Stücken bekommen.

Falls Ihr Baby eine nachgewiesene Milchzuckerunverträglichkeit (Laktoseintoleranz (S. 106)) hat, können Sie die Einführung des Milch-Getreide-Breies um etwa einen Monat hinausziehen und mit dem milchfreien Getreide-Obst-Brei tauschen.

◄ Grießbrei mit Heidelbeeren

Jetzt kommt der 2. Brei dazu

Grundrezept: Milch-Getreide-Brei

für 1 Portion • ballaststofffrei
⊘ 10 – 15 Min.

200 ml Vollmilch • 2 EL (20 g) Voll-korngetreideflocken • 2 EL (20 g) püriertes, fein geraspeltes frisches Obst, zerquetschte Banane oder reines Obstpüree aus dem Gläschen oder 2 EL (20 ml) milder Orangensaft

● Milch aufkochen, die Getreide-flocken langsam einrühren und auf ausgeschalteter Herdplatte ca. 5 Min. quellen lassen.

● Obst oder Saft unterrühren.

Variante Ca. 6 EL schnelllösliche Instantflocken (z. B. Hafer-, Hirse-, Reis-, Dinkelflocken) in die erhitze Milch einrühren, kurz quellen lassen und zum Schluss Obst oder Saft un-terrühren. Nicht nachsüßen!

Mild, ein gutes Einsteigerrezept

Hirsebrei mit Birne

für 1 Portion • eisenreich
⊘ 10–15 Min.

200 ml Vollmilch • 2 EL Hirseflocken • 2 EL fertiges Birnenmus (Gläschen)

● Milch aufkochen, Hirseflocken einrühren und auf der ausgeschalte-ten Herdplatte unter Rühren quellen lassen, bis der Brei dick ist.

● Das Birnenmus unterrühren.

Haferflocken machen schön sämig

Haferbrei mit Aprikose

für 1 Portion • eisenreich
⊘ 10–15 Min.

200 ml Vollmilch • 2 EL Haferflocken • 2 EL fertiges Aprikosenmus (Gläschen)

● Milch aufkochen, Haferflocken einrühren und auf ausgeschalteter Herdplatte unter Rühren quellen lassen, bis der Brei dick ist.

● Das Aprikosenmus unterrühren.

Achtung Für Babys mit nachgewie-sener Glutenunverträglichkeit bzw. Zöliakie nur spezielles glutenfreies Getreide mit dem Label der durchge-strichenen Getreideähre verwenden (S. 109).

Der erste Milchreis für Ihr Baby

Milchreis mit Birne und Apfel

für 1 Portion • glutenfrei
⊙ 10–15 Min.

200 ml Vollmilch • 2 EL Reisflocken • 2 EL Apfel-Birnen-Mus

● Milch aufkochen, Reisflocken einrühren und auf ausgeschalteter Herdplatte unter Rühren quellen lassen, bis der Brei dick ist.

● Das Apfel-Birnen-Mus unterrühren.

Variante Hat Ihr Baby eine nachgewiesene Kuhmilcheiweißallergie, stellen Sie den Brei mit therapeutischer Spezialmilch (stark hydrolisiert) her, das geht ganz leicht: Einfach Wasser aufkochen und langsam Getreideflocken, Milchpulver, Saft oder Obst einrühren.

Das schmeckt auch der Mama!

Grießbrei mit Heidelbeeren

für 1 Portion • ballaststoffreich
⊙ 10–15 Min.

200 ml Vollmilch • 2 EL Vollkorngrieß • 50 g Heidelbeeren (frisch oder TK)

● Milch aufkochen, Vollkorngrieß einrühren und auf ausgeschalteter Herdplatte unter Rühren quellen lassen, bis der Brei dick ist.

● Heidelbeeren verlesen, waschen (TK-Ware nicht auftauen lassen) kurz aufkochen, pürieren und unterrühren.

Achtung Nicht für Babys mit nachgewiesener Glutenunverträglichkeit (Zöliakie) geeignet. Greifen Sie auf glutenfreies Getreide zurück (S. 109).

Bananen hat man meist vorrätig

Dinkelbrei mit Banane

für 1 Portion • eisenreich
⊙ 10–15 Min.

200 ml Vollmilch • 2 EL Dinkelflocken • ½ kleine Banane

● Milch aufkochen, Dinkelflocken einrühren und auf ausgeschalteter Herdplatte unter Rühren quellen lassen, bis der Brei dick ist.

● Die Banane pürieren oder fein zerdrücken und unterrühren.

Achtung Nicht für Babys mit nachgewiesener Glutenunverträglichkeit (Zöliakie) geeignet. Greifen Sie auf glutenfreies Getreide zurück (S. 109).

Schmeckt besonders nachmittags

Grundrezept: Getreide-Obst-Brei

für 1 Portion • laktosefrei
⊙ 10–15 Min.

90 ml Wasser • 2 EL Getreideflocken (20 g) • 100 g Obst (fein geraspelt, zerdrückt, püriert oder reines Obstpüree aus dem Gläschen) • 1 TL Rapsöl (5 g)

● Wasser aufkochen, Getreideflocken einrühren und auf ausgeschalteter Herdplatte ca. 5 Min. quellen lassen.

● Obst und Öl unterrühren. Nicht süßen!

Variante Ca. 6 EL schnelllösliche Instantflocken (z. B. Hafer-, Hirse-, Reis-, Dinkelflocken) in das erhitze Wasser einrühren, kurz quellen lassen und zum Schluss Obst und Öl einrühren.

Ein wunderbarer Sommerbrei

Melonenbrei mit Reis

für 1 Portion • laktosefrei, glutenfrei
⊙ 10 – 15 Min.

90 ml Wasser • 2 EL Reisflocken • 100 g Honigmelone oder Galiamelone • 1 TL Rapsöl

● Wasser aufkochen, Reisflocken einrühren und auf ausgeschalteter Herdplatte unter Rühren kurz quellen lassen, bis der Brei dick ist.

● Melone schälen, in Würfel schneiden, das Fruchtfleisch pürieren und mit dem Öl unter den Reisbrei rühren.

Tipp Es gibt verschiedene Melonensorten. Ihr gelbes, orangefarbenes oder rotes Fleisch ist reich an Kalium und wirkt entwässernd. Melone ist erfrischend im Sommer und passt für Familienmahlzeiten gut zu Obstsalat, Joghurt-, Quarkspeisen und Eis.

Prima im Winter mit Lageräpfeln

Apfelbrei mit Hirse

für 1 Portion • laktosefrei, glutenfrei
⊙ 10 – 15 Min.

90 ml Wasser • 2 EL Hirseflocken • 100 g Apfel • 1 TL Rapsöl

● Wasser aufkochen, Hirseflocken einrühren und auf ausgeschalteter Herdplatte unter Rühren kurz quellen lassen, bis der Brei dick ist.

● Apfel waschen, fein reiben oder raspeln

● Mit dem Rapsöl unter den Hirsebrei rühren.

❯❯ Melonenbrei mit Reis

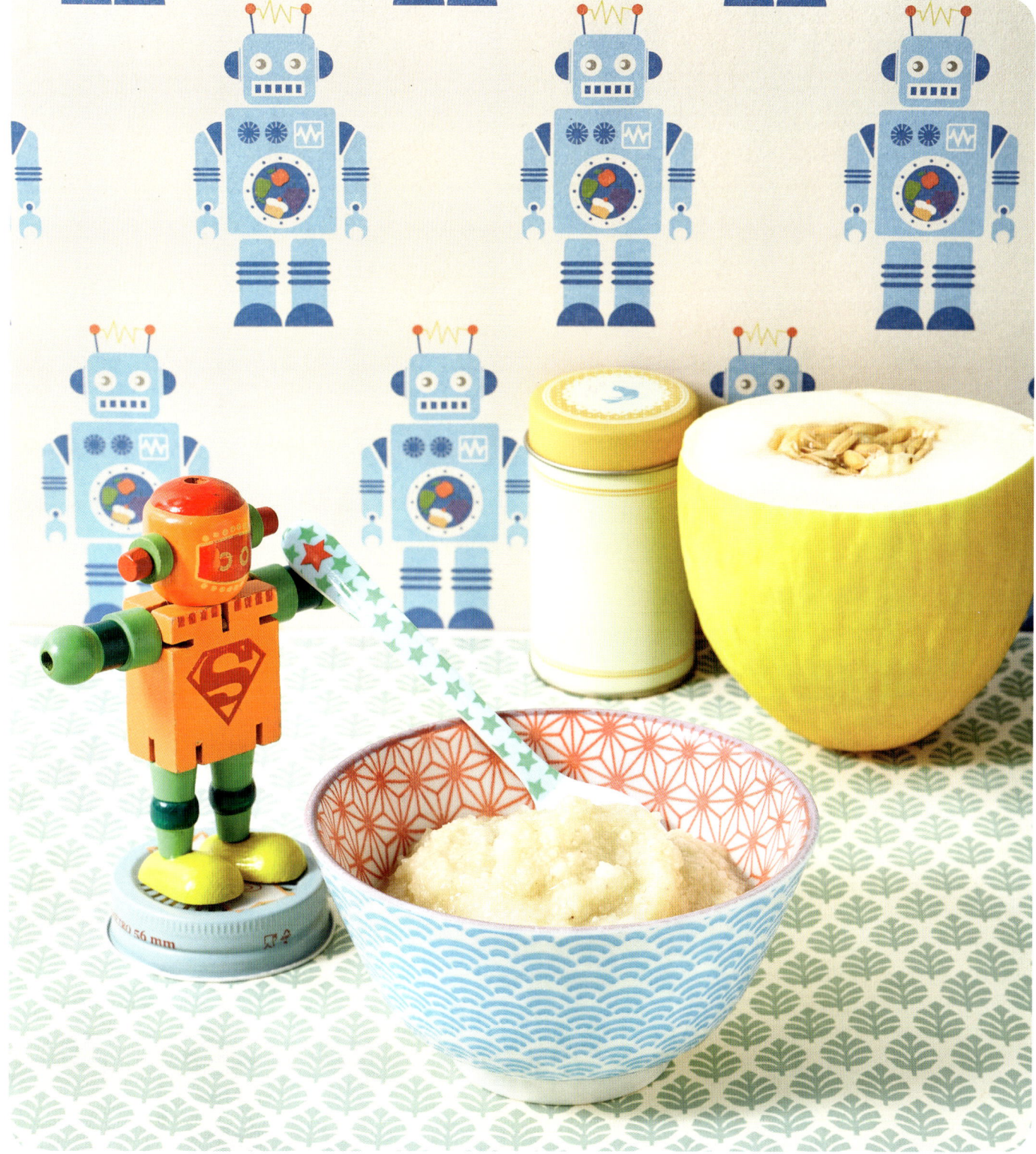

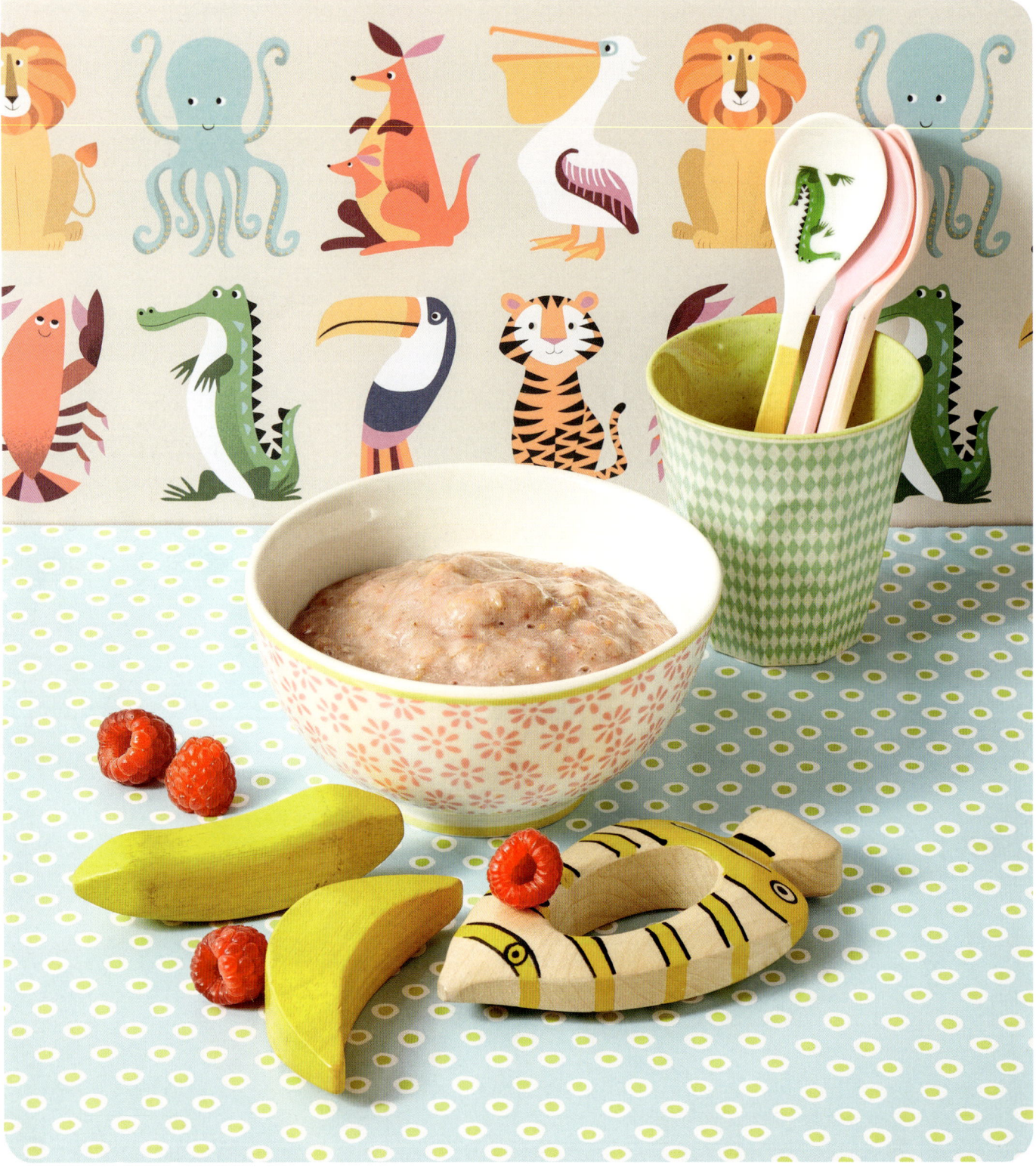

Prima mit sehr reifen Pfirsichen

Pfirsichbrei mit Hafer

für 1 Portion • laktosefrei
⊘ 10 – 15 Min.

90 ml Wasser • 2 EL Haferflocken •
1 kleiner Pfirsich • 1 TL Rapsöl

● Wasser aufkochen, Haferflocken einrühren und auf ausgeschalteter Herdplatte unter Rühren quellen lassen, bis der Brei dick ist.

● Pfirsich gründlich waschen, mit einem Küchentuch abreiben und entsteinen. Pfirsich klein schneiden, pürieren und mit Öl und Haferbrei verrühren.

Achtung Nicht für Babys mit nachgewiesener Glutenunverträglichkeit (Zöliakie) geeignet. Greifen Sie auf glutenfreies Getreide zurück (S. 109).

Gegen Müdigkeit und Infektionen

Himbeer-Bananen-Brei mit Dinkel

für 1 Portion • laktosefrei
⊘ 10 – 15 Min.

90 ml Wasser • 2 EL Dinkelflocken •
50 g Himbeeren (frisch oder TK) •
¼ kleine Banane • 1 TL Rapsöl

● Wasser aufkochen, Dinkelflocken einrühren und auf ausgeschalteter Herdplatte unter Rühren quellen lassen, bis der Brei dick ist.

● Himbeeren verlesen, waschen und mit der Banane pürieren (oder mit der Gabel zerquetschen). Obst mit dem Öl unter den Dinkelbrei rühren.

Achtung Nicht für Babys mit nachgewiesener Glutenunverträglichkeit (Zöliakie) geeignet. Greifen Sie auf glutenfreies Getreide zurück (S. 109).

Aprikosen für den Eisenvorrat

Birnen-Aprikosen-Brei mit Maisgrieß

für 1 Portion • laktosefrei, glutenfrei
⊘ 10 – 15 Min.

90 ml Wasser • 2 EL Maisgrieß • 50 g Birne (frisch oder TK) • 1 Aprikose • 1 TL Rapsöl

● Wasser aufkochen, Maisgrieß einrühren und auf kleinster Herdstufe 5 – 10 Min. unter Rühren quellen lassen, bis der Brei dick ist

● Birne und Aprikose gründlich waschen, fein reiben oder raspeln und mit dem Öl unter den Brei rühren.

◄ Himbeer-Bananen-Brei mit Dinkel

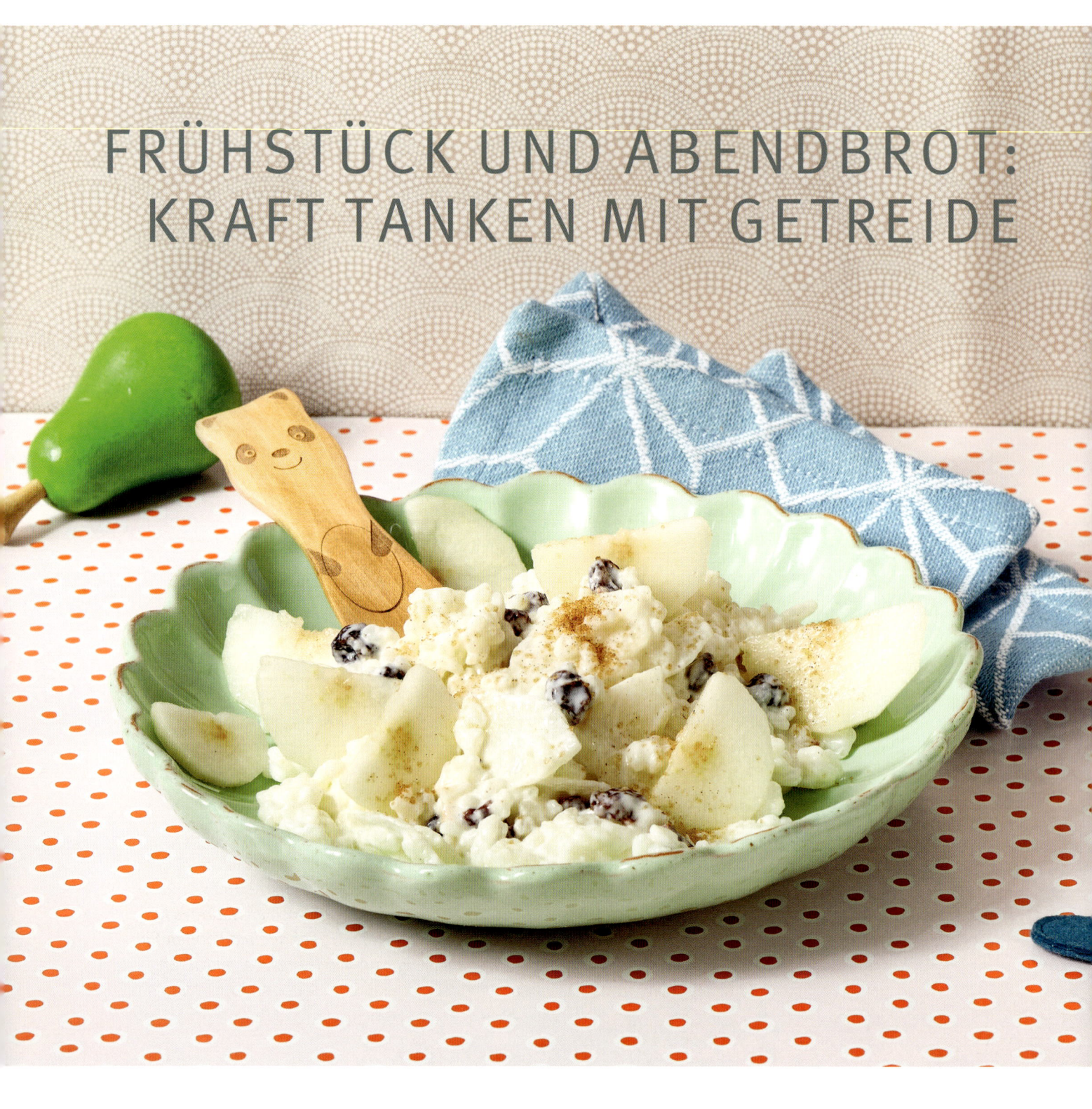

FRÜHSTÜCK UND ABENDBROT: KRAFT TANKEN MIT GETREIDE

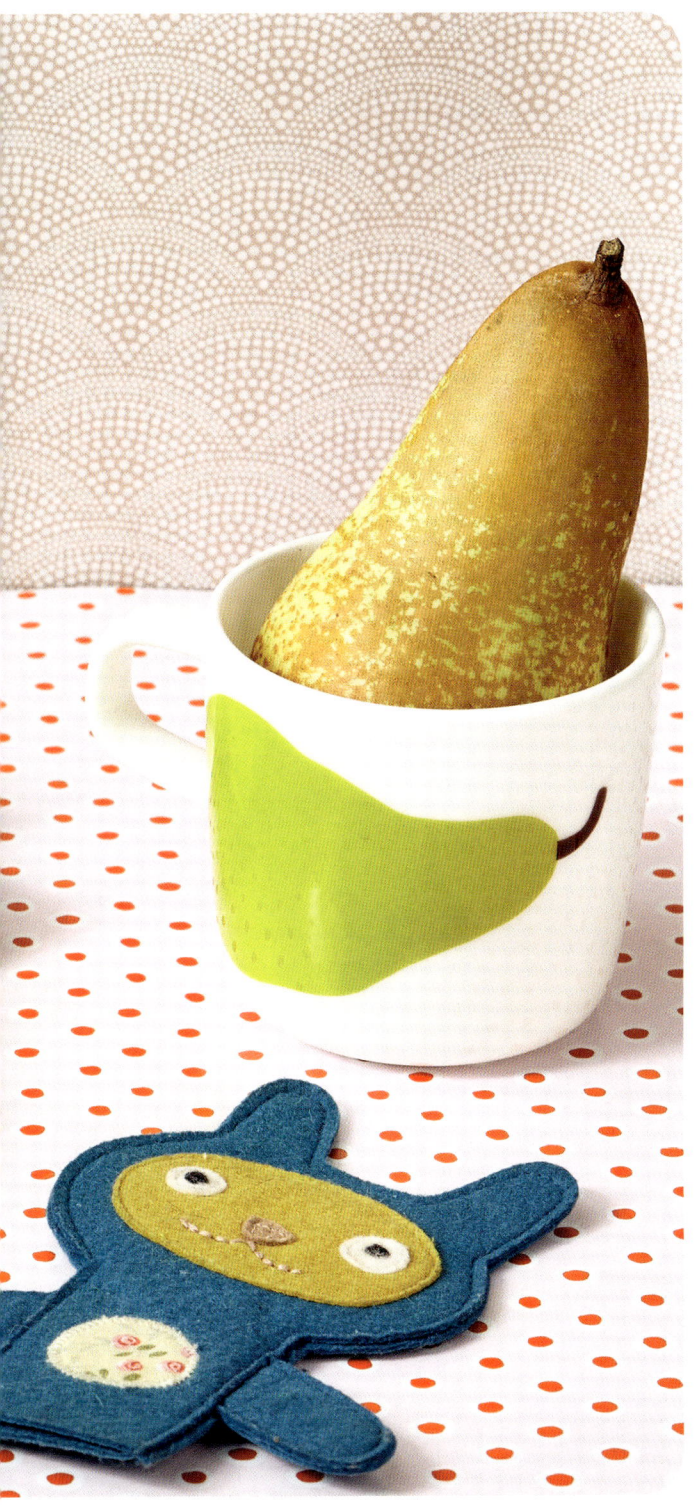

Kinder mögen morgens Milch und Müsli: meistens Cornflakes, Frosties, Smacks & Co. Das ist okay, aber nicht für jeden Morgen. Sonst werden schon früh süße (Frühstücks-)Vorlieben geprägt. Wechseln Sie ab: mal gibt es einen warmen Getreidebrei, mal Brot und mal ein selbst gemachtes Müsli. Frühstücksmuffel bekommen für den guten Start morgens ein »kleines« leichtes Frühstück, z. B. eine Tasse Honigmilch, Kakao, leicht gesüßten Tee oder Saft mit einem kleinen Stück Brot, z. B. Toastbrot oder Knäckebrot. Der Energienachschub mit einer größeren Mahlzeit folgt dann am Vormittag.

Folgende 3 Zutatengruppen + 1 Getränk gehören zum Frühstück und Abendessen:

- Brot, warmer Getreidebrei oder Müsli, z. B. feines Vollkorn- oder Dinkelbrot mit Käse, warmer Porridge (S. 145) oder Knuspermüsli mit Milch (S. 145)
- Obst, Gemüse oder Saft, z. B. frisches Obst oder TK-Beeren in Getreidebrei oder Müsli
- Milch (auch Milchgetränke oder Buttermilch »natur«) oder Milcherzeugnisse (z. B. Käse, ungesüßter Joghurt oder Quark, selbst gemachter Bananen-Shake oder Fruchtjoghurt)
- Getränke, z. B. Wasser oder ungesüßter Tee

Das »Abendbrot« muss keine kalte Mahlzeit sein. Abwechselnd können Sie Ihrem Kind auch Suppe, Salat, warmen Getreidebrei, Getreide- und Gemüsebeilagen oder einen Rest vom warmen Mittagessen geben. Je nach familiären Gewohnheiten können Sie die gemeinsame warme Mahlzeit auch am frühen Abend einnehmen. Das kalte »Abendbrot« verlegen Sie dann auf den Mittag.

❮ Milchreis mit Birne

Auch prima für den Brunch

Milchreis mit Birne

für 2 Portionen • glutenfrei
⊘ 35 Min.

200 ml Milch • 50 g Rundkornreis •
1 kleine reife Birne • 1 EL Rosinen •
Zimtpulver • Zucker

● Milch aufkochen, den Reis zugeben
und im geschlossenen Topf bei
schwacher Hitze unter gelegentlichem Rühren 20 Min. quellen
lassen.

● Birne waschen, vierteln und entkernen. Zwei Viertel fein würfeln
oder raspeln und mit den Rosinen
unter den Reis rühren. Weitere
10 Min. quellen lassen.

● Den Reis in einen tiefen Teller
geben und mit etwas Zimtpulver
und Zucker bestreuen.

● Mit den restlichen Birnenvierteln,
in dünne Scheiben geschnitten,
garnieren.

Variante Lecker auch mit Apfel,
frischen Beeren oder mit Pfirsich.

Einfach lecker – mit Sahne!

Hirseglück

für 2 Portionen • glutenfrei
⊘ 20 Min.

100 g Hirse • 250 ml Wasser • 4 EL
Quark (20 % Fett) • 1 EL Honig • 1 EL
Zitronensaft • 100 g Sahne

● Hirse im Sieb mit heißem Wasser
abbrausen. In 250 ml Wasser aufkochen und bei schwacher Hitze
5 – 10 Min. köcheln lassen, dann auf
der abgeschalteten Herdplatte nach-
quellen und erkalten lassen.

● Quark, Honig und Zitronensaft
vermengen und unter die Hirse
mischen.

● Die Sahne steif schlagen und unter
den Hirsebrei heben.

Das passt dazu Heidelbeeren, Erdbeeren oder Brombeeren, Fruchtdicksaft, Fruchtsauce oder klein
geschnittenes Obst.

Ein stärkendes Frühstück

Frischkornbrei

für 2 Portionen • vegetarisch
⊘ 5 – 10 Min. + über Nacht quellen
lassen

2 – 3 EL geschroteter Weizen • 3 EL
Buttermilch oder Dickmilch • 1 keiner
Apfel • 100 ml Milch oder Sahne • 1 EL
fein gehackte Haselnüsse • 1 TL Honig

● Weizen und Buttermilch zu einem
dicken Brei verrühren und abgedeckt
über Nacht im Kühlschrank quellen
lassen.

● Am nächsten Morgen Apfel
waschen, fein raspeln oder klein
schneiden und dazugeben.

● Frischkornbrei mit der Milch oder
Sahne übergießen, die Nüsse zugeben und den Honig untermischen.

Typisch englisches Frühstück

Porridge

für 1 – 2 Portionen • vegetarisch
⊘ 20 Min.

3 EL Haferflocken • 200 ml Wasser •
1 Prise Salz • 1 EL Rosinen • etwas
Milch oder Sahne

● Haferflocken in 200 ml kochendes
Wasser einrühren und bei schwacher
Hitze ca. 15 Min. quellen lassen.

● Mit Salz abschmecken, die Rosinen
einrühren und quellen lassen.

● Haferbrei in einen tiefen Teller füllen und mit wenig Milch oder Sahne
(je nach Geschmack) übergießen.

Das passt dazu Beeren, Fruchtdicksaft, Fruchtsauce oder klein
geschnittenes Obst.

Ganz leicht selbst gemacht!

Familien-Knusper-müsli

für den Vorrat (20 Portionen) •
laktosefrei
⊘ 10–15 Min.

300 g Haferflocken • 100 g Weizenflocken (oder andere Getreideflocken) • 100 g Weizenkeimflocken •
100 g sehr fein gehackte Nüsse, z.B.
Hasel- und Walnüsse • 100 g Rosinen
oder andere Trockenfrüchte, z.B.
Cranberries, kleinstückige Aprikosen-
und Feigen, Bananen oder Apfelringe

● Flocken und Nüsse mischen, auf
einem Backblech verteilen und kurz
im Backofen bei 180 °C anrösten.
Währenddessen mehrmals wenden.

● Abkühlen lassen und die klein geschnittenen Früchte untermischen.

Das passt dazu Milch, Naturjoghurt,
klein geschnittenes, geraspeltes
oder püriertes frisches Obst, Beeren,
Kokosraspel und ein wenig Honig,
Fruchtdicksaft, Fruchtsauce oder
Obstmus.

Rosa Joghurt mit Ballaststoffen

Beerenjoghurt mit Knusperhaube

für 2 Portionen • vegetarisch
⊘ 10–15 Min.

80 g Erdbeeren, Himbeeren oder
Beerenmischung (frisch oder TK) •
3 EL Haferflocken • 1 EL Honig •
150 g Naturjoghurt • 1 Pck. Bourbon-
vanillezucker

● Beeren waschen, verlesen und evtl.
klein schneiden (oder tiefgekühlte
Beeren über Nacht im Kühlschrank
oder in der Mikrowelle auftauen).

● Haferflocken in einer beschichteten Pfanne mit dem Honig unter
Rühren knusprig und goldbraun
rösten. Abkühlen lassen.

● Joghurt mit dem Vanillezucker
und den Beeren verrühren. Mit
Knusperflocken bestreuen.

Tipp Besonders gut, wenn im Sommer heimische Erdbeeren unter der
Knusperhaube verschwinden.

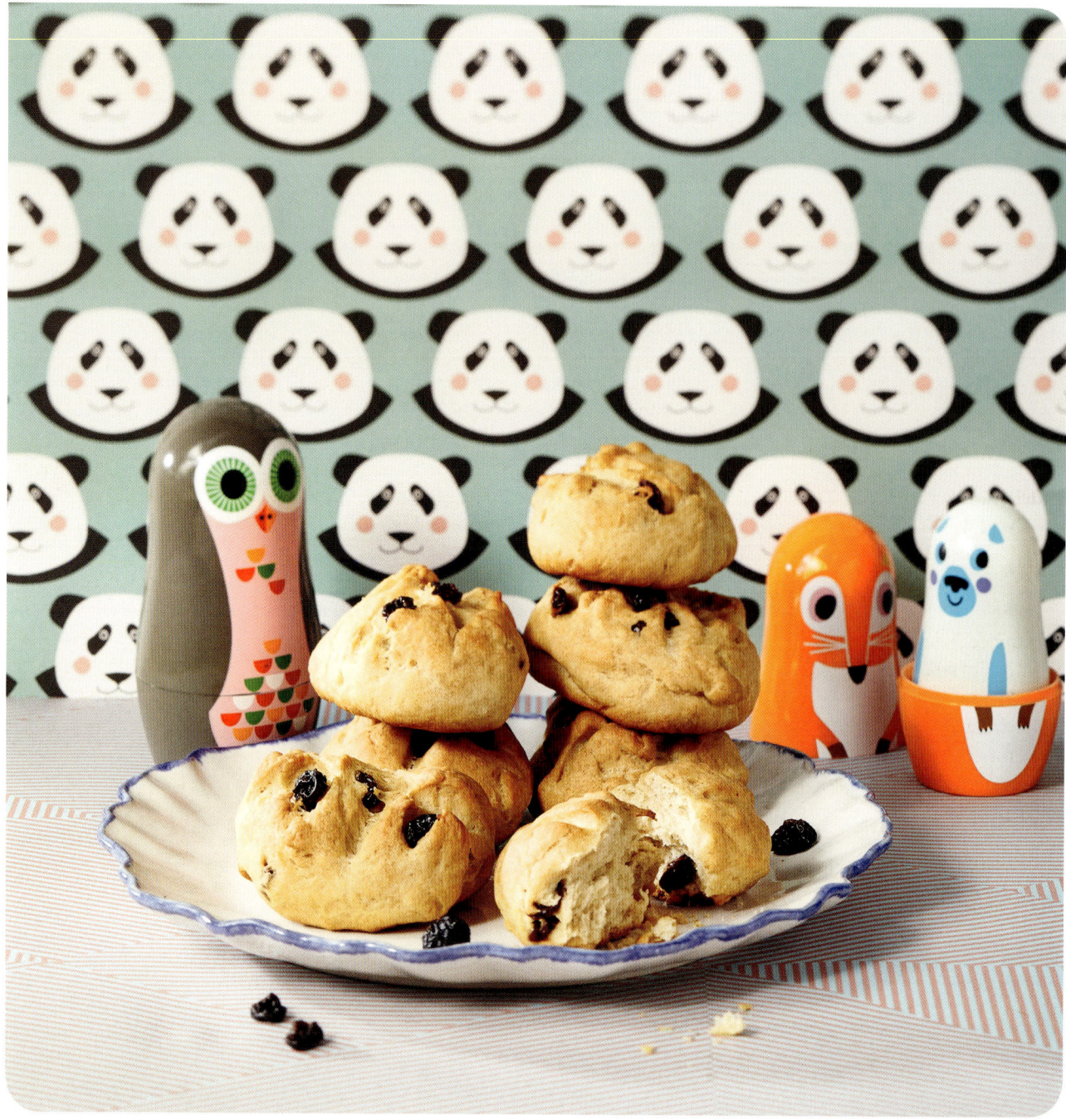

Leckere Milchbrötchen mit Rosinen

Süße Brötchen

für 8 – 10 Stück • vegetarisch
⏱ 15 Min. + 50 Min. Gehzeit + 25 Min. Backzeit

4 EL Butter • 250 g Weizenmehl (Type 1050) • ¼ Pck. Trockenhefe • ⅛ l lauwarme Milch • 2 EL Honig • 3 EL Rosinen (mit Mehl bestäubt) • 1 Prise Zimt • 1 Prise Kardamom • 1 Prise Salz

● Die Butter schmelzen.

● Mehl in einer Schüssel mit Hefe, Milch und der Butter verrühren. Honig, Rosinen, Zimt, Kardamom und Salz einarbeiten.

● Den Teig 30 Min. an einem warmen Ort gehen lassen.

● Durchkneten, 8 – 10 Brötchen formen und diese auf einem mit Backpapier ausgelegten Backblech nochmals 15 – 20 Min. gehen lassen.

● Bei 180 °C auf mittlerer Schiene ca. 25 Min. backen.

Das passt dazu Lecker ohne alles oder einfach nur mit Butter bestrichen.

Fast wie Weihnachten

Quarksemmeln

für 8 – 10 Stück • vegetarisch
⏱ 15 Min. + 30 Min. Gehzeit + 25 Min. Backzeit

250 g Weizenmehl (Type 1050) • 1 TL Backpulver • ½ TL Salz • 1 Prise Anis (zerstoßen) • 1 – 2 EL Honig • 150 g Quark • etwas Milch • 1 Ei

● Mehl mit Backpulver, Salz und Anis mischen.

● Mit Honig, Quark, wenig Milch und dem Ei zu einem geschmeidigen Teig verkneten und 30 Min. gehen lassen.

● Aus dem Teig Brötchen formen, kreuzweise einschneiden und auf dem mit Backpapier ausgelegten Blech mit lauwarmer Milch bepinseln.

● Bei 180 °C auf der mittleren Schiene ca. 20 – 25 Min. backen.

Das passt dazu Schmeckt gut mit Quark und Pflaumen- oder Apfelkraut.

Schmeckt am besten ohne Belag

Italienische Maissonne

für 2 runde Brote • laktosefrei
⏱ 20 Min. + 30 Gehzeit + 45 Min. Backzeit

250 g Polenta (Maisgrieß) • 500 ml Wasser • 70 g Oliven (schwarz und entsteint) • 50 g getrocknete Tomaten • 250 g Weizenvollkornmehl • 1 Pck. Trockenhefe • 200 ml Wasser • 1 Pr. Zucker • 4 EL Olivenöl • 1 TL Salz

● Polenta in 500 ml Wasser einrieseln und unter Rühren aufkochen lassen. Bei schwacher Hitze 10 Min. quellen lassen.

● Oliven und Tomaten klein würfeln.

● Mehl und Trockenhefe mit ca. 200 ml Wasser, Zucker, Öl, Salz und Polenta zu einem glatten Teig verarbeiten.

● Abgedeckt an einem warmen Ort ca. 30 Min. gehen lassen. Nochmals durchkneten und zwei runde Brote aus dem Teig formen.

● Im vorgeheizten Backofen auf mittlerer Schiene bei 180 °C ca. 45 Min. backen.

Das passt dazu Das Brot ist lecker zu italienischen Suppen.

◀ Süße Brötchen

Schön saftig und hält lange frisch

Apfel-Kinderbrot

für 1 Brot in Kastenform • vegetarisch
⊘ 20 Min. + 2 Std. Gehzeit + 45 Min. Backzeit

175 g Roggenmehl (Type 1150) • 200 g Weizenmehl (Type 1050) • 75 g zarte Haferflocken • 2 TL Trockensauerteig (Bioladen, Reformhaus) • 1 TL Salz • 2 Pck. Trockenhefe • 240 ml lauwarme Milch • 2 EL Erdnussöl • 2 EL Rübenkraut (Sirup) • 1 fester Apfel • 100 g gehackte Erdnüsse, Hasel- und Walnüsse • 100 g geriebener Emmentaler • etwas Milch zum Bestreichen

● Alle Zutaten (außer Apfel, Nüsse und Käse) mischen und den Teig auf der bemehlten Arbeitsfläche 5 – 10 Min. kneten.

● Teig in einer bemehlten Schüssel abgedeckt 1 Stunde gehen lassen.

● Apfel schälen, grob raspeln und mit ¾ der Nüsse und dem Käse in den Teig einarbeiten.

● Teig in einer Kastenform (25 cm) mit Backpapier abgedeckt 1 Stunde ruhen lassen.

● Backofen auf 200 °C vorheizen. Teigoberfläche mit Milch bepinseln und mit den restlichen Nüssen bestreuen.

● Bei 180 °C auf der mittleren Schiene 40 – 45 Min. backen.

Das passt dazu Das saftige Brot hält lange frisch und passt sowohl zu Käse als auch zu Fruchtaufstrich.

Das schmeckt der ganzen Familie

Buttermilchzöpfe

für 12 – 16 Stück • vegetarisch
⊘ 20 Min. + 55 Min. Gehzeit + 30 Min. Backzeit

500 g Weizenvollkornmehl • 1 Pck. Trockenhefe • 1 TL Zucker • 2 TL Salz • 250 ml lauwarme Buttermilch • 1 EL Leinsamen • 1 TL Kümmel • 1 TL Anis • 1 Eigelb • 2 EL Buttermilch • 1 EL Saaten und Kerne, z. B. Sesam, Mohn, Sonnenblumenkerne, Kümmel

● Alle Zutaten außer Eigelb, Buttermilch, Saaten und Kerne gut mischen und auf der bemehlten Arbeitsfläche zu einem mittelfesten Teig kneten.

● Den Teig abgedeckt an einem warmen Ort 45 Min. gehen lassen.

● Teig nochmal gut durchkneten, eine Rolle daraus formen, gleich große Stücke abstechen und Zöpfe daraus flechten. Auf einem mit Backpapier ausgelegten Backblech weitere 10 Min. gehen lassen.

● Eigelb mit der Buttermilch verrühren und die Zöpfe damit bestreichen. Nach Geschmack mit Sesam, Mohn, Sonnenblumenkernen, Kümmel bestreuen.

● Auf mittlerer Schiene im vorgeheizten Backofen erst bei 220 °C ca. 5 Min. backen und dann bei 200 °C weitere 20 – 25 Min. backen.

Das passt dazu Herzhafter Belag.

Für alle, die gerne Würziges mögen

Basilikum-Aufstrich

für den Vorrat • vegetarisch, glutenfrei
🕐 10 Min.

1 Bund Basilikum • 150 g schwarze Oliven (entkernt) • 200 g Doppelrahmfrischkäse • 1 EL saure Sahne oder Joghurt • 1 Knoblauchzehe • 1 Prise Salz • 1 Prise Pfeffer

● Basilikum waschen und fein hacken.

● Oliven fein würfeln.

● Doppelrahmfrischkäse mit saurer Sahne, Basilikum, Oliven und dem durchgepressten Knoblauch verrühren. Mit Salz und Pfeffer abschmecken.

Das passt dazu Ciabatta.

Lecker, mit reichlich Karotinoiden

Karottenquark

für den Vorrat • glutenfrei
🕐 15 Min.

200 g Karotten • 1 Bund Schnittlauch • 150 g Quark (20 % Fett) • 1 EL saure Sahne • 1 TL Zitronensaft • 1 Prise Salz • 1 Prise Pfeffer

● Karotten waschen, schälen und fein raspeln.

● Schnittlauch waschen und in feine Röllchen schneiden.

● Quark mit saurer Sahne, Zitronensaft, Karotten und Schnittlauch cremig rühren. Mit Salz und Pfeffer abschmecken.

Das passt dazu Kräftiges Vollkornbrot.

Schön nussig und herzhaft

Grünkern-Aufstrich

für den Vorrat • vegetarisch
🕐 30–45 Min.

200 g Grünkernschrot • ½ l Gemüsebrühe • 1 Zwiebel • 1 Knoblauchzehe • 2 EL Butter • 1 Bund Petersilie • 2 EL Schmand • ½ TL getrockneter Majoran • 1 Prise Salz • 1 Prise Pfeffer

● Grünkernschrot mit Gemüsebrühe zum Kochen bringen und im geschlossenen Topf bei schwacher Hitze ca. 15 Min. garen. Vom Herd nehmen und weitere 20 Min. quellen lassen. In einem feinen Sieb auskühlen lassen.

● Zwiebel und Knoblauch schälen, fein hacken und in der Butter anschwitzen. Auskühlen lassen.

● Petersilie waschen, zupfen und fein hacken.

● Schmand mit Grünkernschrot, Zwiebeln, Knoblauch, Petersilie und Majoran verrühren und mit Salz und Pfeffer abschmecken.

Das passt dazu Vollkornbrot, auch gut zum Mitnehmen.

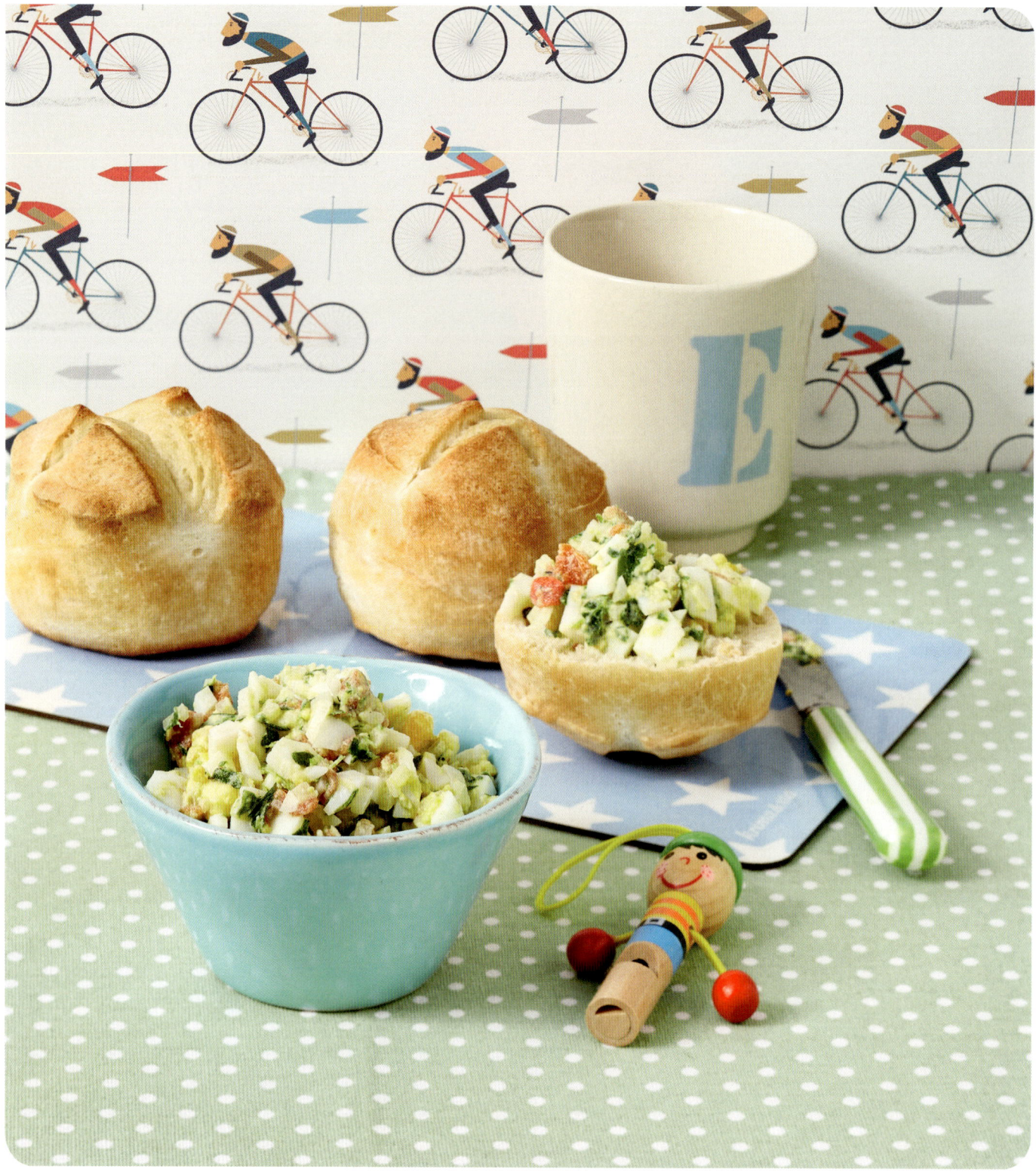

Petersilie regt den Appetit an.

Ei-Tomate-Petersilien-Aufstrich

für den Vorrat • vegetarisch, glutenfrei
⊘ 10–20 Min.

4 Eier • 1 Zwiebel • 2 kleine Tomaten (oder aus der Dose) • 1 Bund Petersilie (frisch oder TK) • 2 EL Schmand • 1 Prise Salz • 1 Prise Pfeffer

● Die Eier in 10 Min. hart kochen, unter kaltem Wasser abschrecken, schälen und fein hacken.

● Zwiebel schälen und fein hacken.

● Tomaten waschen, mit heißem Wasser überbrühen, häuten und klein würfeln.

● Petersilie waschen, zupfen und klein hacken.

● Schmand mit Eiern, Zwiebel, Tomaten und Petersilie verrühren. Mit Salz und Pfeffer abschmecken.

Das passt dazu Frische Brötchen.

Reich an Eiweiß und Eisen

Linsen-Aufstrich

für den Vorrat • laktosefrei, glutenfrei
⊘ 20–25 Min.

250 g rote Linsen • 2 Gewürznelken • 1 Zweig Thymian • 1 l Wasser • 1 kleine Zwiebel • 1 Knoblauchzehe • 2 EL Rapsöl • 1 EL Zitronensaft • ½ TL gem. Piment • 1 Prise Salz

● Linsen im Sieb waschen. Mit den Gewürznelken und Thymian im Wasser aufkochen.

● Im geschlossenen Topf bei mittlerer Hitze ca. 15 Min. garen. Abgießen, Nelken und Thymian entfernen.

● Linsen portionsweise pürieren und auskühlen lassen.

● Zwiebel und Knoblauch schälen, fein hacken und im Öl glasig dünsten. Auskühlen lassen und unter das Linsenpüree rühren.

● Mit Zitronensaft, Piment und Salz abschmecken.

Das passt dazu Kernige Brötchen.

Nicht sehr süß und trotzdem lecker

Schoko-Nuss-Creme

für 20 Portionen • glutenfrei
⊘ 10 Min.

100 g weiche Butter • 100 g gemahlene Nüsse • 2 EL Backkakao • 1 EL flüssiger Honig • 1 Msp. Vanille

● Die Butter schaumig rühren.

● Nüsse, Kakao, Honig und Vanille mit einem Handmixer einrühren.

Das passt dazu Frisches Vollkornbrot.

Tipp Die Schoko-Nuss-Creme hält sich 2 Wochen im Kühlschrank.

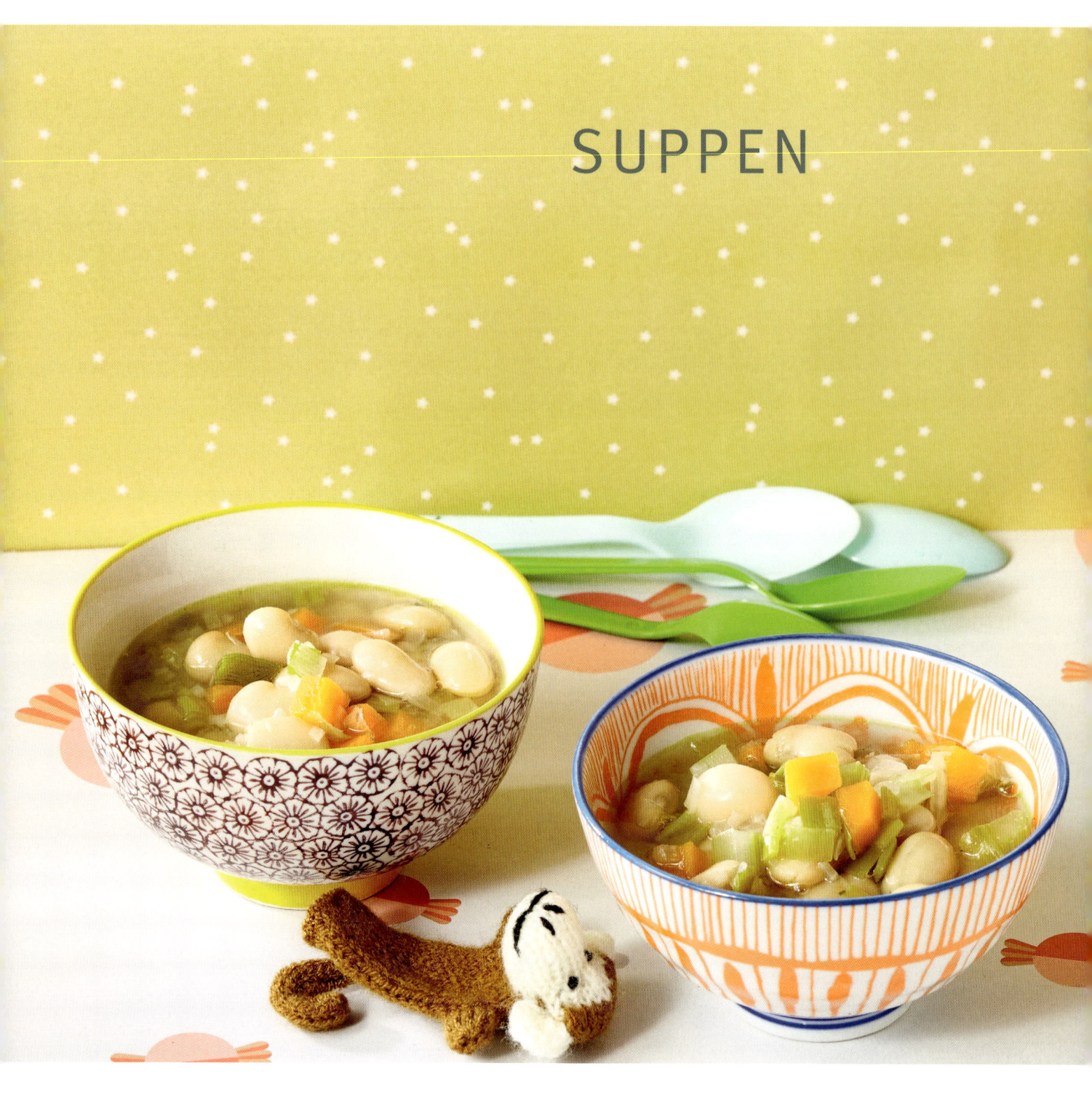

SUPPEN

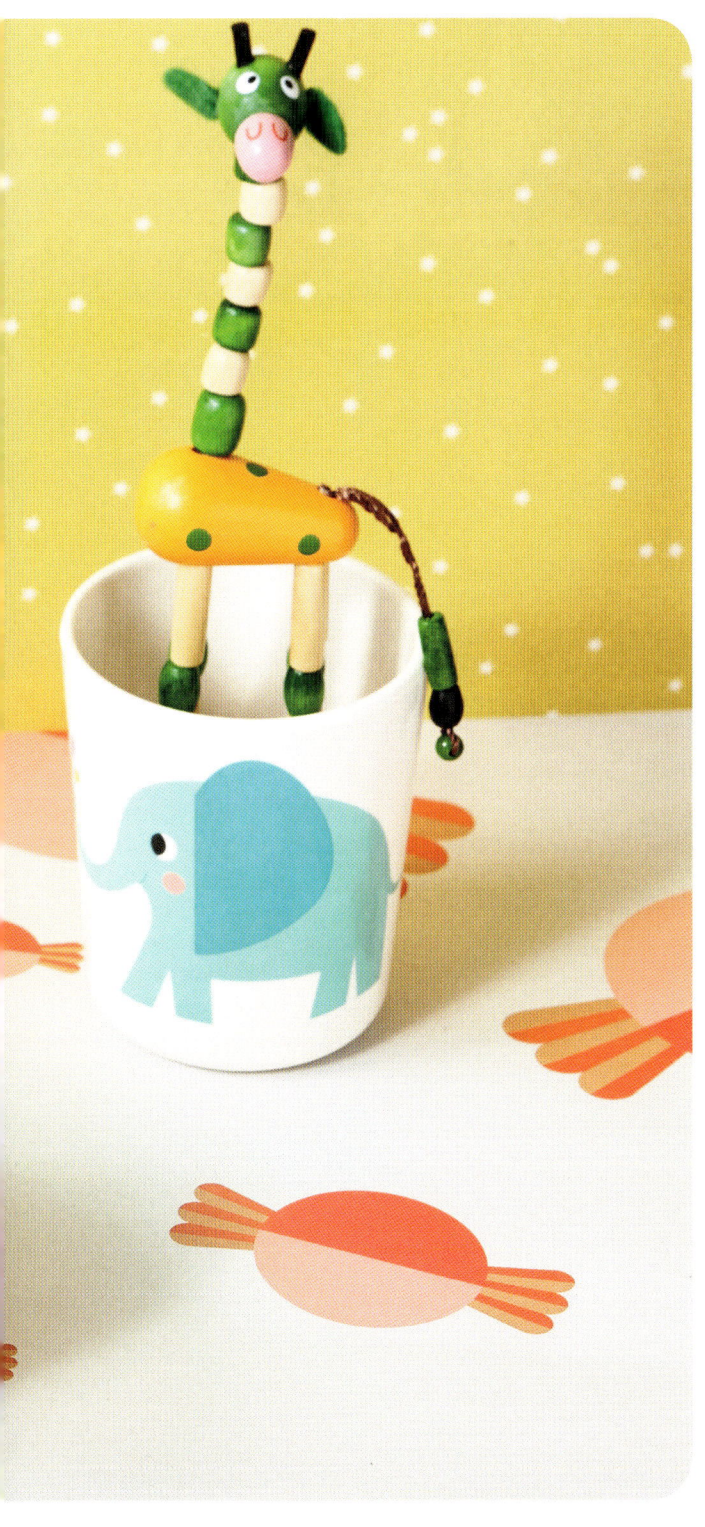

Suppen gibt es in vielen verschiedenen Variationen: energiearme und leicht verdauliche klare oder energiereichere, cremige Vorsuppen oder als Hauptgericht ballaststoffreiche, sättigende Eintöpfe aus Gemüse oder Hülsenfrüchten (z. B. braune, rote oder gelbe Linsen, geschälte Erbsen) mit frischen Kartoffeln oder Getreideeinlagen wie Nudeln, Reis, Couscous oder Bulgur. Als proteinreiche Zusatzkomponente können Sie Suppen und Eintöpfe mit kleinen Mengen fettarmem oder magerem Fleisch oder grätenfreiem Fischfilet oder vegan mit Tofu oder Soja ergänzen.

Suppen und Eintöpfe sind das Richtige für »Suppenkasper« und Kinder, die vorübergehend lieber »löffeln« als »gabeln«, wählerisch sind oder kränkeln. In Suppen und Eintöpfen können Sie für Ihren »Gemüsemuffel« gut jedes frische oder tiefgefrorene Gemüse, frische Kräuter (z. B. Dill, Petersilie, Schnittlauch, Rosmarin, Estragon, Thymian) und frische Kartoffeln »verstecken« und so den Speiseplan Ihres Kindes mit vielen wertvollen Vitaminen und Mineralstoffen »aufpeppen«. Eintöpfe und Suppen können Sie auch cremig pürieren. Getrocknete Kräuter wie Thymian, Basilikum, Oregano, Majoran, Rosmarin, Estragon, Salbei, Bohnenkraut, Lorbeer oder Liebstöckel eignen sich gut zum Mitkochen und sind sehr aroma- und geschmacksintensiv. Erweitern Sie nur langsam und in kleinen Schritten die Geschmackseindrücke Ihres Babys und respektieren Zurückhaltung oder Ablehnung zu Beginn.

❮ Toskanische Bohnensuppe

Mit viel gesundem Gemüse

Toskanische Bohnensuppe

für 4 Portionen • vegan
⊘ 45 Min.

2 Zwiebeln • 3 Knoblauchzehen •
1 große Karotte • 2 Stangen Lauch •
2 Stangen Sellerie • 100 ml Olivenöl •
2 große Dosen große weiße Bohnen •
1 l Gemüsebrühe • Rosmarin- und
Thymianzweige • Salz • Pfeffer

● Zwiebeln und Knoblauchzehen
abziehen und fein hacken. Karotte,
Lauch und Sellerie putzen, waschen
und in kleine Würfel schneiden.

● Im großen Topf Olivenöl erhitzen,
Zwiebel, Knoblauch und Gemüse
darin andünsten. Bohnen mit Ein-
weichwasser und Brühe dazugeben.

● Bei mittlerer Hitze ca. 30–40 Min.
köcheln lassen. Mit Gewürzen
abschmecken.

Super einfach, auch für Anfänger

Türkische Linsensuppe

für 4 Portionen • vegan, laktosefrei
⊘ 45 Min.

100 g rote Linsen • 2 EL Tomatenmark • 1 EL Paprikapulver • 2 EL Sonnenblumenöl • 1 l Gemüsebrühe •
Salz • Pfeffer

● Linsen im Sieb heiß abbrausen und
abtropfen lassen.

● Tomatenmark und Paprikapulver
im Öl anschwitzen. Linsen einrühren
und die Gemüsebrühe dazugießen.

● Die Suppe im geschlossenen Topf
bei schwacher Hitze ca. 45 Min. unter
gelegentlichem Rühren köcheln
lassen.

● Mit einer Prise Salz und Pfeffer
abschmecken (für Erwachsene auch
türkischer, scharfer Paprika).

Das passt dazu Fladenbrot (S. 201).

Variante Die Suppe kann auch
cremig püriert werden.

Reich an Eisen und Karotinoiden

Grünkohlsuppe

für 4 Portionen • vegetarisch,
glutenfrei
⊘ 45 Min.

500 g Grünkohl • 200 g Kartoffeln •
1 l Gemüsebrühe • 100 ml Sahne •
200 ml Milch • Salz • Pfeffer

● Grünkohl, putzen, waschen und
klein schneiden, Kartoffeln waschen,
schälen und klein würfeln

● In der Gemüsebrühe aufkochen
und zugedeckt bei schwacher Hitze
ca. 30 Min. köcheln lassen.

● 100 ml Sahne dazugeben und die
Suppe pürieren.

● 200 ml Milch einrühren, aufkochen und mit Salz und Pfeffer
abschmecken.

Das passt dazu Croutons. Dafür
einfach Toastbrotwürfel in Butter
rundum knusprig anbraten.

Der italienische Klassiker einmal anders

Kinder-Minestrone

für 4 Portionen • vegan
⏱ 45 Min.

250 g weiße Bohnen • 2 Knoblauchzehen • 1 kleine rote
Zwiebel • 1 Stangensellerie • 1 Karotte • 1 Stück Lauch
(10 cm) • 1 kleine Zucchini • ¼ Weißkohl • 100 g Rosenkohl • 4 EL Olivenöl • 2 Rosmarinzweige • 120 g Tomaten •
1 Lorbeerblatt • 100 g Reis • 1 kleine Kartoffel • Salz •
Pfeffer • ½ Bund Basilikum

● Bohnen abgießen und das Wasser auffangen. Die Hälfte
der Bohnen pürieren. Knoblauch und Zwiebel abziehen,
Knoblauch fein hacken, Zwiebel in feine Ringe schneiden.
Sellerie, Karotte, Lauch und Zucchini waschen und putzen.
Sellerie und Lauch in feine Ringe, Karotte in feine Scheiben
und Zucchini in kleine Würfel schneiden. Weißkohl putzen, in feine Streifen schneiden und waschen. Rosenkohl
waschen und putzen.

● Zwiebel und Knoblauch in heißem Öl dünsten. Sellerie,
Karotten, Lauch und Rosmarin dazugeben und kurz mitdünsten. Tomaten kurz in heißes Wasser legen, Haut abziehen, würfeln und zum angebratenen Gemüse geben.

● Pürierte Bohnen und Aufgussflüssigkeit beimengen.
Lorbeerblatt, Rosenkohl und Weißkohlstreifen dazugeben,
evtl. mit heißem Wasser aufgießen und 20 Min. köcheln
lassen. In der Zwischenzeit Reis kochen.

● Zucchini und Bohnen in die Suppe geben. Rohe Kartoffel
in die Suppe reiben. Noch mal alles zusammen 10 Min.
köcheln lassen. Mit Salz, Pfeffer und Basilikum würzen und
den Reis in die Suppe geben.

Das passt dazu Vollkornbrot.

Mit wärmendem Ingwer

Gemüseschmortopf
mit Mandeln und Nüssen

für 4 Portionen • vegan
⏱ 45 Min.

300 g Kartoffeln • 300 g Karotten • 300 g Pastinake • 100 g
Petersilienwurzel • 1 Zwiebel • 2 cm frische Ingwerwurzel •
1 Knoblauchzehe • 3 EL Olivenöl • 1 EL Curry • 2 TL Paprikapulver • 500 ml Gemüsebrühe • ½ Stange Lauch • 2 Tomaten • Salz • Pfeffer • 1 EL Zitronensaft • 3 EL geschälte
Mandeln • 3 EL Cashewkerne

● Kartoffeln, Wurzeln und Zwiebeln schälen und alles
klein würfeln. Ingwer schälen, Knoblauch abziehen und
beides fein hacken.

● Gemüse im Topf in 2 EL heißem Öl andünsten. Knoblauch, Ingwer, Curry, 1 TL Paprikapulver und die Hälfte
der Brühe zugeben. Im geschlossenen Topf bei schwacher
Hitze ca. 10 Min. schmoren.

● Lauch putzen, waschen und in Streifen schneiden.
Tomaten putzen, waschen und in Stücke schneiden. Zusammen mit restlicher Brühe in den Gemüsetopf geben
und alles zusammen im offen Topf 8 – 10 Min. weitergaren.
Mit Salz, Pfeffer und Zitronensaft abschmecken.

● Mandeln und Cashewkerne grob hacken, in 1 EL Öl unter
Rühren goldgelb rösten, mit Salz und 1 TL Paprikapulver
würzen.

● Gemüseschmortopf mit Mandel-Nuss-Mix bestreut
anrichten.

Das passt dazu Vollkornbrot.

Nach Omas altem Rezept
Grünkernsuppe

für 4 Portionen • vegetarisch, glutenfrei
⊙ 30–45 Min.

50 g Grünkernschrot • 650 ml Gemüsebrühe • 200 g Suppengemüse, z.B. Lauch, Karotten, Sellerie • ½ l Wasser • 3 EL Sahne • 3 EL saure Sahne • Kräuter, z.B. Majoran, Petersilie, Schnittlauch, Liebstöckel (frisch oder TK) • 2 TL Zitronensaft • 1 Prise Salz • 1 Prise Pfeffer

● Grünkernschrot in einem Topf mit heißer Gemüsebrühe bei schwacher Hitze ca. 15 Min. quellen lassen.

● Suppengemüse putzen, waschen, klein schneiden oder hacken, z.B. mit der Küchenmaschine.

● Grünkern mit ½ l Wasser aufgießen, aufkochen und das Gemüse dazugeben. Alles im geschlossenen Topf bei schwacher Hitze ca. 15 – 30 Min. garen.

● Sahne und saure Sahne sowie die Kräuter einrühren und mit Zitronensaft, Salz und Pfeffer abschmecken.

Das passt dazu Roggenbrot und ein kleiner Salat.

Spezialität aus Osteuropa
Borschtsch

für 4 Portionen • vegetarisch, glutenfrei
⊙ 45 Min.

100 g Rote Bete • 100 g Karotten • 100 g Lauch • 200 g Weißkohl • 1 Zwiebel • 1 Bund Petersilie • 4 EL Rapsöl • 1 EL Obstessig • 2 EL Tomatenmark • 2 l Gemüsebrühe • 300 g Beinscheibe • 1 Lorbeerblatt • Salz • Pfeffer • 250 g Joghurt • 4 EL saure Sahne • 1 Bund Dill

● Rote Bete, Karotten, Lauch und Weißkohl putzen, schälen und in feine Streifen hobeln. Zwiebel schälen und klein würfeln. Petersilie waschen, zupfen und klein schneiden.

● Zwiebeln und Gemüse im Öl anschwitzen. Essig, Tomatenmark und Gemüsebrühe einrühren.

● Beinscheibe waschen, klein schneiden und mit Lorbeerblatt dazugeben, aufkochen und im geschlossenen Topf bei schwacher Hitze ca. 30 Min. köcheln lassen, bis das Fleisch gar ist.

● Suppe mit Salz und Pfeffer abschmecken. Joghurt mit saurer Sahne verrühren. Dill klein schneiden. Borschtsch mit Joghurt-Sahne begießen und mit Dill bestreuen.

Eine leckere Fischsuppe
Piratensuppe

für 4 Portionen • glutenfrei
⊙ 30 Min.

400 g Fischfilet • etwas Zitronensaft • Salz • 2 Karotten • 1 Stück Sellerie • 1 Stange Porree • 1 l Gemüsebrühe • 150 g Erbsen (TK) • Pfeffer • 1 TL gehackte Petersilie

● Fischfilet waschen, trocknen, mit Zitronensaft beträufeln und in Würfel schneiden. Mit 1 Prise Salz würzen.

● Karotten und Sellerie putzen, waschen und klein würfeln. Porree putzen, waschen und in feine Ringe schneiden.

● Gemüse in der Gemüsebrühe im geschlossenen Topf bei schwacher Hitze ca. 10 Min. garen.

● Fisch und Erbsen dazugeben. Kurz aufkochen lassen und alles zusammen weitere 10 Min. bei schwacher Hitze garen. Mit Salz und Pfeffer abschmecken und auf dem Teller mit Petersilie bestreuen.

❯ Piratensuppe

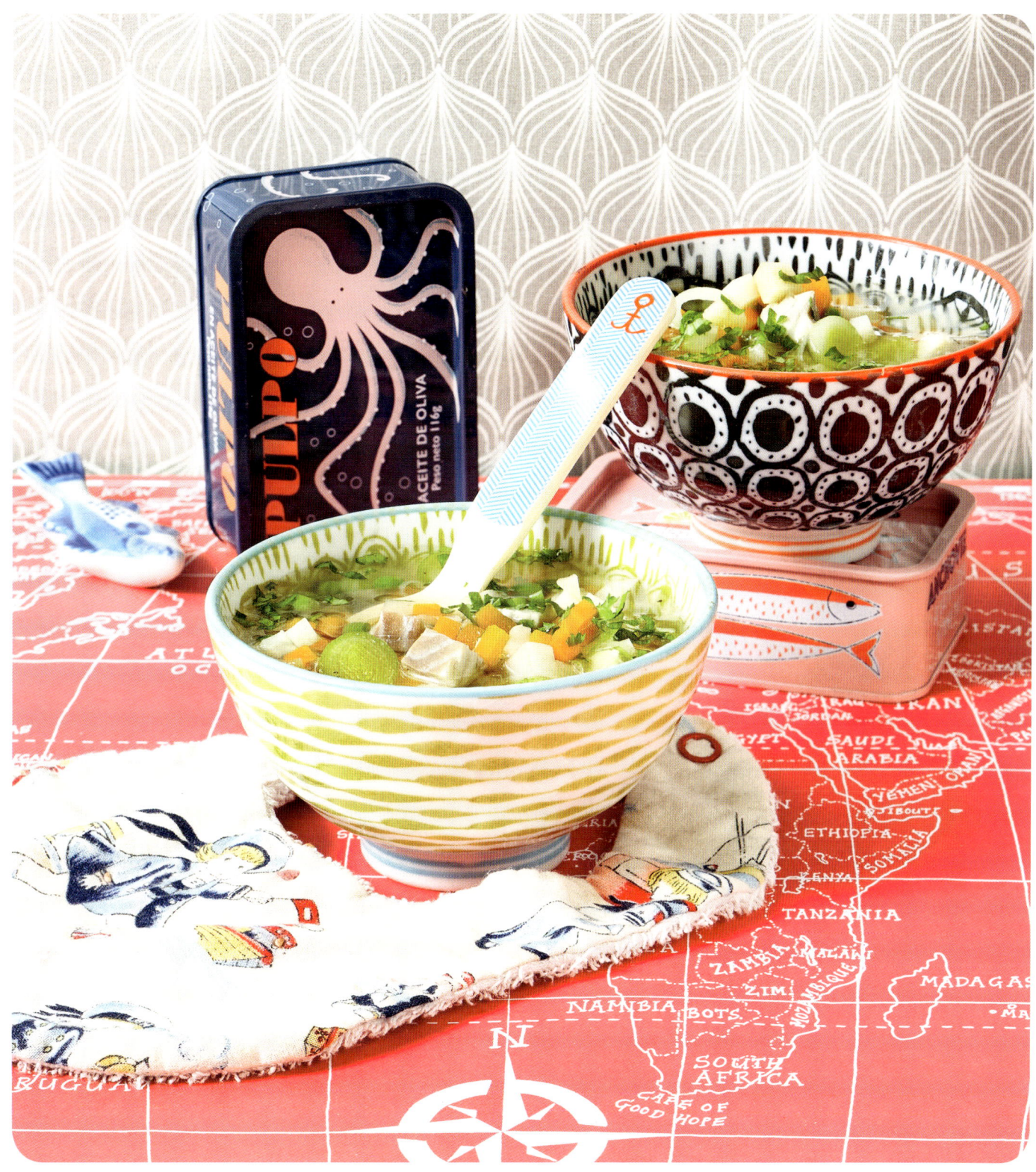

SALATE, DIPS UND SAUCEN

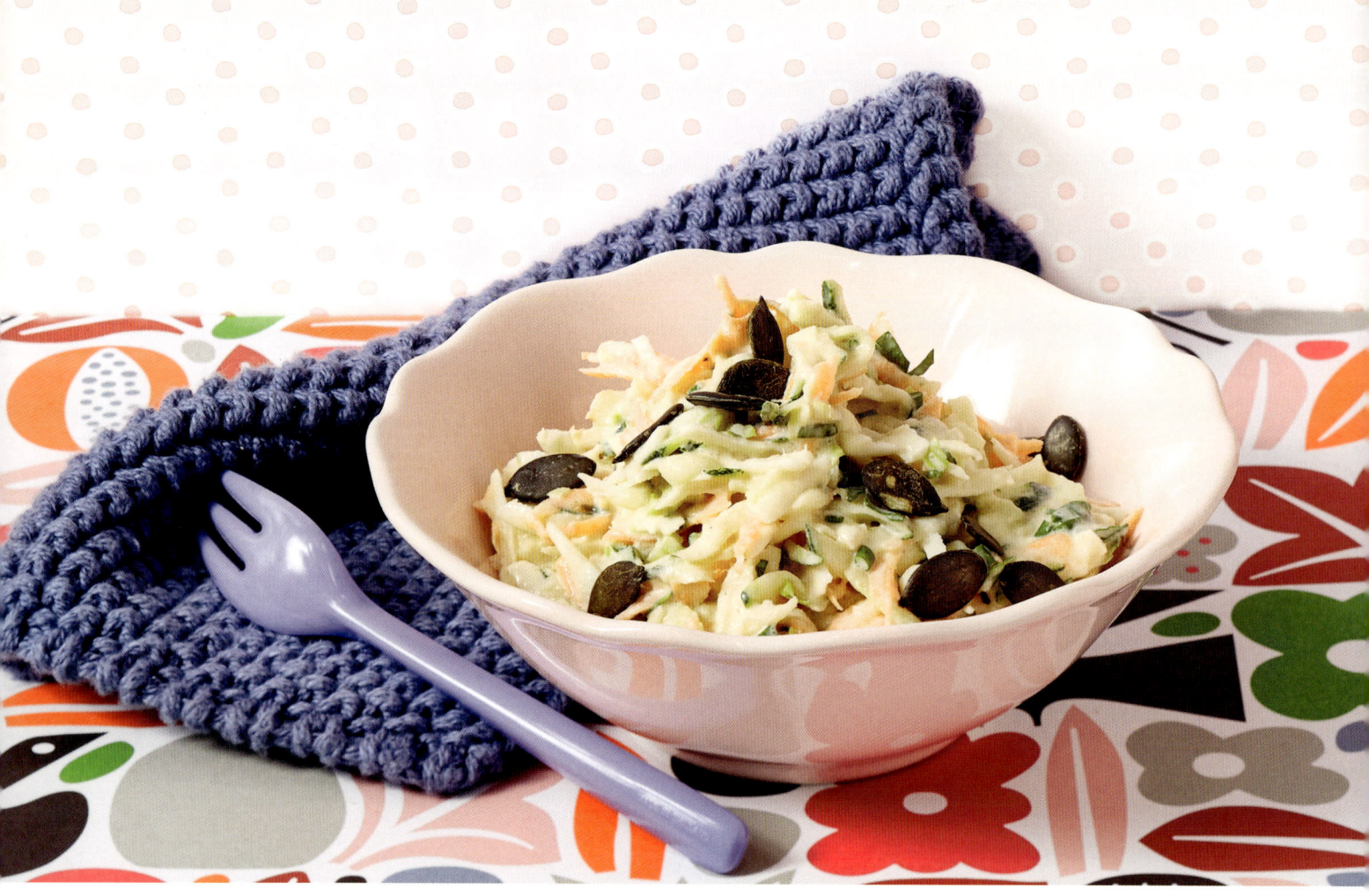

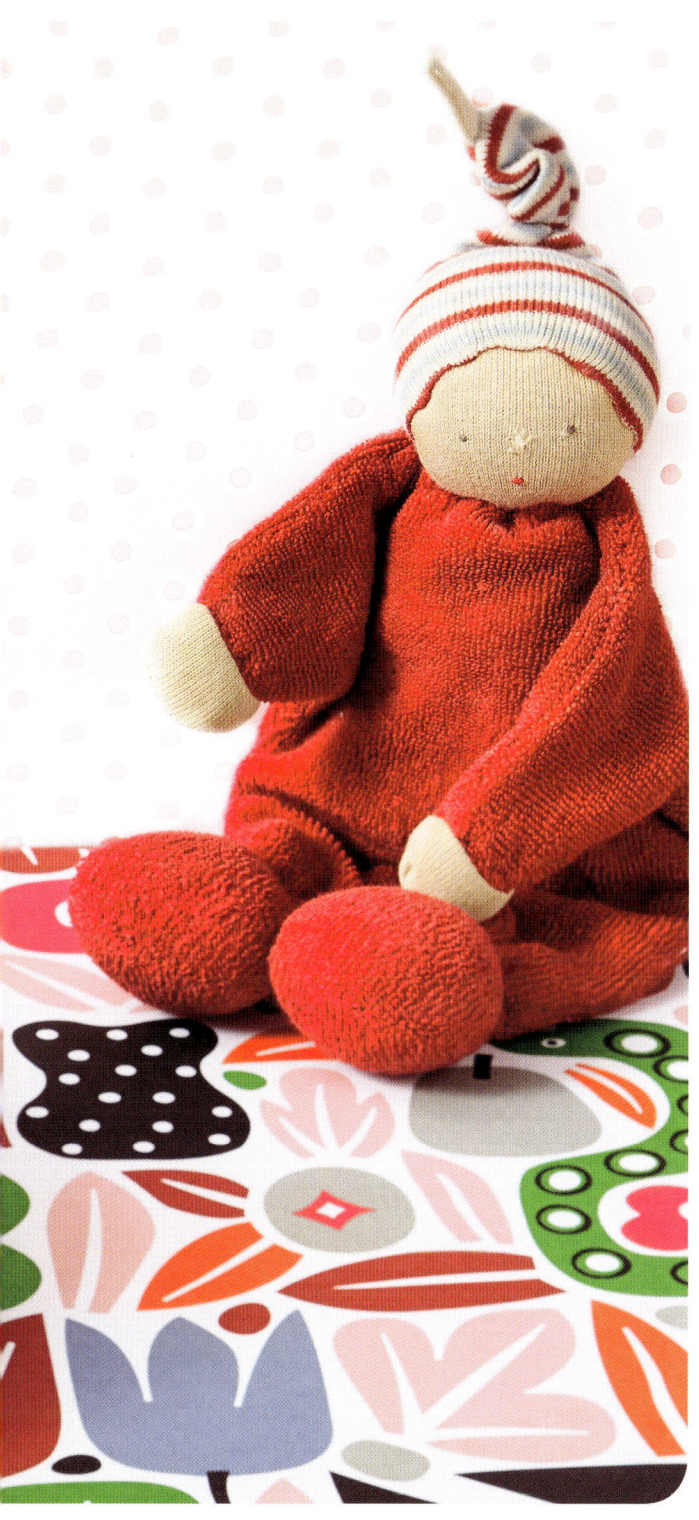

Salat schmeckt gut, ist schnell gemacht und enthält viele Vitamine und Mineralstoffe. Bereiten Sie grüne Salate immer erst kurz vor dem Essen zu: Brausen Sie die Salatblätter unter kaltem Wasser ab, schleudern Sie sie trocken und zerpflücken Sie sie in kleine Stücke. Salat muss nicht immer nur grün sein. Auf den folgenden Seiten finde Sie Rezepte für Salate aus Karotten, Gurken und Sellerie.

Vitamin-C-reiche Salatzutaten wie Paprika, Weißkohl, Kohlrabi, Orangen-, Mandarinen- oder Apfelspalten und Zitronen- oder Orangensaft im Salatdressing verbessern die Aufnahme von Nahrungseisen im Körper. Salatreste kommen abgedeckt gleich nach dem Essen in den Kühlschrank.

Für den kurzfristigen Vorrat (2–3 Tage) können Sie Rohkost und Blattsalat putzen, waschen, klein schneiden und in gut verschlossenen Frischhaltedosen oder -beuteln im Kühlschrank aufbewahren.

Gehackte Nüsse, geröstete Sesamsamen, Pinien-, Sonnenblumen- oder Kürbiskerne und gehackte, frische oder tiefgekühlte Kräuter peppen den Salat mit Vitaminen und Mineralstoffen auf.

◀ Sellerie-Karotten-Zucchini-Salat

Ideal zur Gewöhnung an Rohkost

Karottensalat

für 4 Portionen • vegetarisch
🕐 10–15 Min.

100 g Sahne • ½ TL Senf • Salz • Pfeffer • 2 EL Zitronensaft • 2 EL Walnussöl • 500 g Karotten • 2 Äpfel • 1 EL gehackte Walnüsse

● Sahne leicht schlagen und mit Senf, Salz, Pfeffer, Zitronensaft und Walnussöl verrühren.

● Karotten waschen, dünn schälen und in die Sauce raspeln.

● Äpfel waschen und mit der Schale in die Sauce raspeln.

● Alles gut mischen und mit den Walnüssen bestreuen.

Das passt dazu Butterbrot.

Der Klassiker – ideal für heiße Tage

Gurkensalat

für 4 Portionen • vegetarisch
🕐 10–15 Min.

150 g Naturjoghurt • 1 TL Senf • 2 EL Rapsöl • 2 – 4 EL Orangensaft • Salz • Pfeffer • 2 EL frischer Dill • 1 Salatgurke

● Joghurt, Senf, Öl, Orangensaft, Salz, Pfeffer und gehackten Dill zu einem Dressing verrühren.

● Gurke gründlich mit warmem Wasser waschen, trocken reiben und in feinen Stiften in das Dressing hobeln.

Das passt dazu Erfrischt jedes Fleischgericht.

Mit Kräutern und Kürbiskernen

Sellerie-Karotten-Zucchini-Salat

für 4 Portionen • vegetarisch
🕐 15 Min.

150 g Sahne • 150 g Naturjoghurt • 2 TL Senf • 4 EL Zitronensaft • Salz • 300 g Knollensellerie • 4 zarte Selleriestangen und Sellerieblätter • 300 g junge Zucchini • 200 g Karotten • 4 EL Kräuter (z. B. Petersilie, Schnittlauch, Zitronenmelisse, Estragon) • 6 EL Kürbiskerne

● Sahne mit Joghurt, Senf, Zitronensaft und 1 Prise Salz cremig rühren.

● Knollensellerie unter fließendem Wasser abbürsten und dünn schälen. In die Sauce fein raspeln.

● Selleriestangen und -blätter waschen, fein schneiden und zu den Sellerieraspeln geben.

● Zucchini und Karotten waschen, Karotten dünn schälen. Beides in feine Stifte hobeln oder raspeln und zum Sellerie geben.

● Salat mit den Kräutern vorsichtig vermischen und die Kürbiskerne darüberstreuen.

Das passt dazu Käsebrot.

Mit Kartoffeln und Ei als Mittagessen

Grüne Soße

für 4 Portionen • vegetarisch
⊙ 10 Min.

1 Bund Kräuter für Frankfurter Grüne
Soße: Schnittlauch, Petersilie, Kerbel,
Kresse, Sauerampfer, Pimpernelle,
Boretsch (gibt es auch tiefgefroren) •
180 g Schmand • 250 g Natur-
joghurt • Salz • Pfeffer

● Kräuter waschen, trocken schütteln und zupfen

● Mit Schmand und Joghurt pürieren und mit je 1 Prise Salz und Pfeffer
abschmecken.

Das passt dazu Pellkartoffeln.

Variante 4 Eier hart kochen, pellen
und unterrühren, fertig ist die Mahlzeit!

Quark macht Kinder stark!

Kräuterquark

für 2–4 Portionen • vegetarisch
⊙ 10 Min.

1 kleine Zwiebel • 50 g gemischte
Kräuter, z. B. Schnittlauch, Petersilie,
Kerbel, Estragon (frisch oder TK) •
250 g Quark (20 % Fett) • 2 EL saure
Sahne • Salz • Pfeffer

● Zwiebel schälen und fein hacken.

● Kräuter waschen, zupfen und klein
hacken.

● Quark mit saurer Sahne, Petersilie,
Salz, Pfeffer, Zwiebeln und den
Kräutern verrühren.

Das passt dazu Brot oder Pellkartoffeln.

Herzhaftes für ihr Kind

Tofu-Dill-Creme

für den Vorrat • vegetarisch
⊙ 10 Min.

100 g Tofu • 50 ml Milch • 1 EL Sahne • 1 Knoblauchzehe • 1 Bund Dill •
1 Essiggurke • 50 g Pistazienkerne •
1 TL Kapern • Salz

● Tofu abtropfen lassen und mit
Milch und Sahne pürieren.

● Knoblauch schälen und pressen.

● Dill waschen, zupfen und fein
hacken.

● Essiggurke, Pistazienkerne und
Kapern fein hacken.

● Alle Zutaten mit der Tofucreme
mischen und mit Salz abschmecken.

Das passt dazu Frisches Brot oder
Kartoffeln.

Pikant und fein zu Kartoffeln

Schnittlauch-Dip

für 4 Portionen • vegetarisch
⊘ 10 Min.

250 g Naturjoghurt (3,5 % Fett) • 150 g
Schmand oder Crème fraîche • Saft
von einer ½ Zitrone • Salz • Pfeffer •
2 Frühlingszwiebeln • 2 EL Schnitt-
lauchröllchen

● Joghurt und Schmand mit Zitronensaft, Salz und Pfeffer verrühren.

● Frühlingszwiebeln waschen,
putzen, längs halbieren und quer in
feine Streifen schneiden.

● Alle Zutaten mit den Schnittlauch-
röllchen zu einem Dip verrühren.

Das passt dazu Lecker im Sommer
zu rohem Gemüse.

Superschnell, ideal zu Gemüsesticks

Roter Dip

für 4 Portionen • vegetarisch
⊘ 5 Min.

150 g Naturjoghurt • 80 g saure Sahne • 1 EL Tomatenmark • 2 Msp. Paprikapulver • 2 TL frische Kräuter • ½ TL
Salz • ½ TL Zucker • 2 Msp. Pfeffer

● Joghurt mit saurer Sahne, Tomatenmark, Paprikapulver, den Kräutern und den Gewürzen verrühren.

Das passt dazu Dips mit Joghurt und
Quark schmecken gut zu Kartoffel-
oder Getreidebeilagen, Gemüse-
Fingerfood (z. B. Gurkenscheiben,
Karotten- oder Kohlrabistiften,
Paprikastreifen, Kirschtomaten)
oder auch auf Brot.

Schmeckt nach Sommer und Urlaub

Schafskäse-Dip

für 4 Portionen • vegetarisch
⊘ 10 Min.

Petersilie (frisch oder TK) • Koriander
(nach Geschmack) • 1 Knoblauchzehe • 200 g Feta (Schafskäse) •
100 g Naturjoghurt • 1 Prise Pfeffer

● Petersilie und ggf. Koriander
waschen, zupfen und hacken.

● Knoblauchzehe schälen und ebenfalls hacken. Schafskäse verkrümeln.

● Alle Zutaten cremig pürieren.

❯❯ Roter Dip

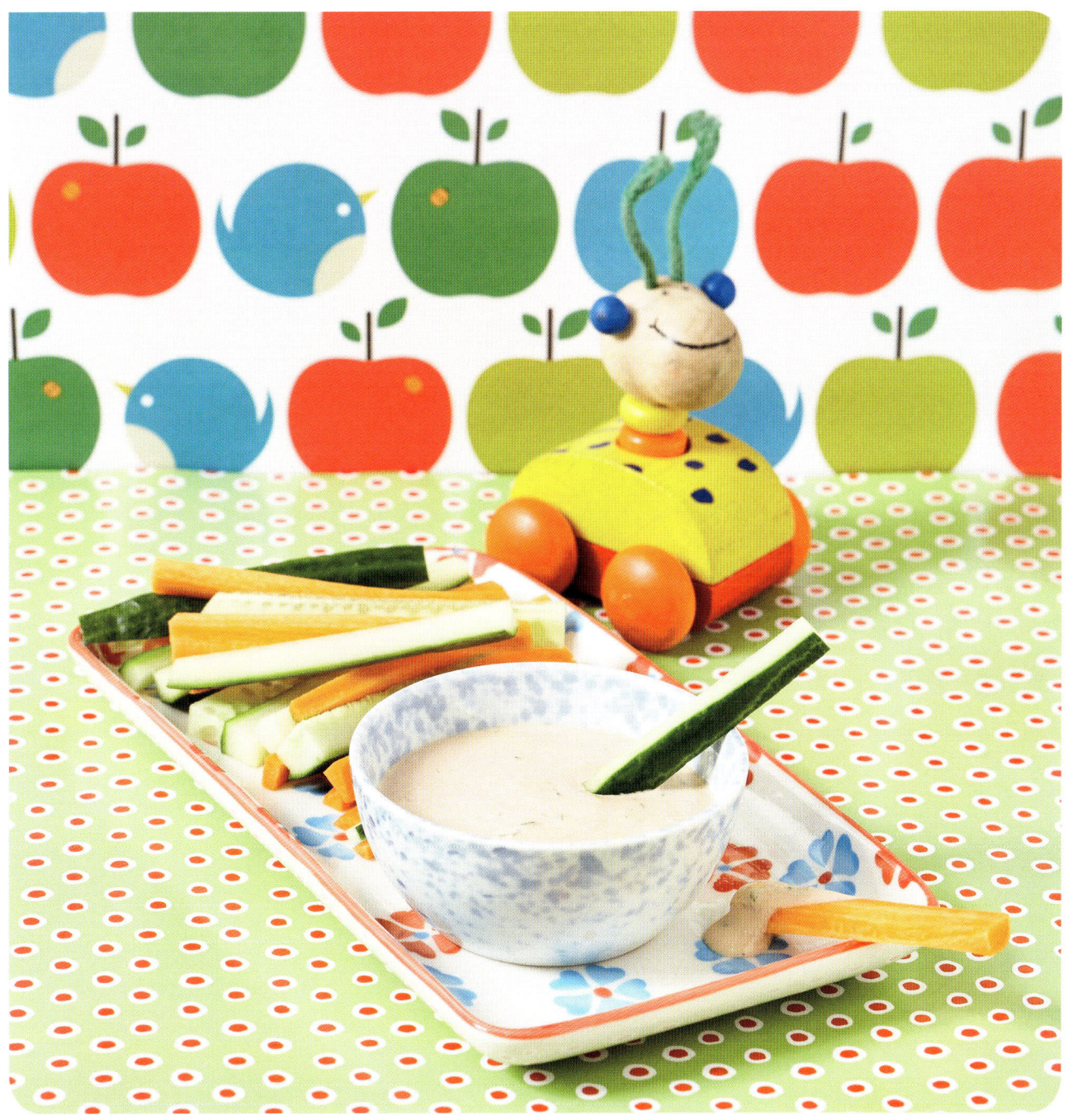

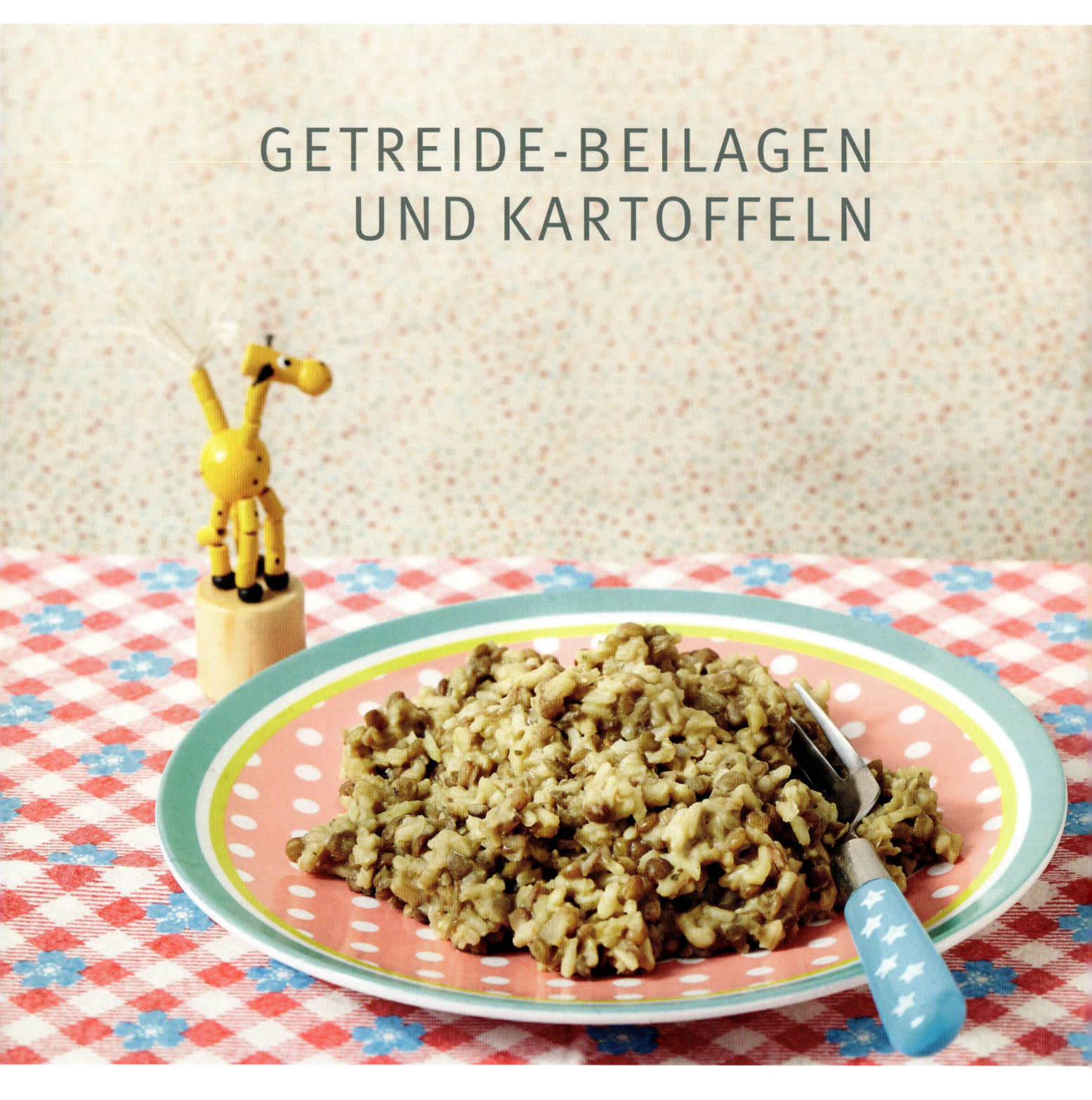

GETREIDE-BEILAGEN UND KARTOFFELN

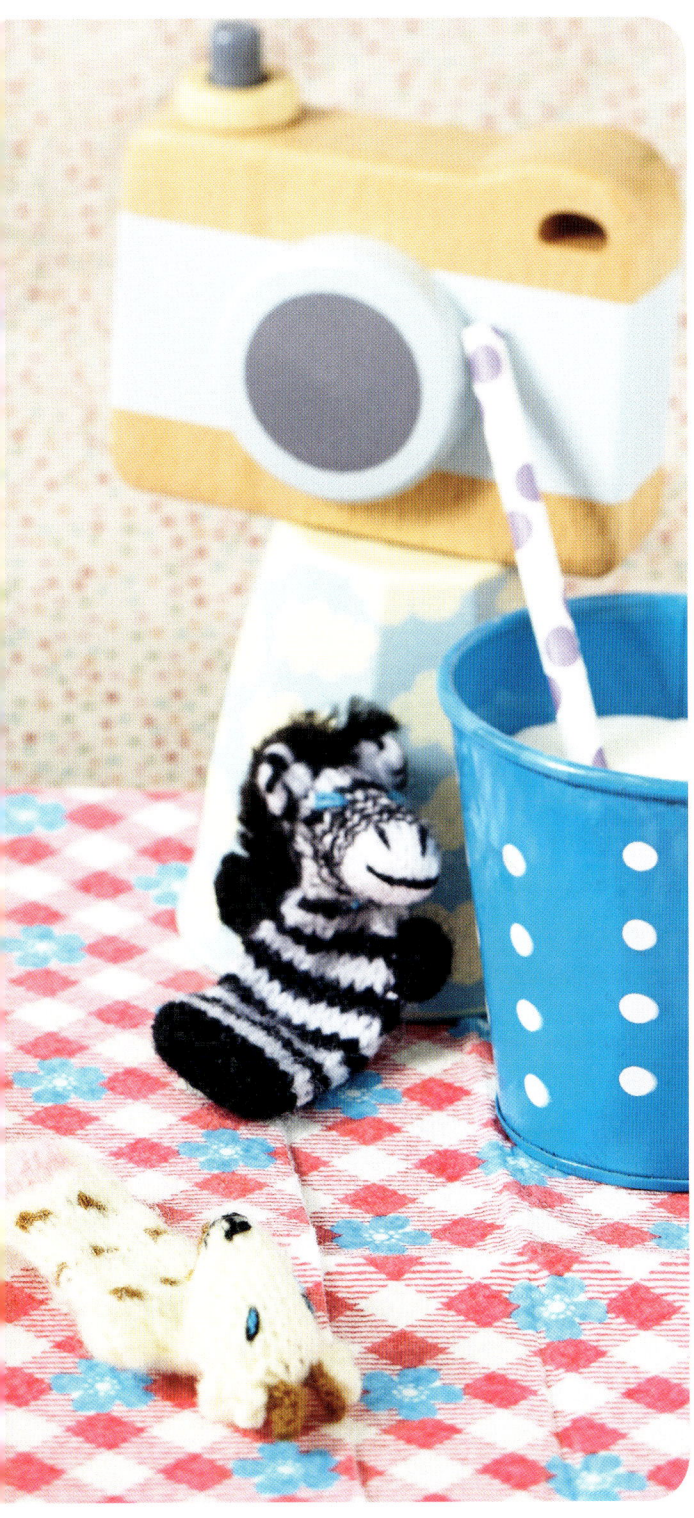

Gekochter oder gedämpfter Reis, gekochte Nudeln, Salz- oder Pellkartoffeln sind klassische Beilagen, vor allem in deutschen Küchen. Bringen Sie Abwechslung in den familiären Speiseplan und probieren Sie auch mal etwas Neues aus. Wenn das Essen »bunt« und appetitlich aussieht und dazu lecker riecht, sind Kinder (und auch Erwachsene) erfahrungsgemäß neugierig und bereit, auch fremde Speisen zu kosten. Das Auge und die Nase essen bekanntlich mit.

Es gibt weltweit 5000 Kartoffelsorten und davon mehr als 200 in Deutschland. Kartoffeln sind nicht nur gelb, sondern auch blau, rosa bis dunkelrot, mit unterschiedlichen Formen, Konsistenzen (festkochend, vorwiegend festkochend bis mehligkochend) und Geschmäcken. Kartoffeln schmecken nicht nur klassisch als Salzkartoffeln, sondern ihre Verarbeitungsmöglichkeiten und Verwendungen sind vielseitig. Wie wäre es mal zur Abwechslung mit einem grünen Kartoffelbrei, mit Kartoffelkuchen, Kartoffelplätzchen, Kartoffelgratin, Kartoffelauflauf oder Backkartoffeln mit Rosmarin?

Bereiten Sie die Kartoffeln möglichst nährstoffschonend zu. Am besten erst kurz vor dem Essen verarbeiten, mit der Schale unter fließend kaltem Wasser kurz waschen (nicht lange wässern), in wenig kochendem Wasser bei schwacher Hitze im geschlossenen Topf garen und dann gleich abschütten (nicht im heißen Wasser stehen lassen und lange warm halten). Backkartoffeln können Sie roh verarbeiten.

◄ Reis mit Pünktchen

Saugt Sauce hervorragend auf

Couscous

für 4 Portionen • vegan
⏱ 10 Min.

200 g Couscous • 220 ml Gemüsebrühe • 50 g Mandelstifte • 5 frische
Basilikumblätter (frisch oder TK)

● Couscous im Sieb kurz abbrausen,
dann in die kochende Gemüsebrühe
einrieseln und unter Rühren aufkochen lassen.

● Von der Herdplatte nehmen und
im geschlossenen Topf 5 Min. quellen
lassen.

● Mandelstifte in der Pfanne ohne
Fett rösten und mit dem klein
geschnittenen Basilikum unter den
Couscous mischen.

Das passt dazu Marokkanisches
Hühnchen (S. 189).

Reich an Ballaststoffen

Reis mit Pünktchen

für 4 Portionen • vegan
⏱ 55 – 60 Min.

1 Zwiebel • 1 TL Walnussöl • 100 g
Naturlangkornreis • 100 g braune
Linsen • ½ l Gemüsebrühe

● Zwiebel schälen und klein würfeln.
Zwiebelwürfel im Öl anschwitzen.

● Reis und Linsen heiß abbrausen
und mit den Zwiebelwürfeln in die
Gemüsebrühe geben.

● Alles einmal aufkochen lassen und
im geschlossenen Topf bei schwacher
Hitze ca. 45 Min. garen.

Das passt dazu Spinat-Tofu-Curry
(S. 180).

Signalfarbe Rot: appetitanregend

Roter Bulgur

für 4 Portionen • vegan
⏱ 30 Min.

500 g Bulgur • 250 g Tomaten (frisch
oder Dose) • 1 Zwiebel • 4 EL Rapsöl •
1 EL Tomatenmark • 1 TL Salz • 750 ml
Gemüsebrühe

● Bulgur in einem Sieb kalt abspülen.

● Tomaten mit kochendem Wasser
überbrühen, in kaltem Wasser abschrecken und häuten. Stielansatz
entfernen und Tomaten klein würfeln.

● Zwiebel schälen und fein würfeln.
Zwiebelwürfel im Öl anschwitzen.

● Tomatenmark und Bulgur unterrühren und kurz anschwitzen. Mit
1 TL Salz bestreuen und die Gemüsebrühe angießen.

● Im geschlossenen Topf bei schwacher Hitze ca. 10 Min. quellen lassen.
Vom Herd nehmen und weitere
10 Min. ziehen lassen.

Das passt dazu Gurkensalat (S. 160)
oder Wintergemüse (S. 174).

Variante Erwachsene können mit
scharfem (türkischem) Paprika
nachwürzen.

Die mögen auch Papas gerne
Kartoffelecken

für 4 Portionen • vegan
⊘ 30 Min.

1 kg Kartoffeln • 2 EL Olivenöl •
½ TL Salz • ½ TL Paprikapulver (edel-
süß) • 1 TL Rosmarin (getrocknet)

● Kartoffeln gründlich waschen und
ungeschält längs vierteln.

● In einer Schüssel mit Olivenöl,
Salz, Paprikapulver und Rosmarin
mischen.

● Auf einem mit Backpapier ausgelegten Backblech gleichmäßig verteilen und bei 180 °C auf der mittleren Schiene ca. 20 – 25 Min. knusprig
und goldbraun backen.

Das passt dazu Grüne Soße (S. 161)
oder Kräuterquark (S. 161).

Selbst gemacht am allerbesten
Kartoffelpüree

für 4 Portionen • vegetarisch
⊘ 30 Min.

800 g Kartoffeln • ½ l Milch • 1 TL
Salz • Muskatnuss • 6 – 8 EL Sahne

● Kartoffeln in der Schale in Salzwasser garen.

● Milch einmal aufkochen lassen.

● Kartoffeln abgießen, pellen und in
die sehr heiße Milch pressen (mit
Kartoffelpresse) oder reiben.

● Mit Salz und Muskatnuss abschmecken und kräftig verrühren.

● Sahne unterziehen.

Variante Für Dauphine-Kartoffeln
das Püree mit 2 Eiern, 2 EL Mehl und
2 EL geriebenem Parmesan verrühren und mithilfe einer Spritztüte
kleine Nestchen auf ein mit Backpapier ausgelegtes Backblech spritzen.
Bei 180 °C auf der mittleren Schiene
ca. 15 Min. backen.

Monstermäßig gut
Grüner Kartoffelbrei

für 4 Portionen • vegetarisch
⊘ 30 Min.

600 g mehligkochende Kartoffeln •
1 EL Butter • Salz • Pfeffer • 175 ml
Milch • 300 g Erbsen (TK) • ¼ l Gemüsebrühe

● Kartoffeln waschen und ungeschält bei mittlerer Hitze ca. 20 Min.
weich garen. Abgießen, im kalten
Wasser abschrecken, pellen und in
eine Schüssel pressen oder mit dem
Kartoffelstampfer zerdrücken.

● Butter stückchenweise unter den
Brei rühren. Mit Salz und Pfeffer
würzen. Milch erhitzen und nach
und nach unter den Brei rühren.

● Erbsen in der Gemüsebrühe aufkochen und im geschlossenen Topf
bei schwacher Hitze ca. 5 Min. garen.
Erbsen pürieren und unter das Kartoffelpüree rühren. Mit Salz und
Pfeffer abschmecken.

Variante Zaubern Sie orangefarbe-
nen Kartoffelbrei, indem Sie Erbsen
gegen 400 g Karotten austauschen.
Für roten Kartoffelbrei brauchen Sie
800 g Kartoffeln, 1 EL Butter, 200 ml
Milch, 4 geschälte, entkernte, klein
gehackte und pürierte Tomaten (oder
aus der Dose), Salz und Pfeffer.

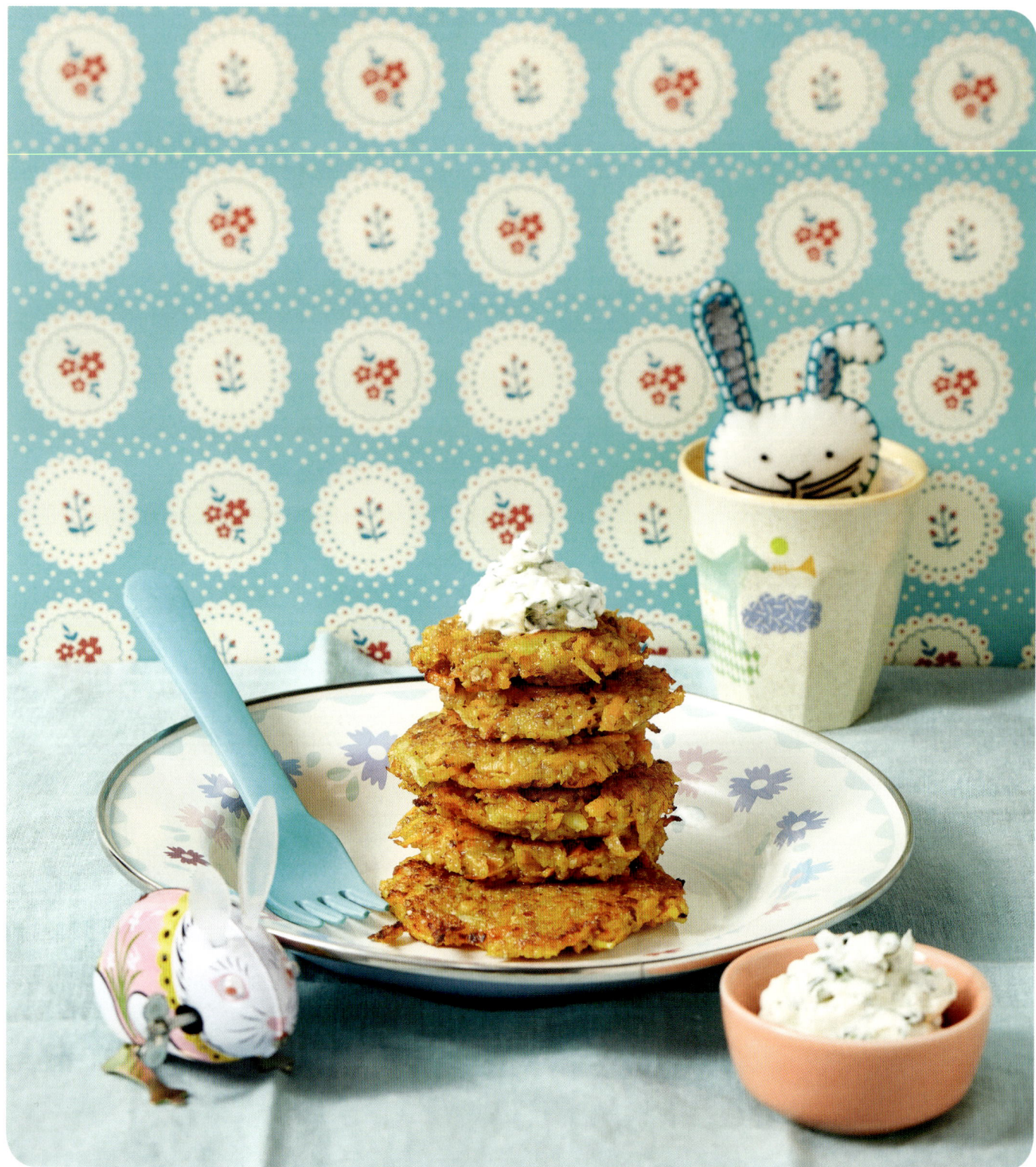

So mögen alle Kinder Karotten

Karotten-Nuss-Kartoffelpuffer

für 4 Portionen • vegetarisch
⏱ 15–30 Min.

500 g Karotten • 100 g Kartoffeln •
2 Eier • 100 g Haselnüsse (gerieben) •
50–60 g Weizenvollkornmehl • 1 TL
Orangenschale (abgerieben) • Salz •
2 EL Rapsöl

● Karotten und Kartoffeln waschen,
dünn schälen und fein raspeln.

● Eier verquirlen und mit Karotten,
Kartoffeln, Haselnüssen, Mehl, Orangenschale und Salz mischen. Je nach
Konsistenz noch etwas Vollkornmehl
dazugeben, bis die Masse formbar ist.

● Mit nassen Händen runde Puffer
formen. In der Pfanne mit heißem Öl
oder auf einem gefetteten Backblech
im Ofen bei mittlerer Hitze goldbraun backen.

Das passt dazu Tomatensauce oder
Kräuterquark (S. 161).

◂ Karotten-Nuss-Kartoffelpuffer

Mit feinem Buchweizen

Bli-Bla-Blinis

für 4 Portionen • vegetarisch
⏱ 30 Min. + 2–3 Std. Gehzeit

½ Würfel Hefe • 200 ml lauwarme
Milch • 200 g Buchweizenmehl •
2 Eier • 2 EL Butter • 1 TL Zucker •
½ TL Salz • 100 g Weizenmehl
(Type 1050) • 2 EL Rapsöl

● Hefe in wenig lauwarmem Wasser
und 100 ml Milch auflösen und 100 g
Buchweizenmehl unterrühren. Den
Teig 1–2 Std. gehen lassen.

● Eier trennen. Eiweiß kalt stellen.
Butter schmelzen.

● Eigelbe mit Zucker, Salz, der restlichen Milch und der Butter verrühren und unter den Teig geben.

● Das restliche Buchweizenmehl
und das Weizenmehl unterrühren.
Den Teig 45 Min. gehen lassen.

● Eiweiß steif schlagen und unter
den Teig heben.

● Öl in der Pfanne erhitzen und aus
dem Teig ca. 10–16 kleine Pfannkuchen backen.

Tipp Als süßes Hauptgericht lecker
mit Obstkompott oder pürierten
Beerenfrüchten.

Liefern reichlich Kalzium und Eisen

Amaranth-Küchlein

für 4 Portionen • vegetarisch
⏱ 15–30 Min.

100 g Amaranth • 220 ml Gemüsebrühe • 1 kleine Zwiebel • 1–2 Knoblauchzehen • 100 g fein geriebener
Emmentaler • Majoran (getrocknet) •
1 Ei • Salz • Pfeffer • 2 EL Weizenvollkornmehl • 2 EL Semmelbrösel •
4 EL Rapsöl

● Amaranth im Sieb heiß abspülen,
unter Rühren in die kochende Gemüsebrühe einrieseln lassen und
ca. 15 Min. weich garen. Auskühlen
lassen.

● Zwiebel und Knoblauch schälen
und fein hacken. Zwiebeln, Knoblauch, Käse, Majoran und das Ei zum
Amaranth geben und mit je 1 Prise
Salz und Pfeffer würzen.

● Mit Mehl und Semmelbröseln zu
einem festen Teig vermengen und
flache Bratlinge daraus formen.

● Amaranthküchlein im Öl von
beiden Seiten bei schwacher bis
mittlerer Hitze goldbraun braten.

Das passt dazu Tomatensauce,
gedünstetes Gemüse und Kräuterquark (S. 161).

Kleine Knödel mit ganz viel Eisen

Hirsebällchen

für 4 Portionen • vegetarisch
⏱ 45 Min.

200 g Hirse • 450 ml Gemüsebrühe •
1 kleine Zwiebel • ½ Bund Petersilie •
3 Eier • 40 g Weizenvollkornmehl •
Salz

● Hirse im Sieb heiß abspülen, in der
Gemüsebrühe einmal aufkochen und
im geschlossenen Topf bei schwacher
Hitze ca. 30 Min. garen. Die Hirse
abkühlen lassen, bis sie lauwarm ist.

● Zwiebel schälen und fein hacken.
Petersilie waschen, zupfen und fein
schneiden.

● Hirse mit Eiern, Mehl, Zwiebeln,
Petersilie und 1 Prise Salz vermengen
und aus dem Teig mit nassen Händen
Klöße formen.

● Klöße in kochendes, leicht gesal-
zenes Wasser geben. Bei schwacher
Hitze im offenen Topf ca. 15 Min.
ziehen lassen. Fertige Klöße mit
einem Schaumlöffel herausheben.

Das passt dazu Tomatensauce, aber
auch Gemüse- und Fleischgerichte.

Tipp Klöße können für den Vorrat
auch gut eingefroren werden.

Mögen nicht nur kleine Genießer

Falafel

für 4 Portionen • vegetarisch
⏱ 60–90 Min.

1 gr. Dose Kichererbsen (400 g) •
1 Scheibe Toastbrot (altbacken) •
1 Zwiebel • 1 Knoblauchzehe •
½ Bund Petersilie • 2 TL gemahlener
Koriander • 2 TL gemahlener Kreuzkümmel • 1 Salz • Pfeffer • 2 TL Weizenvollkornmehl • 1 TL Backpulver •
1 l Sonnenblumenöl

● Toastbrot zerkrümeln. Zwiebel
und Knoblauch schälen und klein
würfeln. Petersilie waschen, zupfen
und klein schneiden.

● Alles zusammen mit den Kichererbsen (ohne Aufguss) im Mixer oder
mit dem Pürierstab fein pürieren.
Mit Koriander, Kreuzkümmel, Salz
und Pfeffer abschmecken. Mit Mehl
und Backpulver verkneten. Aus dem
Teig walnussgroße Bällchen formen.

● Falafel im heißen Öl ca. 5 Min.
rundum goldbraun anbraten. Auf
Küchenpapier abtropfen lassen.

Das passt dazu Spinat, Wintergemüse (S. 174) oder gebratenes
Gemüse.

Superlecker mit frischem Salat

Kartoffelkuchen

für 4 Portionen • vegan
⏱ 30 Min.

1 kg festkochende Kartoffeln • 1 TL
Salz • 2 TL Kräuter (z. B. Oregano,
Thymian, Rosmarin) • 4 EL Rapsöl

● Kartoffeln waschen und in Salzwasser ca. 15–20 Min. garen. Abgießen, pellen und auskühlen lassen.

● Kartoffeln grob reiben und mit
Salz und den Kräutern würzen.

● 2 EL Öl in der Pfanne erhitzen und
die gesamte Kartoffelmasse dazugeben. Vom Rand zur Mitte hin den
Kartoffelkuchen flach zusammen-
drücken und bei mittlerer Hitze so
lange braten, bis die Unterseite
knusprig und goldbraun ist.

● Kartoffelkuchen auf einen Teller
gleiten lassen. Weitere 2 EL Rapsöl
in die Pfanne geben und Oberseite
ebenfalls knusprig braun anbraten.

Das passt dazu Rahmwirsing
(S. 181) oder Salat.

❯ Kartoffelkuchen

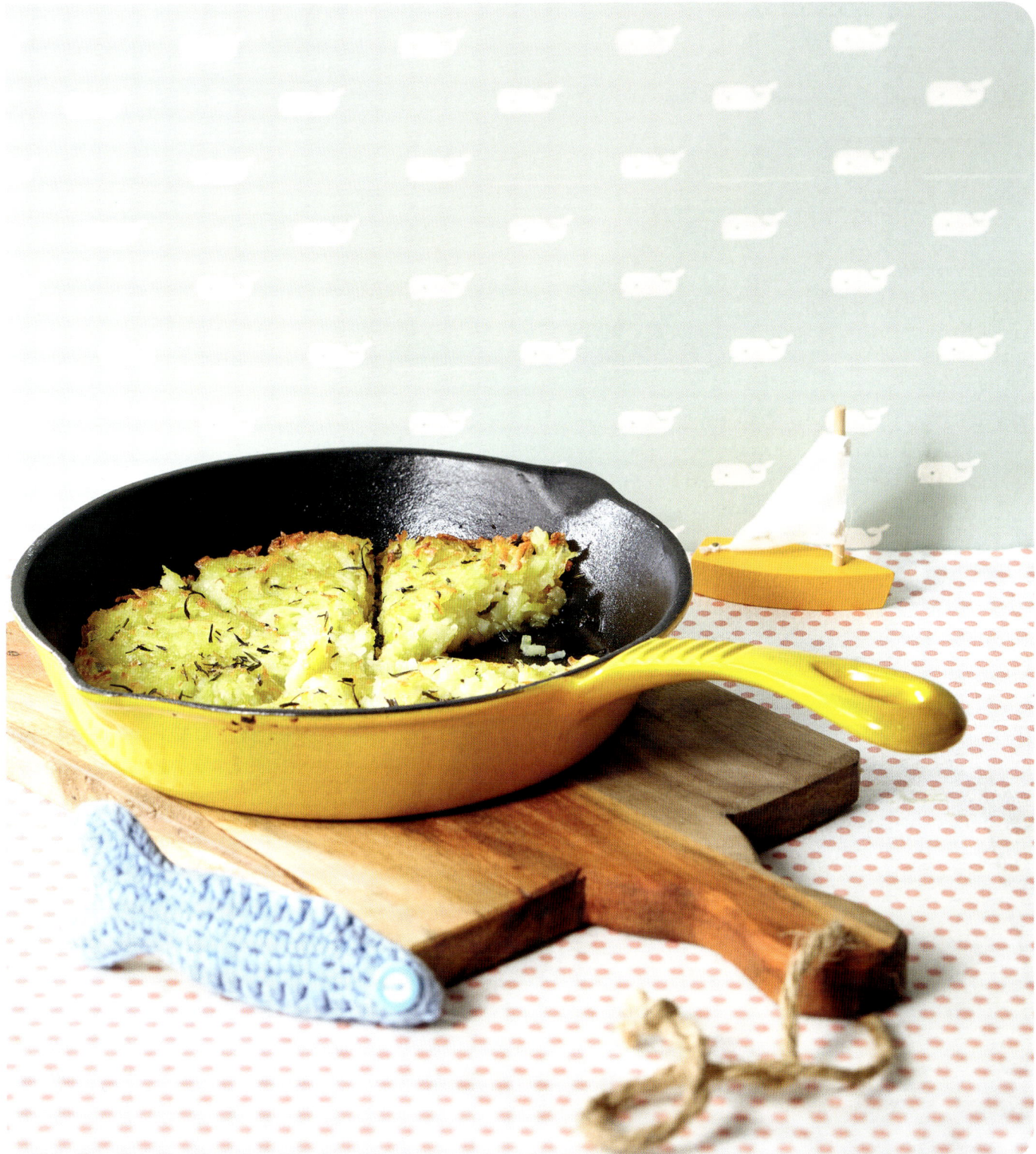

GEMÜSE ALS BEILAGE UND ALS HAUPTGERICHT

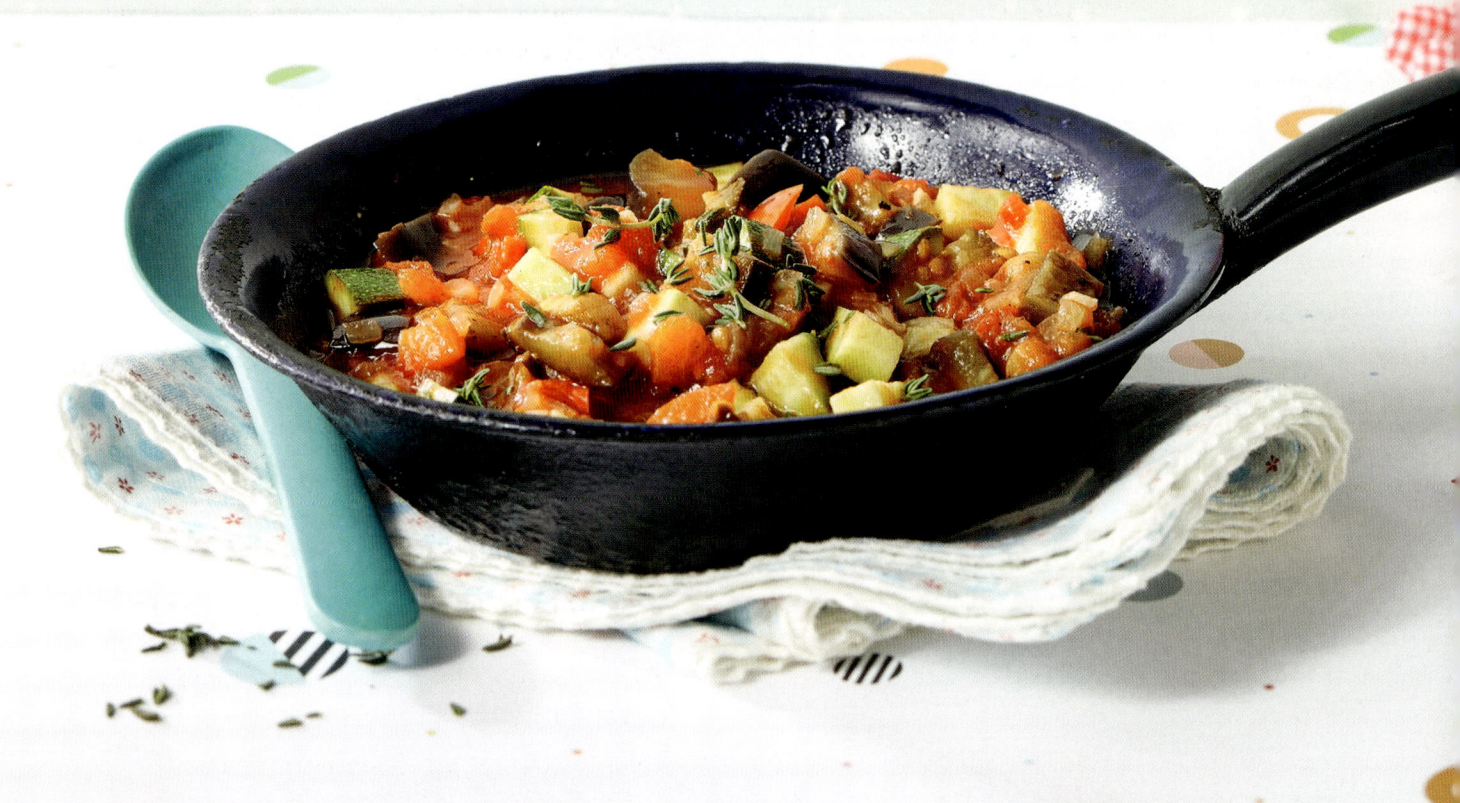

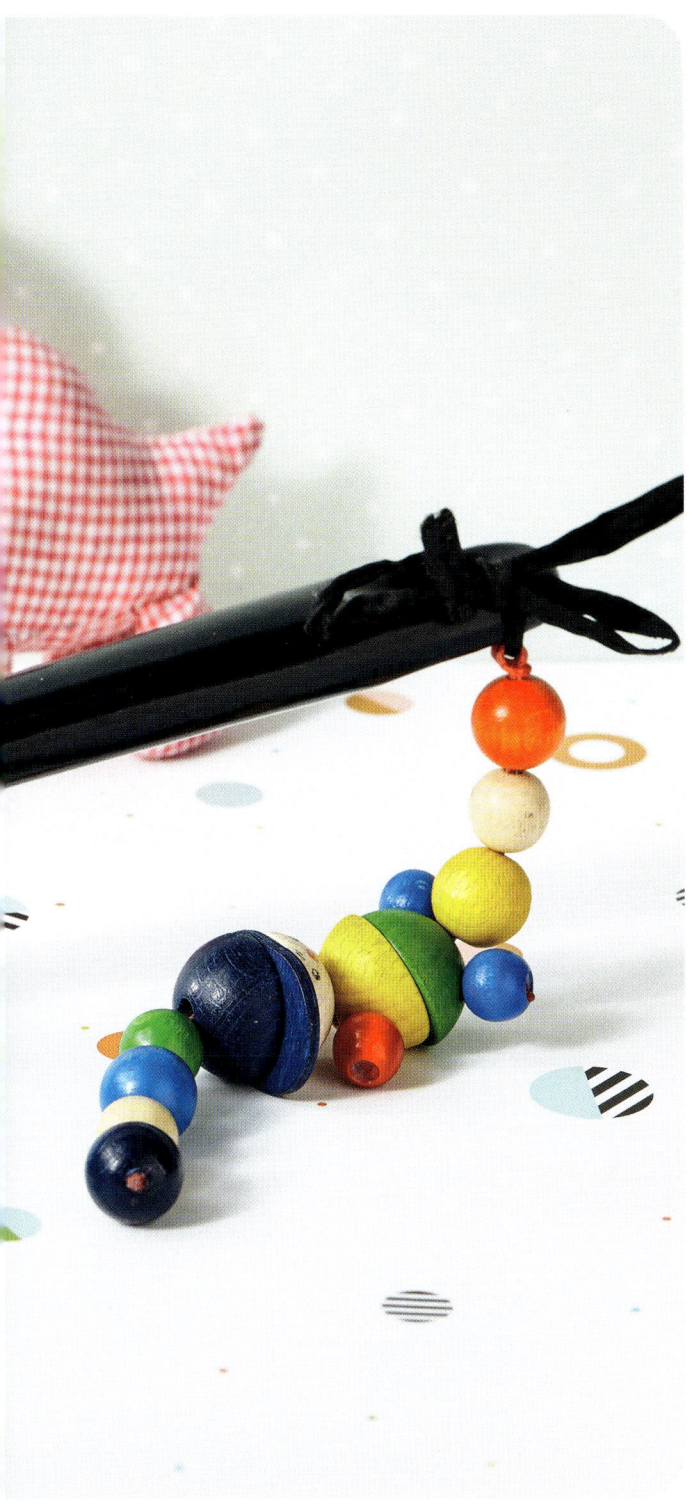

Gemüse kommt jeden Tag auf den Tisch, mal als Hauptgericht, mal als Beilage. Gemüse ist sehr vielfältig und schmeckt fein geraspelt, gehackt oder geschnitten, als Salat, Fingerfood oder Brotbelag, gedünstet oder gedämpft als Beilage zu Kartoffeln und Getreide, versteckt in Aufläufen, Pfannengerichten, Eintöpfen, Suppen oder Saucen. Wecken Sie die Neugier und den Appetit Ihres Kindes mit einem »bunten« Gemüseangebot in mundgerechten, kleinen, ansprechenden Formen, z. B. als Stifte, Scheiben, Streifen, in Herz-, Sternchen- oder Mondform.

Garen Sie für Ihr Kind Gemüse anfangs weich und dann zunehmend bissfester. So bereiten Sie Gemüse nährstoffschonend zu:

- erst kurz vor dem Essen verarbeiten

- kurz unter fließendem Wasser waschen (nicht lange »wässern«)

- beim Putzen Außenblätter, Strunk, dicke Blattrippen und Wurzelenden entfernen, z. B. bei Kohl, Karotten, Lauch

- mit Schale garen (z. B. Karotten) oder dünn schälen

- zum Garen in große Stücke schneiden

- in wenig kochendes Wasser geben (Gemüse ist nicht mit Wasser bedeckt)

- bei schwacher Hitze im geschlossenen Topf ca. 10–15 Min. dünsten (nicht kochen) oder in reichlich kochendem Wasser 3 Min. blanchieren oder in wenig Öl anbraten und unter Wenden 5–10 Min. garen

- sofort essen und nicht lange warm halten

◄ Ratatouille

Schmeckt super im Sommer

Ratatouille

für 4 Portionen • vegan
🕐 15 Min.

2 Zwiebeln • 1 kleine Aubergine •
1 Zucchini • 1 rote Paprikaschote •
4 EL Olivenöl • 400 g Tomaten (oder
aus der Dose) • Salz • Pfeffer •
Oregano (getrocknet) • Thymian
(getrocknet)

● Zwiebeln schälen und klein
würfeln.

● Aubergine, Zucchini und Paprikaschote waschen, putzen und klein
würfeln.

● Olivenöl in der Pfanne erhitzen.
Auberginenwürfel darin kräftig anbraten. Dann Zwiebeln und Paprika
dazugeben und das Gemüse zugedeckt bei schwacher Hitze ca. 3 Min.
unter Rühren braten.

● Tomaten heiß überbrühen,
abziehen und klein würfeln.

● Tomaten und Zucchini in die
Pfanne geben, unter Rühren mitbraten. Mit Salz, Pfeffer, Oregano
und Thymian würzen.

Das passt dazu Couscous (S. 166).

Schön bunt und sahnig

Wintergemüse

für 4 Portionen • vegetarisch
🕐 15 Min.

500 g Suppengemüse (z. B. Lauch,
Knollensellerie, Karotten, Petersilie) •
1 Fenchelknolle • 2 Zwiebeln • 3 EL
Sonnenblumenöl • Salz • Pfeffer •
1 TL Kümmel • 100 g Sahne

● Suppengemüse putzen, waschen,
schälen und klein würfeln.

● Fenchelknolle putzen, waschen
und in feine Streifen schneiden.

● Zwiebeln schälen, klein würfeln
und im Sonnenblumenöl anschwitzen. Gemüse dazugeben und unter
Rühren kurz mitbraten.

● Mit je 1 Prise Salz, Pfeffer und
1 TL Kümmel würzen.

● Sahne dazugießen, aufkochen und
das Gemüse im geschlossenen Topf
bei schwacher Hitze in ca. 5 Min.
bissfest garen.

Das passt dazu Pellkartoffeln oder
Hirsebällchen (S. 170).

Gemüse zum Unterschummeln

Porree-Käse-Sauce

für 4 Portionen • vegetarisch
🕐 15 Min.

400 g Porree • 300 ml Gemüsebrühe •
100 g milden Edelpilzkäse (z. B.
Gorgonzola) • 125 g Schmand •
1 EL Petersilie • 2 TL Zitronensaft

● Porree längs halbieren und den
Sand gründlich zwischen den einzelnen Lagen herauswaschen.

● Porree in schmale Streifen schneiden und in der Gemüsebrühe im
geschlossenen Topf bei schwacher
Hitze ca. 10–15 Min. gar dünsten.
Von der Herdplatte nehmen.

● Käse und Schmand einrühren und
alles mit einem Pürierstab pürieren.

● Petersilie fein hacken und zusammen mit dem Zitronensaft
einrühren.

Das passt dazu Nudeln, Kartoffeln,
Amaranth-Küchlein (S. 169).

Knackiges Fingerfood, das Kinder lieben

Gemüse-Tempura

für 4 Personen • vegan
⏱ 15–20 Min. + 30 Min. Ruhezeit

250 g Blumenkohl • 250 g Brokkoli • Salz • 200 g Weizenmehl (Typ 1050) • 1 Msp. Backpulver • 1 TL Curry • ½ TL Ingwer • 300 ml Mineralwasser (mit Kohlensäure) • ½ l Sonnenblumenöl

● Blumenkohl und Brokkoli waschen, putzen und in mundgerechte Röschen schneiden (oder TK-Ware verwenden).

● Gemüse in reichlich kochendem Wasser (Gemüse ist bedeckt) mit 1 TL Salz im offenen Topf ca. 3 Min. blanchieren. Das Wasser abgießen und das Gemüse in kaltem Wasser abschrecken. In einem Sieb abtropfen lassen.

● Für den Teig Mehl und Backpulver mit 1 TL Salz und Curry, Ingwer und dem Mineralwasser zu einem glatten Teig verrühren. Den Teig zugedeckt 30 Min. ruhen lassen.

● In einem Wok, Topf oder in einer Friteuse das Öl erhitzen.

● Die Gemüseröschen einzeln in den Teig tauchen, in das heiße Öl gleiten lassen und in ca. 5 Min. goldbraun und knusprig ausbacken. Mit einem Schaumlöffel herausnehmen und auf dem Abtropfrost mit Küchenpapier das Fett kurz abtropfen lassen.

Das passt dazu Joghurt-Dip oder Grüne Soße (S. 161).

Bei dieser Gemüsevielfalt geht Mama das Herz auf

Kinder-Wok

für 4 Portionen • vegan
⏱ 15 Min.

1 Zwiebel • 2 Selleriestücke • 1 Karotte • 1 Zucchini • 6 Brokkoliröschen • 6 Blumenkohlröschen • 6 kleine Champignons • 6 grüne Bohnen • 12 Erbsenschoten • 3 EL Sesamöl • 150 ml Gemüsebrühe • 1 EL helle Sojasauce • 3 TL Stärkemehl

● Zwiebel schälen, in Streifen schneiden. Sellerie putzen, waschen und in schmale Streifen schneiden. Karotte waschen, dünn schälen und in Scheiben schneiden.

● Zucchini waschen, längs halbieren und in Scheiben schneiden. Brokkoli- und Blumenkohlröschen, Champignons, Bohnen und Erbsenschoten waschen und putzen.

● Das Gemüse unter Rühren 5 Min. im Öl anbraten, bis das Gemüse gar ist, aber noch Biss hat.

● Gemüsebrühe mit Sojasauce und Stärkemehl verrühren. In das Gemüse bei starker Hitze einrühren, bis das Gemüse bindet.

Das passt dazu Naturreis. Sie können auch etwas Hühnerbrust oder Tofu anbraten und unter das Gemüse mischen.

Schön bunt und lecker

Bulgur-Gemüse-Pfanne

für 4 Portionen • vegetarisch
⏱ 15–20 Min.

250 g Bulgur • 2 Zwiebeln • 200 g Lauch • 200 g Kartoffeln • 4 EL Rapsöl • 400 g stückige Tomaten (Dose) • ¼ l Gemüsebrühe • Salz • Pfeffer • 200 g geriebener Käse (mild)

● Bulgur nach Packungsanweisung garen.

● Zwiebeln abziehen. Lauch putzen, waschen und in feine Ringe schneiden. Kartoffeln würfeln.

● Gemüse in heißem Öl andünsten.

● Tomaten und Gemüsebrühe dazugießen. Alles ca. 10 Min. leise köcheln lassen und mit Gewürzen abschmecken.

● Mit Bulgur und Käse servieren.

Schön mild dank Kokosmilch

Gemüsecurry mit Kokosmilch

für 4 Portionen • vegan
⏱ 15 Min.

2 Knoblauchzehen • 4 Schalotten • 800 g bis 1 kg gemischtes Gemüse der Saison (z. B. Brokkoli, Karotten, Paprikaschoten, Champignons, Lauch) • 2 EL Rapsöl • 1 TL frisch geriebenen Ingwer • 600 ml Kokosmilch (Dose) • Salz • 1 EL Zitronensaft • Koriander • 4 EL gesalzene Erdnüsse oder Cashewkerne

● Knoblauch und Schalotten abziehen und in feine Würfel schneiden.

● Gemüse putzen, waschen und in mundgerechte Stücke schneiden.

● Im Wok oder in einer großen Gemüsepfanne in heißem Öl unter Rühren Ingwer, Knoblauch und Schalotten anbraten.

● Kokosmilch und Gemüse hinzufügen und unter Rühren bissfest garen. Mit Salz und Zitronensaft abschmecken.

● Gemüsecurry mit Koriander und Erdnüssen bestreuen.

Das passt dazu Basmati- oder Parboiled Reis, Couscous (S. 166), Bulgur oder Hirse.

Italienisch gut!

Gemüse-Risotto

für 4 Portionen • vegetarisch
⏱ 45 Min.

200 g Naturreis • 1 Zwiebel • 2 EL Rapsöl • 400 ml Wasser • 200 g Karotten • 150 g Maiskörner (Dose) • 200 g Erbsen (TK) • 2 EL gehackte Kräuter • ½ TL Curry • Salz • 100 g Doppelrahmfrischkäse • 50 g Emmentaler (gerieben)

● Reis in einem Sieb abspülen. Die Zwiebel schälen, fein hacken und im heißen Öl andünsten. Reis und Wasser zu den Zwiebeln geben und 25 Min. kochen lassen.

● Karotten schaben und grob raspeln. Mais, Erbsen und Karotten zum Reis geben und 10 Min. mitgaren.

● Kräuter, Curry, Salz und Frischkäse unterrühren.

● Vor dem Servieren mit Emmentaler bestreuen.

❯ Bulgur-Gemüse-Pfanne

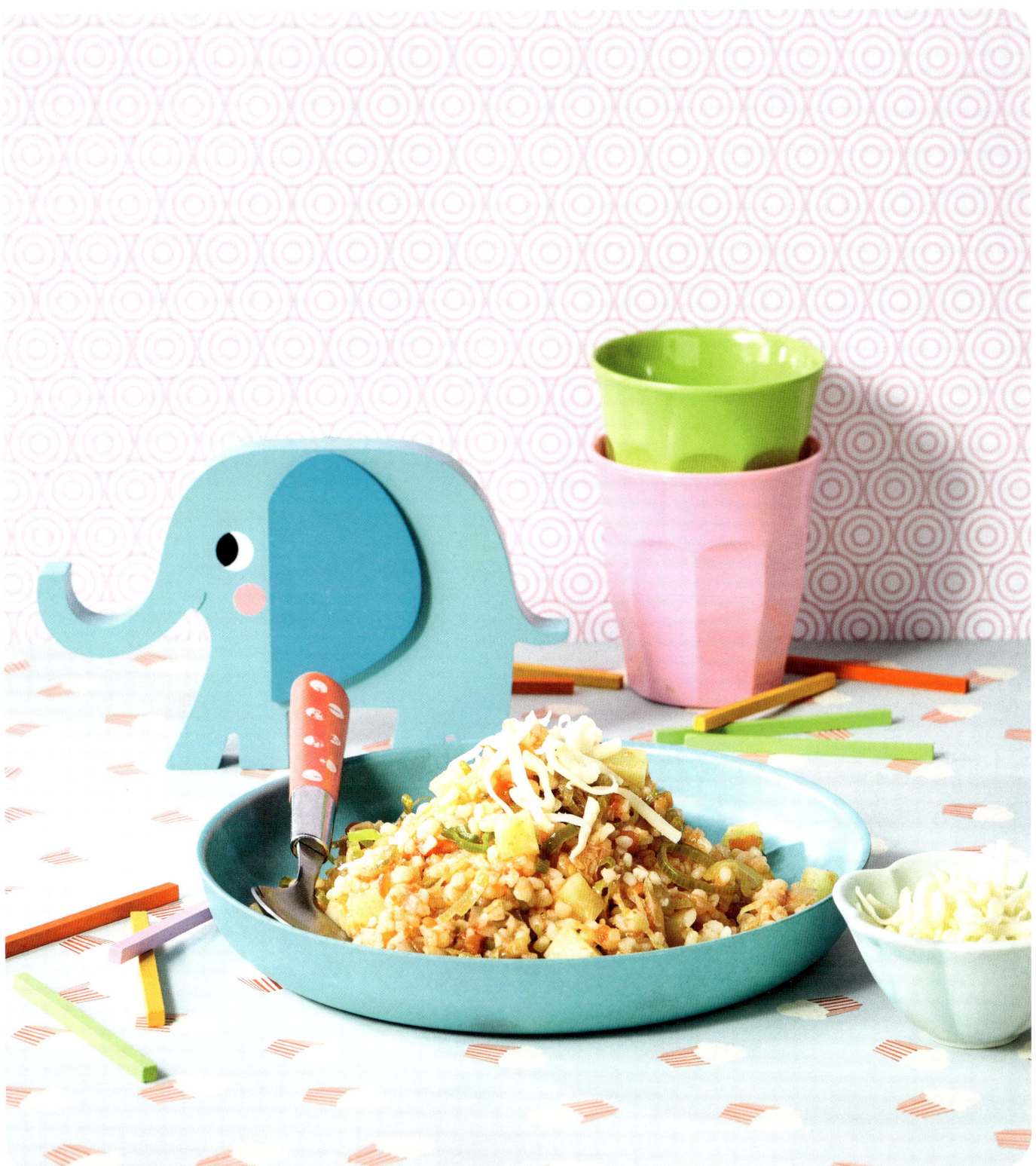

Eine griechisches Gericht
Spinat im Reis

für 4 Portionen • vegan
⏱ 30 Min.

1 Zwiebel • ½ Tasse Olivenöl • 600 g Blattspinat (frisch oder TK) • 1 Strauß Dill • Salz • Pfeffer • 1 EL Tomatenmark • 1 Tasse Wasser • 1 Tasse Langkornreis • Zitronensaft

● Zwiebel schälen, klein würfeln und im Olivenöl anschwitzen.

● Blattspinat waschen und putzen. (TK-Spinat unaufgetaut mitdünsten.) Dill fein hacken.

● Spinat und Dill zu den Zwiebeln geben und alles im geschlossenen Topf bei schwacher Hitze ganz kurz andünsten. Mit je 1 Prise Salz und Pfeffer würzen.

● Tomatenmark mit 1 Tasse Wasser verrühren und mit dem Reis unter den Spinat mischen. Alles zugedeckt bei schwacher Hitze ca. 20 Min. garen.

● Vor dem Servieren mit Zitronensaft abschmecken.

Tipp Der Spinatreis braucht gar keine Beilage und schmeckt einfach so sehr gut.

Knusprig gebacken, ganz fein!
Nudelgratin

für 4 Portionen • vegetarisch
⏱ 45 Min.

250 g Vollkornnudeln (z.B. Hörnchen- oder Spiralnudeln) • 200 g Blattspinat • 1 Zwiebel • 200 g Champignons • 400 g stückige Tomaten (Dose) • ¼ l Milch • 100 g Schmand • 150 g Käse (mild), fein gerieben • Salz • Pfeffer • 2 EL Butter • Petersilie (frisch oder TK)

● Nudeln nach Packungsanweisung garen.

● Blattspinat waschen. Zwiebeln, Champignons und Blattspinat putzen und in feine Stücke schneiden.

● Nudeln mit Spinat, Zwiebeln, Pilzen und Tomaten in eine gefettete Auflaufform geben.

● Milch, Schmand, Käse, Salz und Pfeffer verrühren und über den Auflauf gießen. Butter in Flöckchen darüber verteilen und bei 180 °C ca. 30 Min. backen.

● Petersilie hacken und über das Gratin streuen.

Das passt dazu Salat der Saison.

Pesto mal in Orange
Spaghetti mit Karotten-Pesto

für 4 Portionen • vegan
⏱ 35 Min.

3 mittelgroße Karotten • Salz • 2 Knoblauchzehe • 100 g Cashewkerne • 1 Bund Petersilie • 1 Bio-Zitrone • 1 TL Sambal Oelek • 6 EL Olivenöl • Pfeffer • 400 g Spaghetti

● Karotten putzen, waschen, klein schneiden und in wenig Salzwasser ca. 10 Min. bissfest garen.

● Knoblauch abziehen, fein würfeln und 3 Min. vor Ende der Garzeit zu den Karotten geben.

● Cashewkerne ohne Fett in der Pfanne rösten und grob hacken. Petersilie waschen, trocken schütteln und grob hacken. Zitrone waschen, Schale abreiben und Saft auspressen.

● Karotten, Knoblauch, Cashewkerne, Petersilie, Zitronenschale und -saft mit Sambal Oelek und Olivenöl pürieren und mit Salz und Pfeffer abschmecken.

● Spaghetti 8 – 10 Min. in Salzwasser bissfest garen und abgießen. Mit Karotten-Pesto servieren und mit Petersilie garnieren.

❯ Spaghetti mit Karotten-Pesto

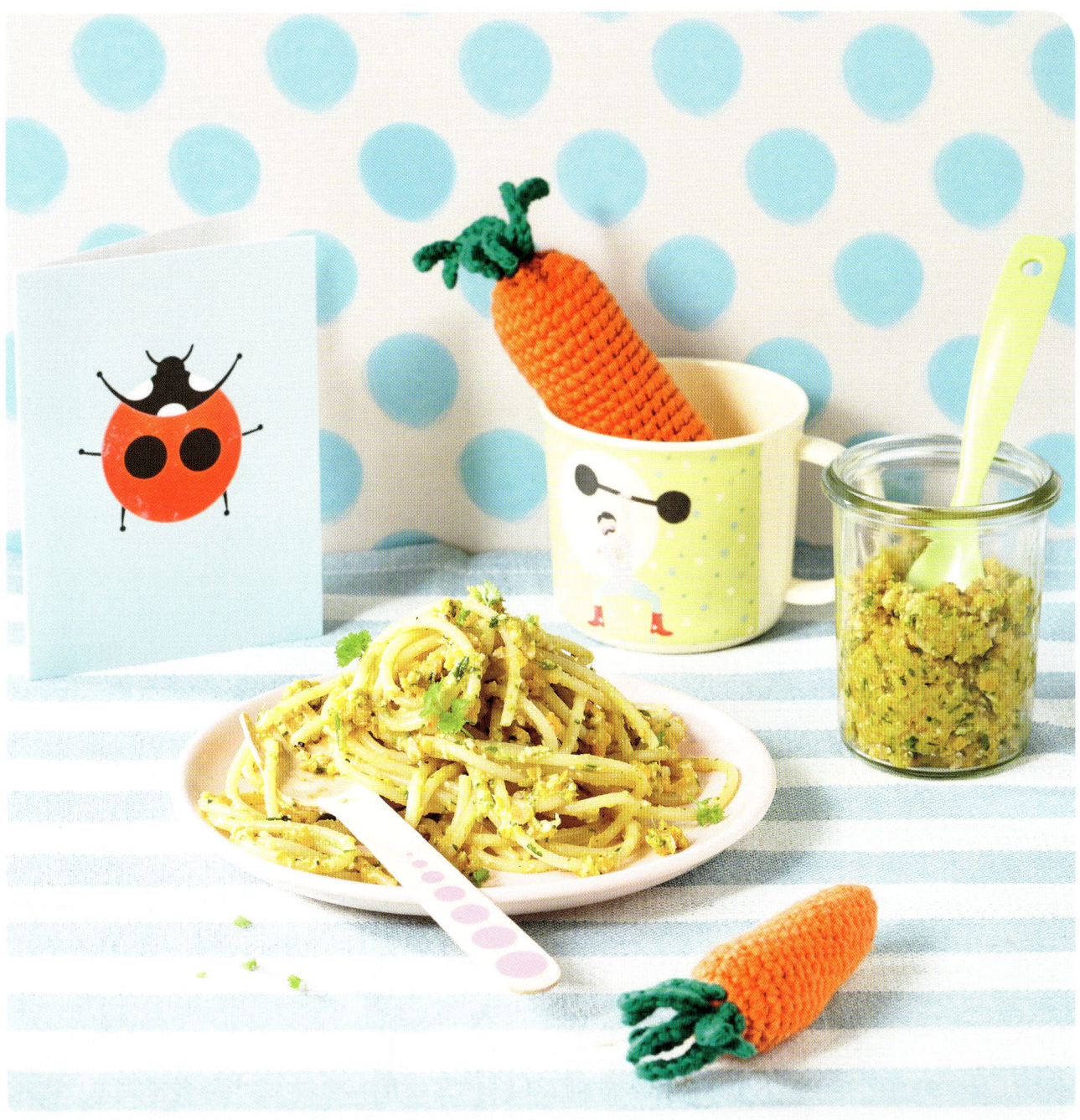

Knackiges Gemüse mit Asia-Gewürzen

Asiatische Woknudeln mit Kokosmilch

für 4 Portionen • vegan
⊙ 30 Min.

1 Knoblauchzehe • 20 g frischer Ingwer • 400 g Tofu • 4 EL Sojasauce • 1½ TL Currypulver • 1 Aubergine • 1 gelbe Paprikaschote • 1 grüne Paprikaschote • 5 EL Sonnenblumenöl • Salz • 250 g Spinat (frisch oder TK) • 1 Bund frischer Koriander • 300 ml Kokosmilch • 250 g Woknudeln

● Knoblauch abziehen, Ingwer schälen und beides fein würfeln. Tofu klein würfeln und Sojasauce darübergießen. Knoblauch, Ingwer und ½ TL Currypulver untermischen. Tofu 15 Min. in der Marinade ziehen lassen.

● Marinierte Tofuwürfel in Öl anbraten.

● Aubergine und Paprikaschoten waschen, putzen und klein würfeln.

● Spinat gründlich waschen, trocken schütteln und grob hacken. Koriander waschen, trocken schütteln und fein schneiden.

● Gemüse in einem Wok in heißem Öl ca. 5 Min. anbraten. Mit 1 TL Currypulver und etwas Salz würzen und bei mittlerer Hitze garen.

● Kokosmilch zum Gemüse geben und kurz aufkochen lassen. Woknudeln unterrühren und bissfest garen lassen.

● Kurz vor dem Anrichten Tofu und Koriander dazugeben.

Tofu – überraschend lecker

Spinat-Tofu-Curry

für 4 Portionen • vegetarisch
⊙ 20 Min.

1 Knoblauchzehe • 250 g Tofu • 1 EL Curry • 1 TL Kreuzkümmel (gemahlen) • 1 TL Koriander (gemahlen) • ½ TL Ingwer (gemahlen) • Salz • 5 EL Sonnenblumenöl • 600 g Spinat (frisch oder TK) • 50 g gehackte Walnüsse • etwas Zitronensaft • 100 g Naturjoghurt • 1 EL Schmand • 1 Bund Petersilie

● Knoblauch schälen und klein hacken. Tofu abtropfen lassen und würfeln.

● Curry und Kreuzkümmel, Koriander, Ingwer und 1 Prise Salz mischen. Gewürzmischung, Knoblauch und Tofu in 3 EL Öl unter Rühren bei mittlerer Hitze anbraten, bis die Tofuwürfel eine Kruste haben. Alles in einer Schüssel warm halten.

● Spinat putzen und waschen. Spinat und Walnüsse bei starker bis mittlerer Hitze in 2 EL Öl garen, bis der Spinat weich ist.

● Spinat und Tofu-Curry mischen und nach Geschmack mit Zitronensaft abschmecken.

● Joghurt und Schmand verrühren. Petersilie waschen, zupfen und klein hacken. Spinat-Tofu-Curry mit einem Klecks Joghurt anrichten und mit Petersilie bestreuen.

Das passt dazu Mit Reis mit Pünktchen (S. 166) eine eisenreiche Kombination.

Variante Erwachsene können das Curry mit Salz und Cayennepfeffer nachwürzen.

Süßkartoffeln mögen alle Kinder

Rahmwirsing mit Räuchertofu auf Süßkartoffelrösti

für 4 Portionen • vegan
⊘ 30 Min.

1 Wirsing • 1 Zwiebel • 250 g Räuchertofu • 4 EL Rapsöl • ⅛ l Gemüsebrühe • 500 g Sojasahne • Salz • Pfeffer • 2 Msp. Muskat • 4 Süßkartoffeln, ca. 300 g • 4 EL Limettensaft • 4 EL gemahlene Haselnüsse • 4 EL Sojamehl • 2 EL Speisestärke • 4 EL Agavendicksaft • Rapsöl zum Ausbacken

● Wirsing putzen, in feine Streifen schneiden und unter fließendem Wasser waschen. Zwiebel abziehen und fein würfeln.

● Räuchertofu in kleine Würfel schneiden und in Öl scharf anbraten. Zur Seite stellen.

● Wirsing und Zwiebel mit etwas Öl andünsten, bis der Wirsing zusammenfällt, evtl. etwas Gemüsebrühe hinzugeben. Wirsinggemüse mit Sojasahne ablöschen und mit Gemüsebrühe, Salz, Pfeffer und Muskat abschmecken. Zum Schluss Tofuwürfel unterheben. Das Gemüse warm stellen.

● Für die Rösti Süßkartoffeln raspeln und Limettensaft, Haselnüsse, Sojamehl, Speisestärke und Agavendicksaft hinzugeben. Mit Salz und Pfeffer abschmecken.

● Mit der Hand Rösti formen und in einer Pfanne mit heißem Öl von beiden Seiten backen.

Zarte Kohlrabi – hmm, lecker!

Grünkernbratlinge mit Kohlrabigemüse

für 4 Portionen • vegetarisch
⊘ 30 Min.

250 g Karotten • 250 g Grünkernschrot • 5 EL Rapsöl • 750 ml Gemüsebrühe • 3 frische Eier • 75 g Haferflocken • 150 g Frischkäse • Salz • Pfeffer • 500 g Kohlrabi • 100 ml süße Sahne

● Für die Grünkernbratlinge Karotten putzen, waschen und fein raspeln.

● Mit Grünkernschrot in 4 EL heißem Öl andünsten. Mit 500 ml Brühe ablöschen, aufkochen und bei schwacher Hitze quellen lassen.

● Eier, Haferflocken und Frischkäse unter die Masse rühren, mit Salz und Pfeffer würzen.

● Bratlinge formen und in Öl von beiden Seiten braten.

● Kohlrabi putzen, waschen und in feine Stifte schneiden.

● In 1 EL heißem Öl andünsten, den Rest der Brühe dazugeben, aufkochen und Kohlrabi in ca. 10 Min. bissfest garen.

● Mit Gewürzen abschmecken und mit Sahne verfeinern.

Tipp Grünkernbratlinge schmecken auch kalt lecker.

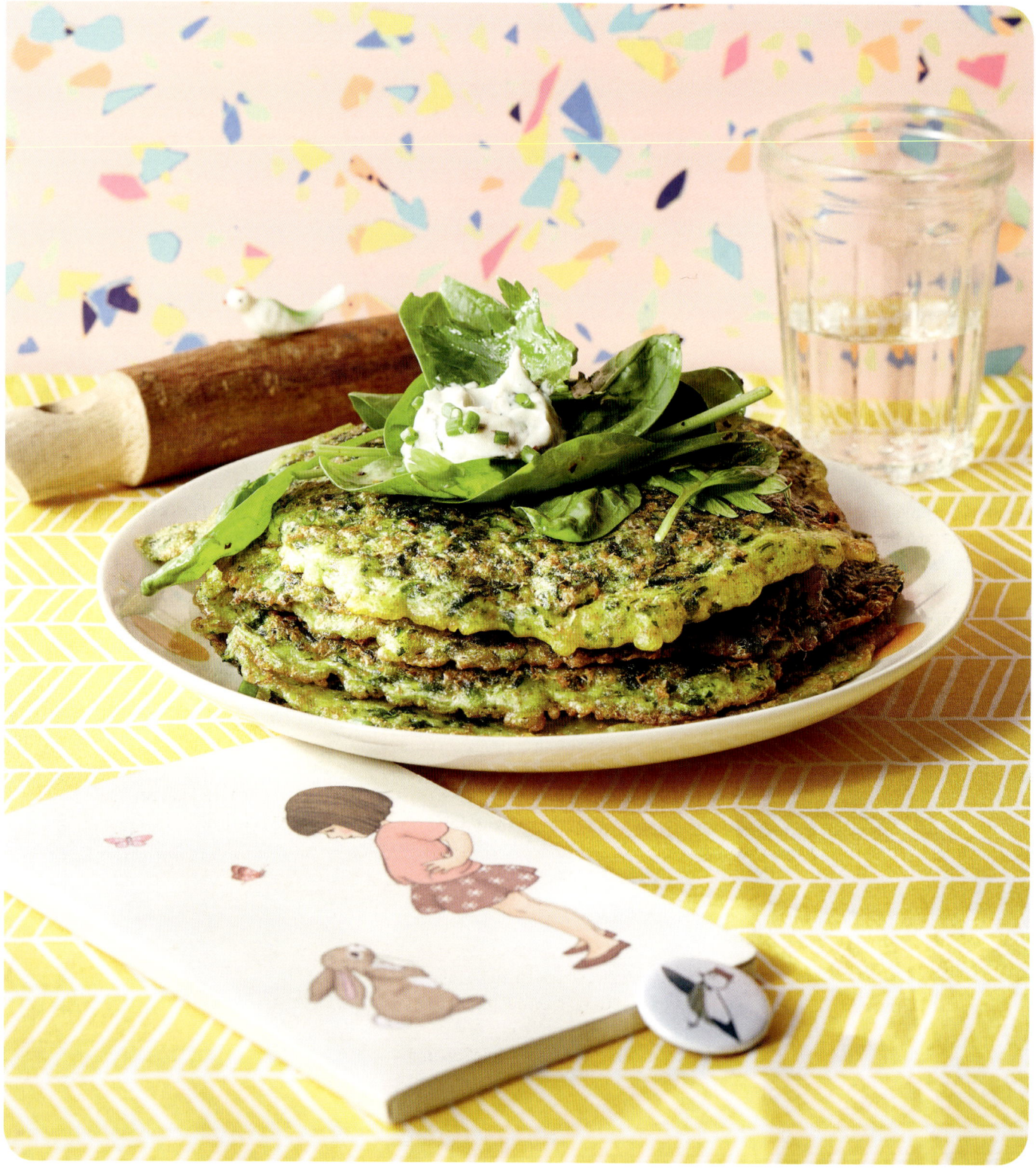

Der Hit bei Kindern!

Grüne Spinat- pfannkuchen

für 4 Portionen • vegetarisch
◷ 45 Min.

300 g Spinat (TK) • 150 g Weizenvoll- kornmehl • Salz • 2 Eier • 75 ml Milch • 150 ml Mineralwasser • Raps- öl

● Spinat auftauen lassen.

● Spinat mit Mehl, Salz, Eiern und der Milch zu einem glatten Teig ver- rühren und zugedeckt ca. 30 Min. quellen lassen.

● Mineralwasser einrühren und in einer beschichteten kleinen Pfanne mit heißem Rapsöl (einpinseln) bei mittlerer Hitze 4 Pfannkuchen backen.

Das passt dazu Kräuterquark (S. 161) und Salat.

◄ Grüne Spinatpfannkuchen

Blumenkohl unter einer Käsehaube

Blumenkohl- auflauf

für 4 Portionen • vegetarisch
◷ 50 Min.

1 kleiner Blumenkohl • 500 g Kartof- feln • 2 Zwiebeln • 1 EL Rapsöl • 2 Knoblauchzehen • 100 g Frisch- käse • 100 g saure Sahne • Salz • Pfeffer • Majoran • 100 g Käse, fein gerieben

● Blumenkohl in Röschen teilen, waschen, in kochendem Wasser ca. 5 Min. bissfest garen und abgießen.

● Kartoffeln schälen, in feine Schei- ben schneiden, in kochendem Was- ser bissfest garen und abgießen.

● Zwiebeln in feine Würfel schnei- den und in Öl anrösten. Knoblauch schälen und pressen.

● Backofen auf 180 °C vorheizen. In eine Auflaufform Kartoffelscheiben und Blumenkohlröschen schichten und mit gerösteten Zwiebeln be- legen.

● Frischkäse, saure Sahne und evtl. etwas Milch verrühren, mit Knob- lauch und Gewürzen abschmecken.

● Soße über den Auflauf gießen und mit Käse bestreuen. Im vorgeheizten Backofen ca. 20 – 30 Min. backen.

Herbst ist Kürbiszeit!

Kürbis-Kartoffel- Gratin

für 4 Personen • vegetarisch
◷ 50 Min.

1 Hokkaidokürbis • 500 g Kartoffeln • Salz • 200 ml Sahne • Pfeffer • 1 TL Zucker • Muskatnuss • 150 g Schafs- käse

● Backofen auf 180 °C vorheizen.

● Kürbis putzen, waschen, in 5 cm breite Streifen und dann in dünne Scheiben schneiden.

● Kartoffeln schälen, in Scheiben schneiden, salzen und mit den Kürbisscheiben in eine gefettete Auflaufform schichten.

● Sahne mit Gewürzen abschme- cken und über den Auflauf gießen. Schafskäse zerkrümeln und auf dem Auflauf verteilen. 30 Min. bei 180 °C goldbraun backen.

Das passt dazu Salat der Saison.

Pizza lieben alle Kinder, besonders, wenn sie bunt ist

Bunte Pizza

für 1 Blech • vegan
⊘ 30 Min. + ca. 70 Min. Gehzeit + 30 Min. Backzeit

500 g Mehl • 1 Tütchen Trockenhefe • Zucker • Salz • 250 ml lauwarmes Wasser • 100 ml Olivenöl • 1 Bund Frühlingszwiebeln • 3 Paprikaschoten (rot, gelb, grün) • 3 große Tomaten • 3 kleine Zucchini • 1 kleine Aubergine • Öl für das Backblech • 1 Dose stückige Tomaten (400 g Inhalt) • Pfeffer • 1 TL getrockneter Oregano • 3 Zweige Rosmarin • 250 g veganer Streukäse

● Mehl, Trockenhefe, 1 Prise Zucker und 1 TL Salz vermischen. Lauwarmes Wasser und 3 EL Öl langsam einrühren. Den weichen Teig mit einem sauberen Küchentuch abdecken und 30–40 Min. gehen lassen. Mit zusätzlichem Mehl kräftig kneten, bis der Teig nicht mehr an den Händen klebt, und weitere 20–30 Min. gehen lassen.

● Während der Teig geht, Gemüse putzen und waschen. Frühlingszwiebeln in feine Ringe, Paprikaschoten in Würfel, Tomaten, Zucchini und Aubergine in halbe Scheiben schneiden.

● Backofen auf 240 °C (Umluft 220 °C) vorheizen. Backblech mit Öl einpinseln, Teig nochmals kneten, auf dem Blech ausrollen und einen Rand formen. Mit stückigen Tomaten aus der Dose bestreichen, mit Gemüse belegen, mit Salz, Pfeffer und Oregano würzen, mit dem übrigen Öl beträufeln, mit klein gezupften Rosmarinzweigen belegen und mit veganem Käse bestreuen.

● Pizza 15 Min. gehen lassen und auf der mittleren Schiene 25–30 Min. backen.

Tipp Pizza schmeckt auch kalt lecker.

Kinder mögen süßen Lauch

Lauchkuchen

für ca. 10 kleine Portionen • vegetarisch
⊘ 60 Min.

Für den Belag: 150 g Magerquark • 3 EL Milch • 5 EL Rapsöl • 1 Ei • 1 Pck. Backpulver • 1 TL Salz • 350 g Weizenvollkornmehl
Für den Belag: 1,5 kg Lauch • 4 EL Olivenöl • 3 Eier • 200 g saure Sahne • 200 g Käse (mild), fein gerieben • Salz • Pfeffer • Muskat

● Für den Quark-Öl-Teig alle Zutaten nacheinander verrühren und verkneten (der Teig soll weich und nicht klebrig sein). Ca. 30 Min. in den Kühlschrank stellen.

● Für den Belag Lauch putzen, in Ringe schneiden, waschen und in heißem Öl ca. 10 Min. dünsten. Abkühlen lassen.

● Eier mit Sahne verrühren und unter den Lauch mischen. Geriebenen Käse unterrühren und mit den Gewürzen abschmecken.

● Teig auf Backpapier ausrollen und auf ein Backblech legen. Lauch auf dem Teig verteilen. Kuchen bei 200 °C ca. 40 Min. backen.

❯❯ Bunte Pizza

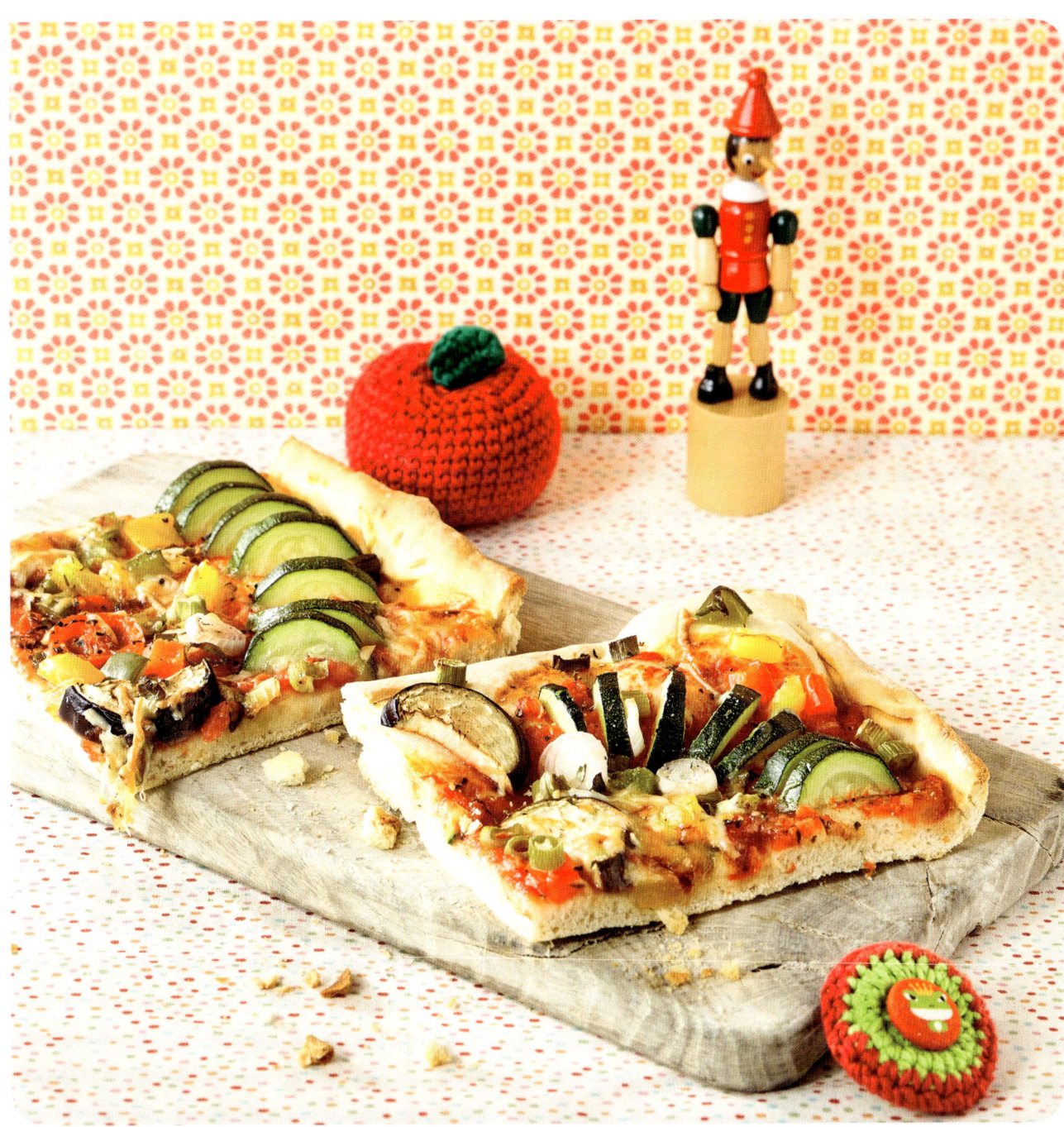

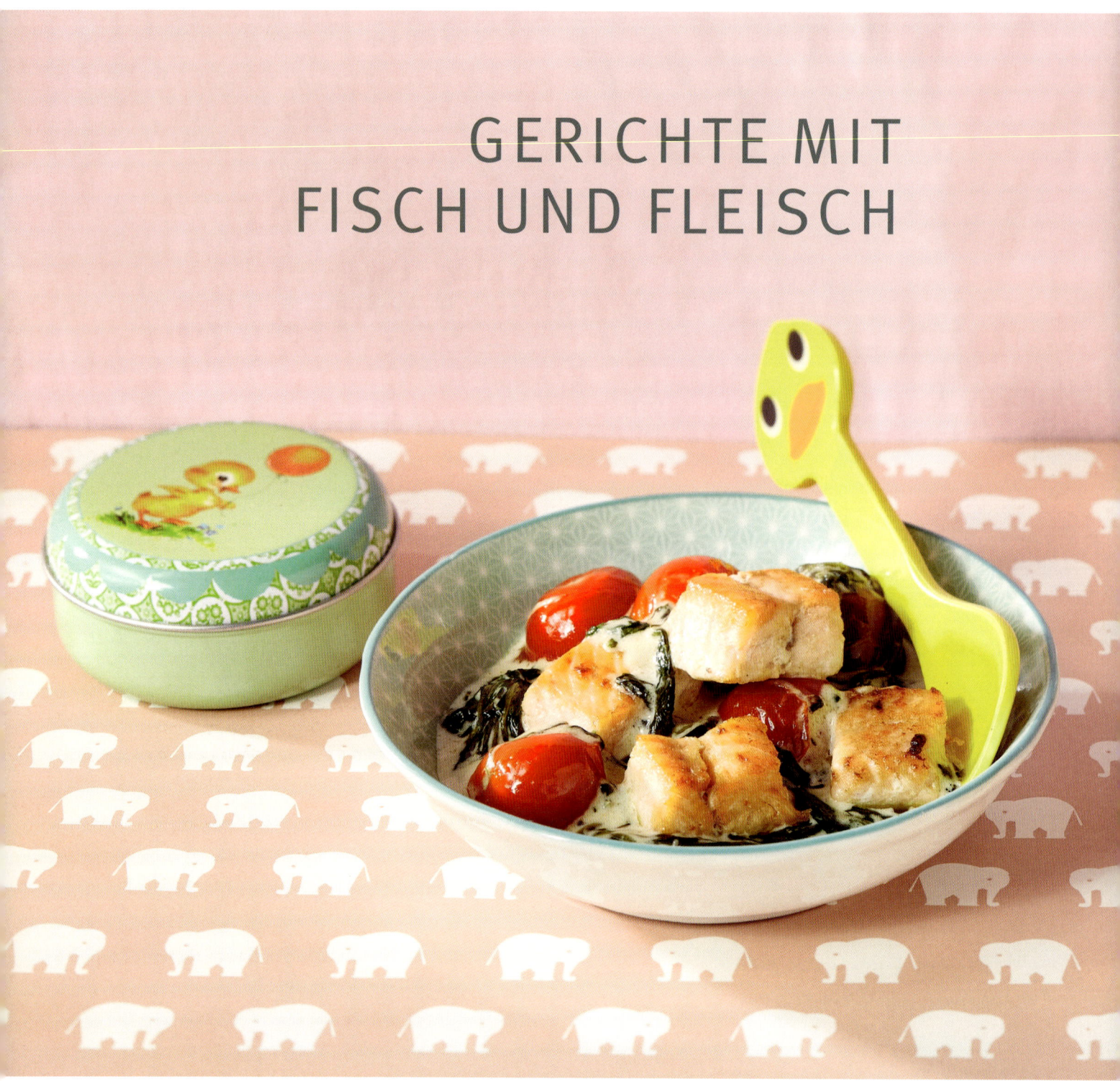

GERICHTE MIT FISCH UND FLEISCH

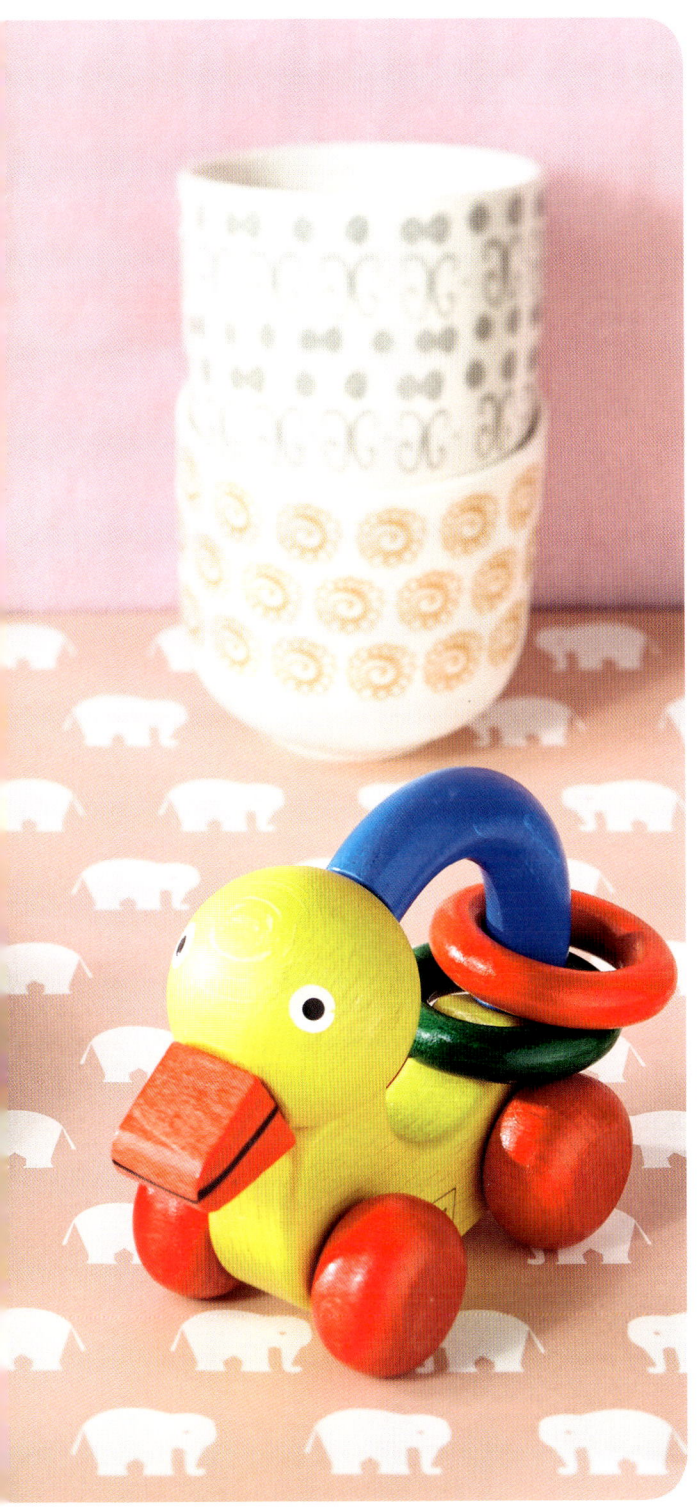

Kinder mögen Fisch am liebsten als Fischstäbchen, Backfisch oder versteckt in Aufläufen, Gemüsepfannen, Suppen (S. 156) oder unter einer Käsehaube. Fisch enthält wertvolles Eiweiß, Jod (z. B. für Wachstum, geistige und körperliche Entwicklung) und Omega-3-Fettsäuren (z. B. in Lachs, Hering und Makrele), die für die Gehirnentwicklung Ihres Kindes wichtig sind. Vitamin D in fettreichen Fischen trägt mit Kalzium zur Knochen- und Zahnbildung und deren Festigkeit bei.

Fleisch, sagt man, sei »ein Stück Lebenskraft«. Es sind vor allem die Inhaltsstoffe Eiweiß (z. B. für den Muskelaufbau), Vitamin B$_{12}$ (z. B. für die Blutbildung) sowie Eisen und Zink, denen Fleisch diesen Ruf verdankt. Trotzdem braucht Ihr Kind Fleisch nicht täglich oder in großen Mengen. Im Gegenteil: 3-mal in der Woche eine etwa kinderhandtellergroße Portion mageres Fleisch oder Geflügel oder Erzeugnisse wie frisches Rinderhackfleisch oder Geflügelbratwurst reichen aus.

Achten Sie unbedingt darauf, dass Fleisch, Geflügel oder Fleischerzeugnisse (z. B. Tatar oder Bratwurst) durchgegart sind. Durch bakterielle Infektion kann es sonst zu schweren Magen-Darm-Erkrankungen kommen.

Die meisten Kinder mögen mageres Fleisch mit Sauce. Garen Sie kleinstückiges Fleisch (z. B. Gulasch, Geschnetzeltes oder Hack) mit Gemüse (z. B. Karotte, Pastinake, Kürbis). Das Gemüse können Sie dann pürieren und so das Fleischgericht mit wertvollen Vitaminen und Mineralstoffen aufpeppen.

❮ Lachs im Bett

Mit Omega-3-Fettsäuren
Lachs im Bett

für 4 Portionen • Omega-3-Fettsäure-reich
⊘ 30 Min.

500 g Lachsfilet (TK) • 3 EL Rapsöl • Salz • Pfeffer • 400 g Blattspinat (frische oder TK) • 400 g Kirschtomaten • 150 g Sahne • 2 EL Frischkäse • 1 TL Meerrettich • ½ TL abgeriebene Zitronenschale (unbehandelt)

● Lachsfilet in große Würfel schneiden und im Rapsöl bei mittlerer Hitze von allen Seiten ca. 6 Min. anbraten. Mit je 1 Prise Salz und Pfeffer würzen.

● Blattspinat waschen, putzen und klein schneiden. Kirschtomaten waschen.

● Tomaten und Spinat zum Lachs geben und bei schwacher Hitze ca. 10 Min. garen.

● Sahne mit Frischkäse, Meerrettich, Zitronenschale und je 1 Prise Salz und Pfeffer vermischen und einrühren. Heiß werden lassen.

Das passt dazu Pellkartoffeln oder Getreidebeilagen.

Jod für den Energiehaushalt
Kunterbuntes Fischcurry

für 4 Portionen • jodreich
⊘ 30 Min.

500 g Seelachsfilet (frisch oder TK) • 1 EL Zitronensaft • 4 EL Rapsöl • 200 g Porree • 3 Paprikaschoten (rot, gelb, grün) • 150 ml Milch • 75 ml Sahne • 1 TL Gemüsebrühe (gekörnt) • 1 TL Curry • Salz • Pfeffer • 2 TL gehackte Petersilie

● Fisch mit Küchenpapier trocknen und auf Gräten prüfen. In Stücke schneiden und mit Zitronensaft beträufeln.

● Fischstücke in einer beschichteten Pfanne in 2 EL Öl von beiden Seiten kurz anbraten, dann aus der Pfanne nehmen.

● Porree putzen, längs halbieren, waschen und in feine Ringe schneiden. Paprikaschoten putzen, waschen und klein würfeln. Paprikaschoten und Porree in Öl andünsten.

● Mit Milch und Sahne ablöschen. Mit 1 TL Gemüsebrühe (gekörnt), Curry, Salz und Pfeffer abschmecken. Den Fisch vorsichtig einlegen und erwärmen. Mit Petersilie bestreuen.

Das passt dazu Pellkartoffeln oder Reis.

Viel besser als gekaufte
Hähnchennuggets

für 4 Portionen • niacinreich, folatreich
⊘ 30 Min.

500 g Hähnchenbrustfilet • 1 frisches Ei • 4 EL Milch • Salz • Pfeffer • 80 g Cornflakes • 4 EL Rapsöl

● Filets waschen, abtrocknen und in Stücke schneiden.

● Ei, Milch und Gewürze verrühren.

● Cornflakes zerdrücken.

● Filetstücke zuerst in der Eiermilch und dann in den Cornflakes wenden.

● In heißem Öl knusprig braun braten.

Das passt dazu Kartoffelpüree und Karottengemüse.

Die lieben alle!

Italienische Hackbällchen

für 4 Portionen • eisenreich
⏱ 50–60 Min.

2 Scheiben Weißbrot • ½ Tasse Milch • 1 Zwiebel • 750 g frisches Rinderhackfleisch • 2 Eier • 1½ EL gehackte Petersilie • 1 EL Zitronensaft • 1 EL Olivenöl • 100 g geriebener Parmesan • ½ TL getrockneter Oregano • Salz • Pfeffer • 1 Tasse Weizenmehl (Type 1050) • Olivenöl zum Braten

● Weißbrot entrinden und in der Milch einweichen.

● Zwiebel schälen und klein würfeln.

● Hackfleisch mit Zwiebel, Eiern, Petersilie, Zitronensaft, Olivenöl, Parmesan, Oregano, je 1 Prise Salz und Pfeffer und ausgedrücktem Weißbrot zu einem geschmeidigen Teig verarbeiten. Zugedeckt 30 Min. ruhen lassen.

● Mit einem Esslöffel aus dem Teig kleine Bällchen formen, in Weizenmehl wenden und in der Pfanne in Olivenöl bei mittlerer Hitze unter Wenden ca. 15 Min. rundum braten.

Das passt dazu Spinat im Reis (S. 178) oder grüner Kartoffelbrei (S. 167).

Dank Zimt und Honig ein sehr mildes Fleischgericht

Marokkanisches Hühnchen mit Pflaumen

für 4 Portionen • niacinreich, folatreich
⏱ 45 Min.

3 Tomaten (oder Dose) • 2 EL Olivenöl • 800 g Hühnerbrust • 1 Zimtstange • 450 ml Hühnerbrühe • Salz • Pfeffer • 125 g Backpflaumen • 1 TL flüssiger Honig • 1 EL Ingwer (frisch gerieben) • 50 g Rosinen • Kurkuma • Safran • 150 ml Wasser • 2 EL Sesam (geröstet)

● Tomaten mit kochendem Wasser überbrühen, häuten und Tomaten in Stücke schneiden.

● Olivenöl erhitzen und das Hühnerbrustfilet darin braun braten.

● Zimtstange und Tomaten, Hühnerbrühe, Salz und Pfeffer dazugeben. Aufkochen lassen und im geschlossenen Topf bei schwacher Hitze ca. 30 Min. köcheln lassen. Gegen Ende der Garzeit den Deckel abnehmen.

● Backpflaumen mit Honig, Ingwer, Rosinen, Kurkuma und Safran in 150 ml Wasser garen, bis die Trockenfrüchte weich sind.

● Hühnerbrust aus der Garflüssigkeit nehmen und warm halten. Die Garflüssigkeit etwas einköcheln lassen.

● Trockenfrüchtemischung zur Sauce geben und 1 Min. erhitzen. Über die Hühnerbrüste gießen und mit 2 EL Sesam bestreuen.

Das passt dazu Couscous (S. 166) und Brokkoli.

Superschnell, wenn man keine große Lust hat zu kochen

Gemüse-Reis-Pfanne mit Pute

für 4 Portionen • niacinreich, folatreich
🕑 30 Min.

300 g Langkornreis • Salz • 600 g chinesisches Pfannengemüse (TK) • 400 g Putenbrustfilet • 2 rote Zwiebeln • 2 EL Rapsöl • Sojasauce • Salz • Pfeffer

● Langkornreis in doppelter Wassermenge mit ½ TL Salz zum Kochen bringen und im geschlossenen Topf bei schwacher Hitze ca. 15 Min. quellen lassen. Mit der Gabel auflockern und bei ausgeschalteter Herdplatte ausdampfen lassen.

● Chinesisches Pfannengemüse antauen lassen.

● Putenbrustfilet in schmale Streifen schneiden.

● Zwiebeln schälen und in dünne Ringe schneiden.

● Rapsöl im Wok oder in einer Pfanne erhitzen und die Putenbruststreifen darin ca. 2 Min. unter Rühren anbraten, bis das Fleisch leicht gebräunt ist. Zwiebeln dazugeben und 3 Min. mitrühren.

● Fleisch und Zwiebeln aus der Pfanne nehmen und leicht salzen.

● Das Pfannengemüse im Wok bei starker Hitze unter Rühren ca. 2 Min. braten.

● Reis dazugeben und weitere 3 Min. rühren. Dann das Fleisch 1 Min. mitbraten. Alles gut mischen und mit Sojasauce, Salz und Pfeffer abschmecken.

Schmecken wie bei Oma!

Sonntagsrouladen

für 4 Portionen • eisenreich
🕑 90 Min.

4 Scheiben Rouladenfleisch • 4 Msp. Senf • ¼ Porreestange • 4 kleine Karotten • 4 TL Rapsöl • 1 Tomate • 4 Tassen Wasser • 1 Lorbeerblatt • Pfeffer • 2 EL Tomatenmark • 2 EL Weizenvollkornmehl • 2 EL Naturjoghurt

● Rouladenfleisch waschen, trocken tupfen und mit Senf bestreichen.

● Porree putzen, längs halbieren, waschen und in Streifen schneiden. Karotten waschen, dünn schälen und in Scheiben schneiden.

● Rouladen mit Gemüse belegen, zusammenrollen und mit Rouladennadeln oder Zahnstochern feststecken. Im heißen Öl rundum anbraten.

● Tomate mit kochendem Wasser überbrühen, häuten und fein würfeln.

● Wasser, Lorbeerblatt, Pfeffer, Tomatenwürfel und Tomatenmark dazugeben und die Rouladen im geschlossenen Topf bei schwacher Hitze ca. 60 Min. schmoren. Falls nötig, zwischendurch wenig Wasser nachgießen.

● Die Rouladen aus der Garflüssigkeit nehmen und warm stellen. Mehl mit Joghurt glatt rühren und die Sauce damit binden.

Das passt dazu Kleine Pellkartoffeln, grüne Bohnen, Brokkoli, Blumenkohl oder Rotkohl.

➤ Gemüse-Reis-Pfanne mit Pute

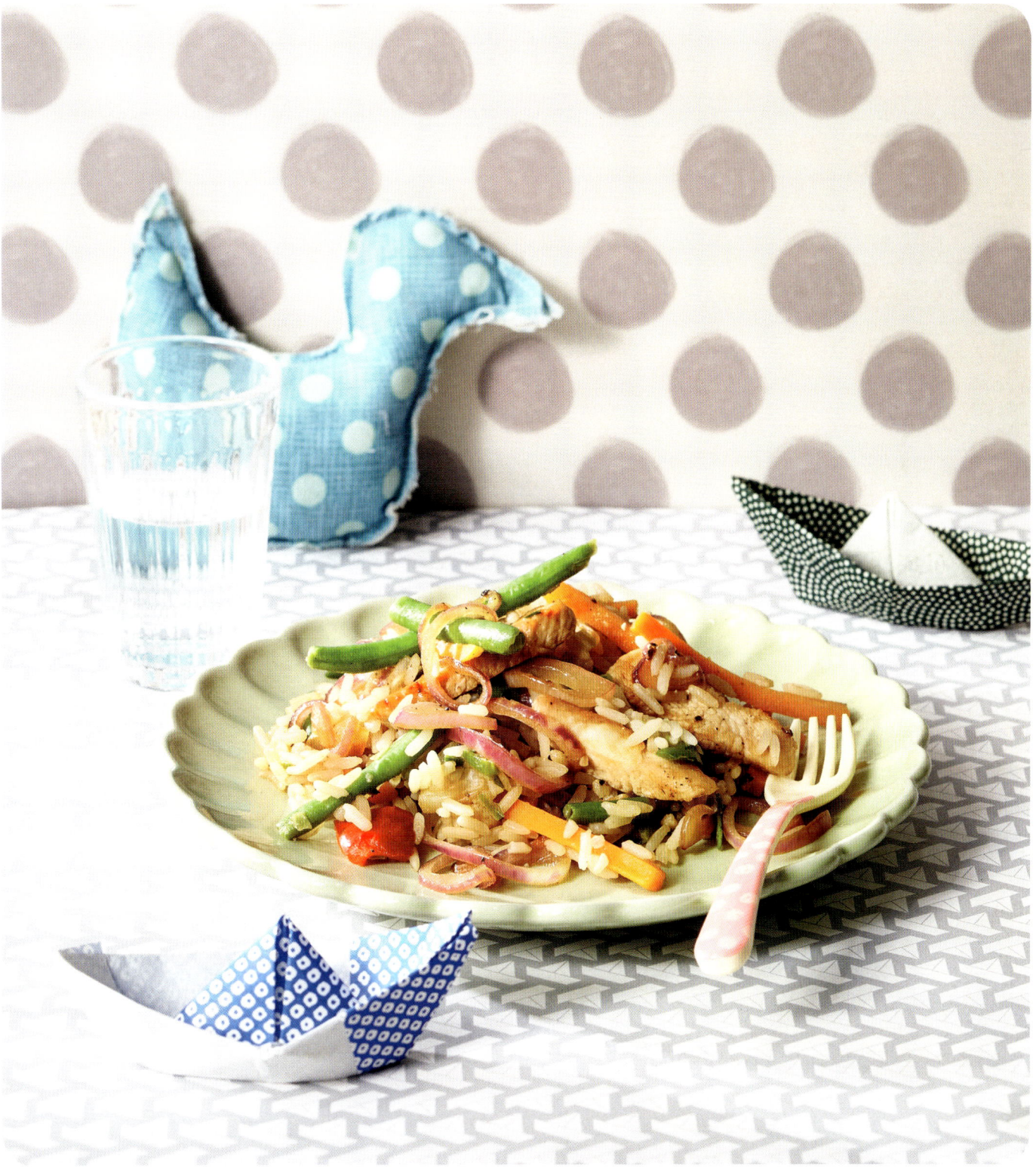

ZWISCHENMAHLZEITEN: GUT VERSORGT ÜBER DEN TAG

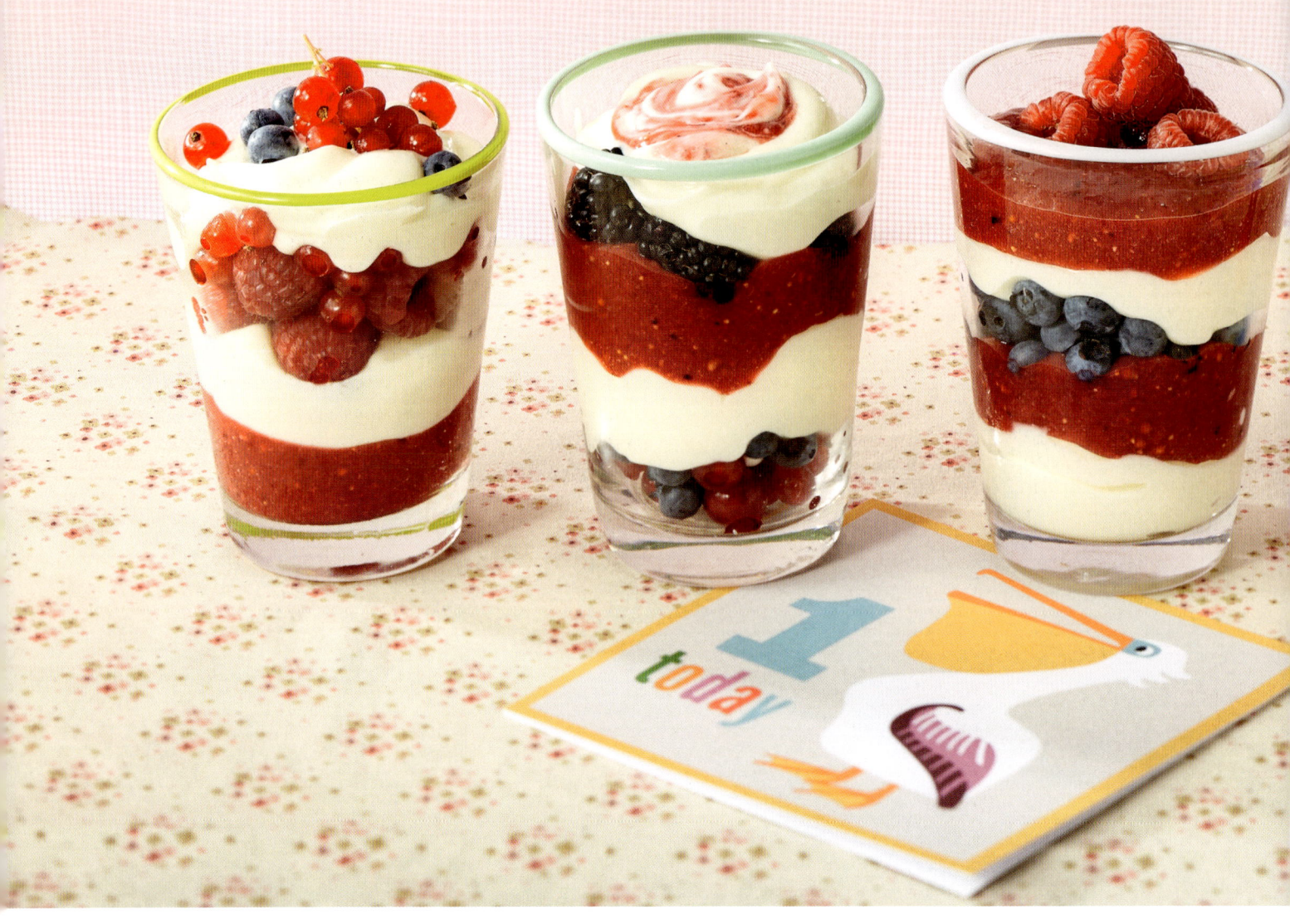

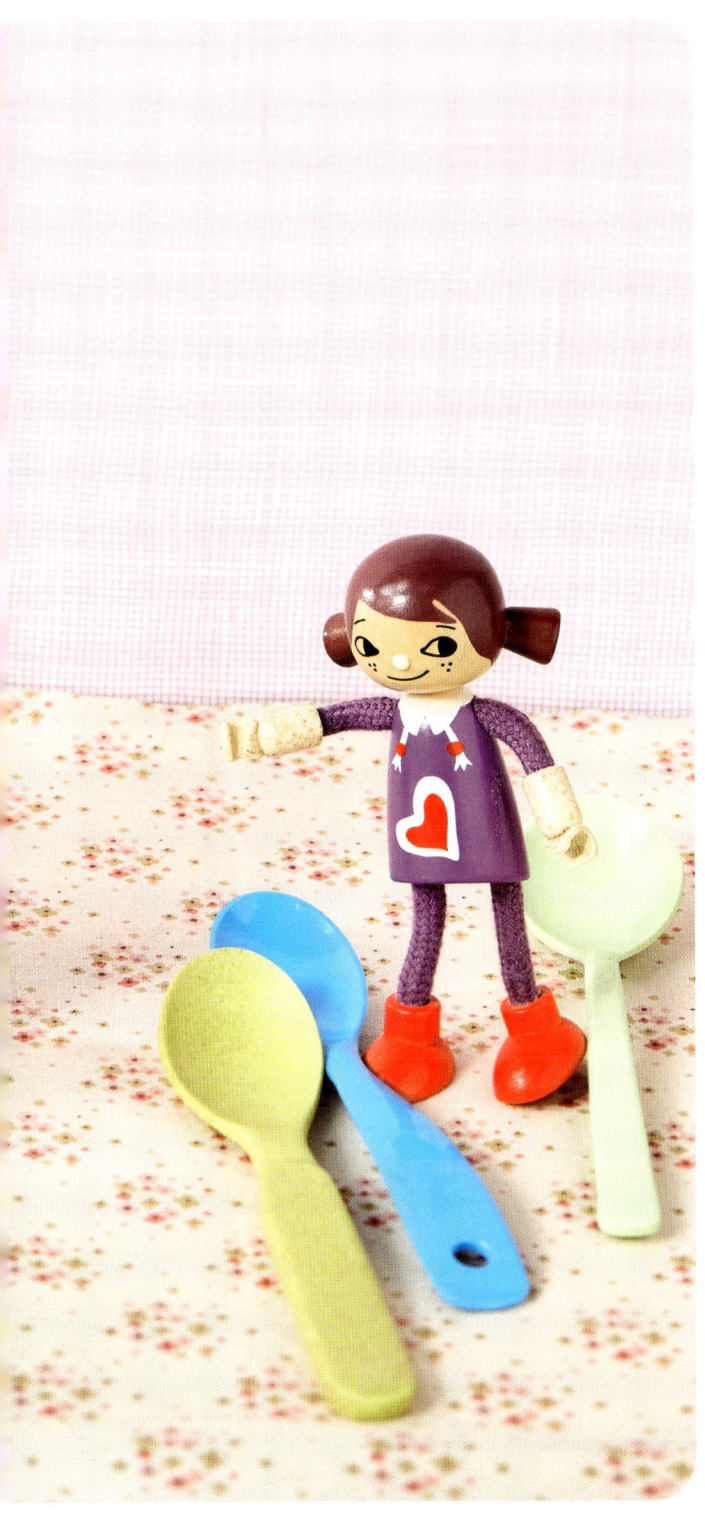

Ein Snack am Vormittag und einer am Nachmittag füllt die Energiespeicher auf und hält Ihr Kind fit. Das kann ein Stück Brot oder Gebäck sein, dazu schmeckt etwas Rohkost. Nachmittags kommen auch Kuchen, Kekse oder Waffeln gut an. Aber bitte nicht täglich und nur eine kleine Baby-Snack-Portion. Abwechselnd oder dazu kann es ein Glas Milch, selbst gemachten Milchshake oder eine kleine Portion Joghurt oder Quark und dazu etwas frisches Obst oder ein Glas Obstsaft geben.

Milchshakes, Joghurt- und Quarkspeisen können Sie ganz leicht und schnell aus wenigen Zutaten selbst machen. Das schont Ihren Geldbeutel und die Umwelt. Außerdem enthalten Fertigerzeugnisse häufig viel Zucker und unnötige Zusatzstoffe wie künstliche Geschmacks-, Farb- und Aromastoffe.

Selbst gemachte Milchshakes, Fruchtjoghurts oder Quarkspeisen mit frischem Obst fördern die Geschmackswahrnehmung Ihres Kindes. So kann es besser aus einer natürlichen Geschmacks-, Geruchs- und Farbvielfalt eine Vorliebe für eine abwechslungsreiche und gesundheitsfördernde Ernährung entwickeln.

Wenn Ihr Kind etwas älter ist, kann es auch beim Zubereiten der Zwischenmahlzeiten helfen.

<❮ Beerentraum

Wunderbar im Winter
Karamellmilch

für 2 Portionen • kalziumreich
⊘ 10 Min.

1 EL Zucker • 2 EL Sahne • 250 ml Milch

● Zucker mit der Sahne aufkochen und unter ständigem Rühren ca. 5 Min. zu hellbraunem Karamell einkochen lassen.

● 100 ml Milch bei mittlerer Hitze einrühren, bis sich der Karamell aufgelöst hat.

● Weitere 150 ml Milch dazugießen und auf Trinktemperatur erwärmen. In einer Tasse servieren.

Apfel-Karottensaft ist so lecker
Apfel-Karotten-Milch

für 2 Portionen • kalziumreich
⊘ 5 – 10 Min.

½ Apfel • 150 ml Milch • 4 EL Karottensaft • ½ EL Apfeldicksaft oder Honig

● Apfel schälen, vierteln und Kerngehäuse entfernen. Apfel in kleine Stücke schneiden und zusammen mit der Milch pürieren.

● Karottensaft und Apfeldicksaft oder Honig dazugeben und mit dem Pürierstab kurz schaumig schlagen.

● In einem Glas mit Strohhalm servieren.

Variante Schmeckt auch mit Birne.

Am besten mit Strohhalm!
Fruchtjoghurt für Faule

für 2 Portionen • kalziumreich
⊘ 5 – 10 Min.

1 Tasse Fruchtfleisch (z. B. Himbeeren, Erdbeeren, Banane, Nektarine, Melone) • 150 g Naturjoghurt • 100 ml Milch • 1 EL Honig

● Obst je nach Frucht waschen, schälen, entkernen und klein schneiden.

● Obst mit Joghurt, Milch und Honig pürieren und in einem Glas mit Strohhalm servieren.

Tipp Wählen Sie das Obst nach der Saison aus.

So schön cremig!

Türkischer Birnenjoghurt

für 4 Portionen • kalziumreich
⊘ 5 – 10 Min. + 1 Std. Kühlzeit

200 ml Sahne • 500 g Naturjoghurt •
200 g reife Birnen (oder aus der
Dose) • Zimt

● Sahne steif schlagen und unter den
Joghurt heben.

● Birnen waschen, klein schneiden
und unter den Sahnejoghurt rühren.
Mit Zimt abschmecken.

● Im Schälchen 1 Std. kalt stellen.

Tipp Auch prima als Nachtisch am
Wochenende.

Schön erfrischend im Sommer

Pinker Kefir

für 2 Portionen • kalziumreich
⊘ 10 Min.

100 g Himbeeren (frisch oder TK) •
200 ml Kefir oder Buttermilch • 2 EL
zarte Haferflocken • ½–1 EL Honig

● Himbeeren waschen und verlesen
(tiefgekühlte Himbeeren im Kühlschrank antauen lassen).

● Himbeeren mit Kefir, den Haferflocken und dem Honig pürieren.

● In einem Glas mit Strohhalm servieren.

Variante Statt Kefir oder Buttermilch
können Sie auch Milch und statt
Himbeeren andere Beerenfrüchte
oder Banane nehmen.

Auch als Nachtisch lecker!

Beerentraum

für 4 Portionen • kalziumreich
⊘ 15 Min.

1 Pck. Vanille-Puddingpulver • ½ l
Milch • 2 EL Zucker • 250 g Quark
(20 % Fett) • 500 g Beeren (frisch
oder tiefgekühlt)

● Nach Packungsanweisung aus
Puddingpulver, Milch und Zucker
einen Pudding kochen. Mit 1 Prise
Zucker bestreuen, damit sich keine
Haut bildet.

● Abkühlen lassen, dann den Quark
unterrühren.

● Die Beeren waschen und verlesen,
nach Geschmack auch pürieren und
abwechselnd mit der Quarkmasse in
ein Glas schichten.

Tipp Schmeckt besonders gut mit
vollreifen Erdbeeren.

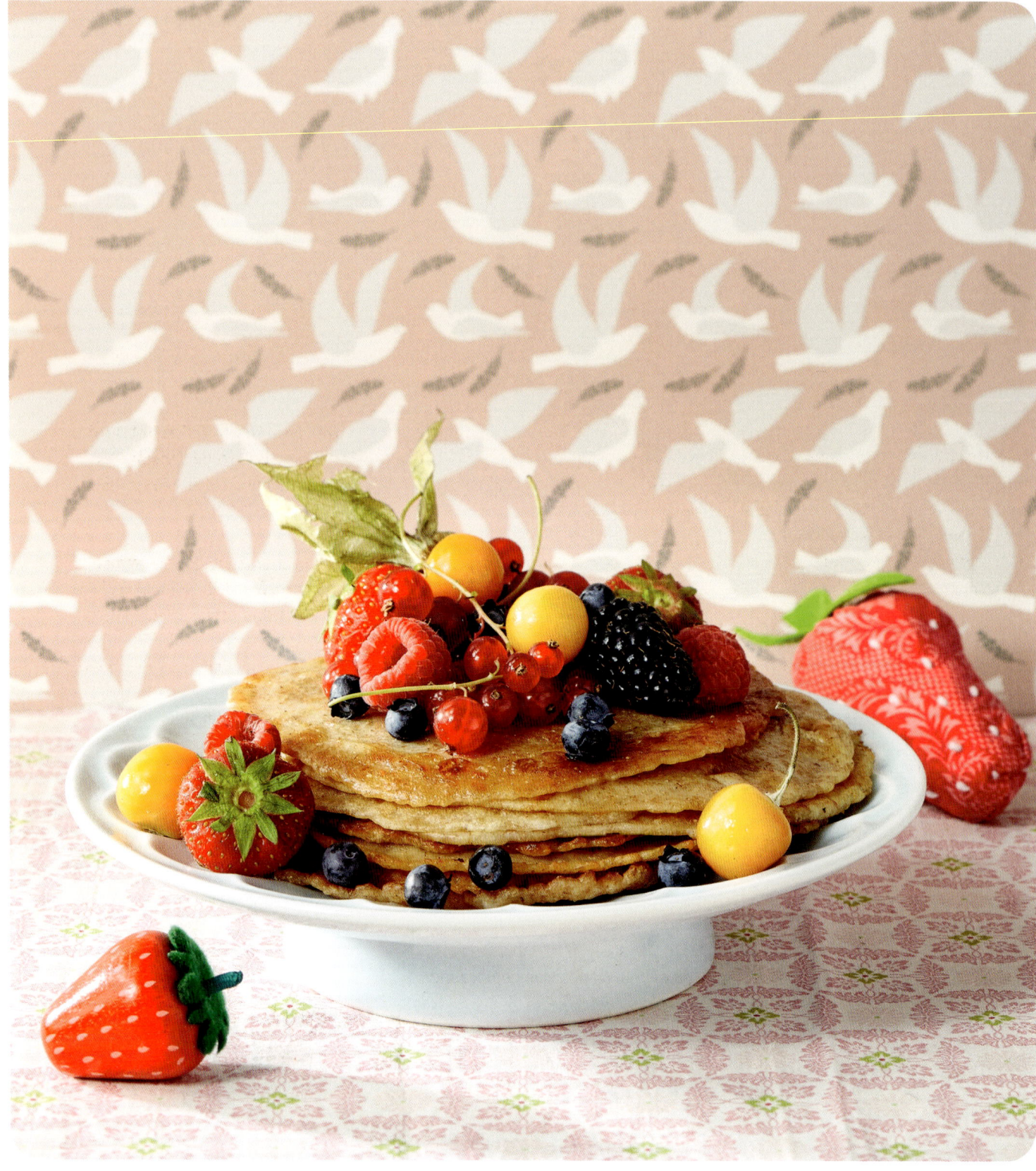

Schön saftig dank Banane!

Bananenwaffeln

für 4 Portionen • kaliumreich,
mit Ballaststoffen

⏱ 45 Min.

5 EL weiche Butter • 1 Ei • 1 sehr reife
Banane • 100 g Weizenvollkornmehl • 1 TL Backpulver • 3 EL Kokosraspel • ⅛ l Milch • etwas Öl

● Butter mit dem Ei schaumig
rühren.

● Banane in Stücke schneiden,
pürieren und in die Butter-Ei-Creme
rühren.

● Mehl mit Backpulver und Kokosraspel mischen und mit der Milch in
die Bananenmischung einrühren.
Teig 30 Min. quellen lassen.

● Im vorgeheizten, mit Öl einge-
pinselten Waffeleisen goldbraune
Waffeln backen.

Das passt dazu Apfelmus.

Reich an Ballaststoffen und Eisen

Haferwaffeln

für 4 Portionen • ballaststoffreich,
mit Eisen

⏱ 45 Min.

100 g feine Haferflocken • 100 g
Weizenvollkornmehl • 1 Pck. Trockenhefe • 250 ml Milch • 30 g Butter •
2 EL Honig • ½ Bio-Zitrone • 2 Eier •
etwas Öl

● Haferflocken, Mehl und Trockenhefe mischen.

● Milch leicht erwärmen, die Butter
darin schmelzen und den Honig zugeben. Mit der Mehlmischung gut
verrühren und 30 Min. quellen
lassen.

● Zitrone heiß abwaschen, Schale
abreiben und Saft auspressen.

● Eier trennen. Eigelbe, Zitronensaft
und -schale unter den Teig rühren.

● Eiweiß zu cremigem Schnee schlagen und unter den Teig mischen.

● Im vorgeheizten, mit Öl einge-
pinselten Waffeleisen goldbraune
Waffeln backen.

Das passt dazu Pürierte Himbeeren,
Fruchtdicksaft und Fruchtsauce.

Am besten schmeckt's ganz dünn

Vollkorncrêpes

für 4 Portionen • ballaststoffreich,
mit Kalzium

⏱ 45 Min.

100 g Weizenvollkornmehl • 2 TL
Honig • 200 ml Milch • 1 Prise Salz •
1 Ei • Öl zum Backen

● Mehl mit Honig, Milch, Salz und
dem Ei gut mit dem Schneebesen
vermischen und ca. 30 Min. quellen
lassen.

● Eine beschichtete Pfanne mit Öl
einpinseln. Eine kleine Schöpfkelle
Teig in die Pfanne geben und bei
mittlerer Hitze unter Schwenken
einen dünnen Crêpe von jeder Seite
goldgelb backen.

Das passt dazu Beerenfrüchte,
Fruchtdicksaft oder Fruchtsauce.

◂◂ Vollkorncrêpes

Innen ganz weich – ein Traum!

Der beste Schokoladenkuchen

für 4 Portionen • ballaststoffreich, mit Eisen
⊘ 15 Min. + 30 Min. Backzeit

150 g Butter • 250 g Zucker • 1 Pck. Vanillezucker • 100 g Backkakao • 1 Prise Salz • 4 Eier • 200 ml Wasser • 300 g Weizenvollkornmehl • 1 TL Backpulver • 200 g gehackte Walnüsse • etwas Öl

● Backofen auf 150 °C vorheizen.

● Butter sanft schmelzen und in einer Schüssel mit Zucker, Vanillezucker, Kakao und Salz gut verrühren. Nach und nach die Eier und das Wasser dazurühren.

● Weizenvollkornmehl und Backpulver auf den Teig sieben. Walnüsse unterrühren.

● Den Teig in eine 30 × 30 cm große, mit Öl eingepinselte und mit Mehl bestäubte Form (Springform geht auch) streichen und auf der mittleren Schiene ca. 30 Min. backen. Der Kuchen ist fertig, wenn der Teig außen fest, aber innen noch weich ist.

Tipp Machen Sie die Garprobe – der Teig darf nicht am Schaschlikspieß kleben bleiben.

Ganz fein, mit Joghurt im Teig

Zitronen-Muffins

für 1 Muffinblech (12 Stück) • ballaststoffreich, mit Kalzium
⊘ 15 Min. + 25 Min. Backzeit

250 g Weizenmehl (Type 550) • 2 TL Backpulver • 1 Pck. Vanillezucker • ½ TL Salz • 2 Bio-Zitronen • 120 g weiche Butter • 200 g Zucker • 3 Eier • 250 g Naturjoghurt • etwas Öl
Für den Guss: 250 g Puderzucker • 4 EL Zitronen- oder Orangensaft • 1 EL Wasser

● Den Backofen auf 180 °C vorheizen. Mehl, Backpulver, Vanillezucker und Salz in einer Schüssel mischen. Zitronen waschen und die Schale abreiben. Schale zur Mehlmischung geben. Zitronen auspressen.

● Butter mit dem Zucker verrühren. Zitronensaft, Eier und Joghurt dazurühren und alles unter die Mehlmischung rühren.

● Muffinform mit Öl einpinseln und mit Mehl bestäuben. Pro Muffin 2 EL Teig einfüllen. Die Muffins auf der mittleren Schiene ca. 25 Min. backen, bis der Teig oben aufreißt.

● Für den Guss Puderzucker in eine Schüssel sieben, nach und nach Zitronen- oder Orangensaft zugeben und mit 1 EL heißem Wasser glatt rühren. Die Muffins damit bepinseln.

Jedes Kind liebt Pfannkuchen!

Pfannkuchen

für 4 Portionen • ballaststoffreich, mit Kalzium
⊘ 45 Min.

3 Eier • 250 g Weizenmehl (Type 1050) • 1 Prise Salz • 250 ml Milch • 250 ml Wasser • etwas Öl

● Eier verrühren. Nach und nach das Mehl sowie Salz, Milch und Wasser einrühren. Den Teig 30 Min. quellen lassen.

● Eine beschichtete Pfanne mit Öl einpinseln. Eine große Schöpfkelle Teig in die Pfanne geben und bei mittlerer Hitze unter Schwenken einen dünnen Pfannkuchen von jeder Seite goldgelb backen.

Das passt dazu Süß und salzig einfach lecker: entweder mit frischen Früchten, Beerenfrüchten oder Apfelmus füllen oder herzhaft mit gedünstetem Spinat und Schafskäse füllen und kurz überbacken.

» Zitronen-Muffins

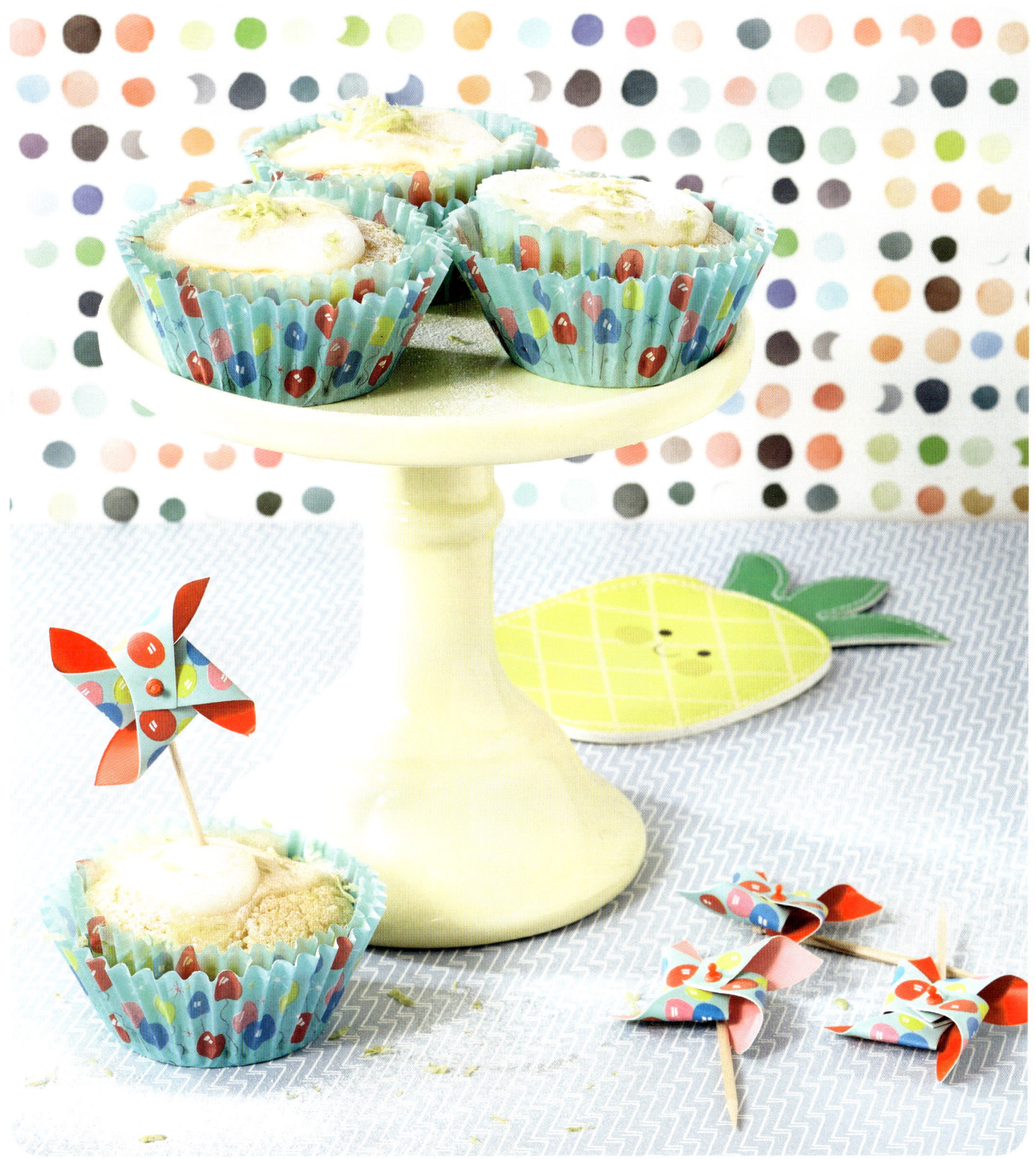

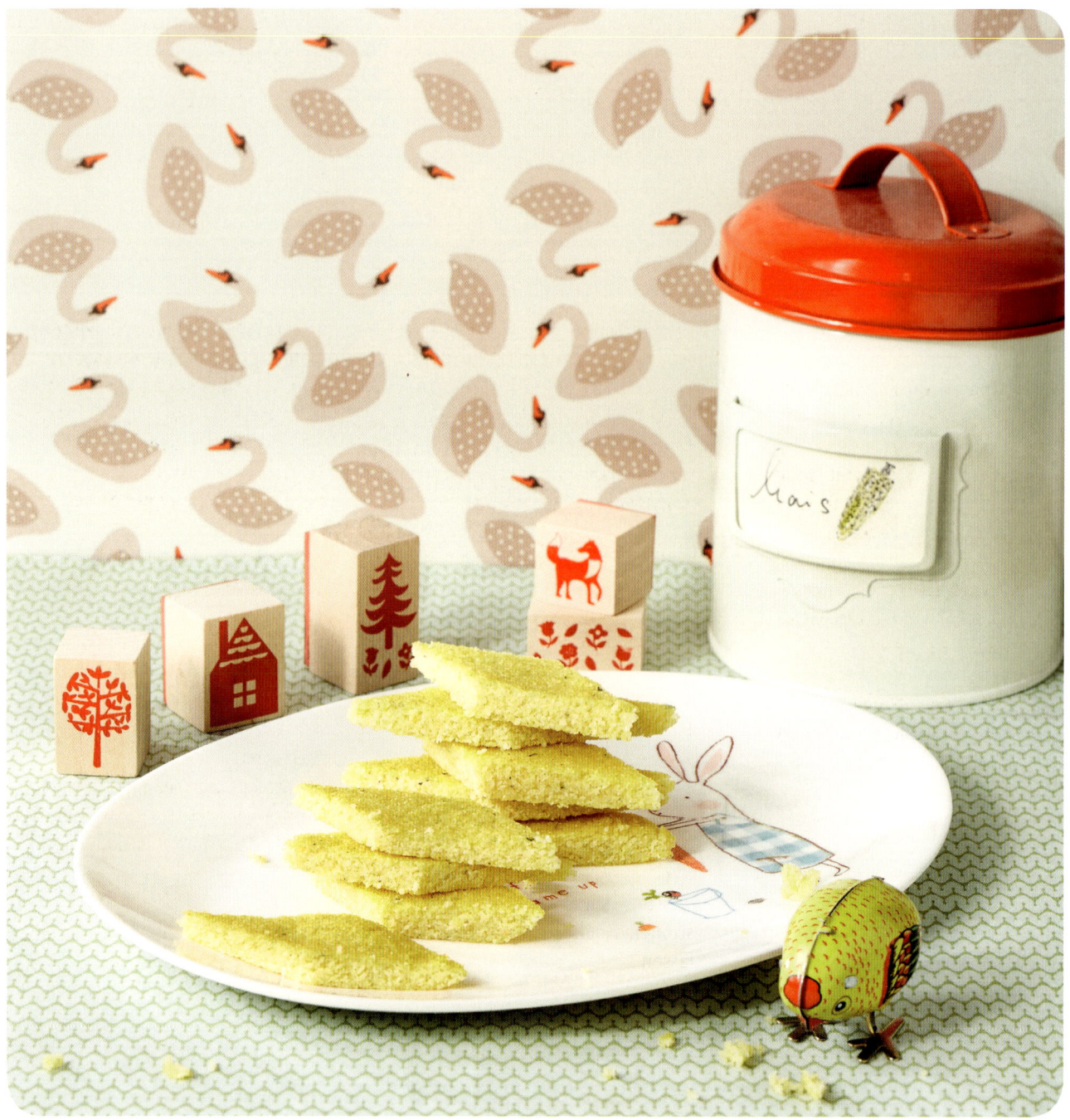

Lecker und gesund
Karotten-Muffins

für 1 Muffinblech (12 Stück) •
ballaststoffreich, mit Beta-Karotin
⊘ 15 Min. + 20 Min. Backzeit

200 g Karotten • 4 Eier • 150 g Honig • 50 ml Wasser • 150 g Weizenvollkornmehl • 1 TL Backpulver •
150 g gemahlene Mandeln

● Karotten waschen, schälen oder
schaben und fein reiben.

● Eier trennen. Eigelbe mit Honig
und Wasser schaumig schlagen.
Eiweiß zu Schnee schlagen.

● Mehl und Backpulver, Karotten
und Mandeln unterrühren. Den
Eischnee unterheben.

● Teig in eine gefettete Muffinform
oder in Papierförmchen füllen. Bei
180 °C 20 Min. backen.

Tipp Muffins lassen sich problemlos
einfrieren und bei Bedarf auftauen –
also gleich die doppelte Menge
backen.

Am besten noch warm genießen!
Fladenbrot

für 1 Fladenbrot • stärkereich,
macht satt
⊘ 10 Min. + 45 Min. Gehzeit +
20 Min. Backzeit

1 Würfel Hefe • 250 ml Wasser • 500 g
Weizenmehl (Type 1050) • 1 Prise
Salz • 1 Eigelb • 1 EL Olivenöl • 1 EL
Wasser • 1 Prise Zucker • 1 TL Sesam

● Hefe im lauwarmen Wasser auflösen. Mit Mehl und Salz vermengen.
Mit der Hand oder mit Knethaken zu
einem glatten Teig kneten.

● Den Teig an einem warmen Ort ca.
30 Min. gehen lassen, bis er sichtlich
aufgegangen ist und sich kleine
Bläschen bilden.

● Auf einem mit Backpapier ausgelegten Backblech zu einem flachen
Fladen formen. Falls der Teig klebt,
mit etwas Mehl verkneten.

● Eigelb, Olivenöl, Wasser und
Zucker verrühren und den Fladen
damit bestreichen. Mit Sesam bestreuen. Nochmals 15 Min. gehen
lassen.

● Den Fladen im Backofen bei 180 °C
ca. 20 Min. backen.

Wunderbar gelb und mild
Polenta-Ecken

für 4 Portionen • glutenfrei
⊘ 30 Min.

300 ml Gemüsebrühe • 1 Lorbeerblatt • 130 g Polenta (Maisgrieß) • 1 Ei

● Gemüsebrühe mit dem Lorbeerblatt aufkochen. Polenta einrieseln
lassen und unter ständigem Rühren
ca. 5 Min. bei ausgeschalteter Herdplatte quellen lassen.

● Topf von der Herdplatte nehmen.

● In die ausgekühlte Grießmasse das
Ei einrühren. Polenta auf ein mit
Backpapier ausgelegtes Backblech
1 cm dick aufstreichen und im vorgeheizten Backofen bei 180 °C
ca. 10 Min. backen.

● Die gebackene Polenta-Masse in
Rechtecke oder Rauten schneiden.

Das passt dazu Porree-Käse-Sauce
(S. 174).

◁ Polenta-Ecken

Service

Interessante Links

Allergien
www.bmel.de/AktionsplanAllergien.pdf

www.awmf.leitlinien.allergiepraevention.pdf

www.allergiecheck.de/allergie/nahrungsmittelallergie.html

www.allergiecheck.de/allergie/allergien-bei-kindern.html

www.ecarf.org/info-portal/allergien/fischallergie/

www.ak-dida.de

www.daab.de

Laktoseintoleranz
www.gesundheitsinformation.de/ursachen-und-diagnose-von-laktoseintoleranz.2113.de.html?part=ursachen-cc

www.minusl.de

Zöliakie
www.dzg-online.de/glutenfreie-ernaehrung.7.0.html

Baby Led Weaning
www.baby-led-weaning.de

Bio-Lebensmittel
www.oekolandbau.de

Ernährung allgemein
www.5amtag.de

www.dge.de

www.bzfe.de

www.bzga.de

www.in-form.de

www.gesund-ins-leben.de

Nachhaltige Ernährung
www.stmelf.bayern.de/ernaehrung

www.zugutfuerdietonne.de

Vegetarische und vegane Ernährung
www.dge.de/wissenschaft/weitere-publikationen/dge-position/vegane-ernaehrung

vebu.de/fitness-gesundheit/ernaehrungspyramide/vegetarische-ernaehrungspyramide

vebu.de/essen-genuss/pflanzliche-alternativen/fleisch-ersatz-die-besten-veganen-fleischalternativen

www.deutschlandistvegan.de/vegane-produkte-aus-dem-supermarkt

www.petazwei.de/einkaufsguide

vebu.de/fitness-gesundheit/naehrstoffe/vitamin-b12-in-lebensmitteln-und-vegane-ernaehrung/vitamin-b12-zahncreme

Vegetarische und vegane Rezepte

www.in-form.de/buergerportal/service/rezepte/fuer-jeden-tag/vegetarisch-und-vegan.html

www.regional-saisonal.de/vegetarische-rezepte

www.vebu.de

Fütter- und Essstörungen

www.bzga-essstoerungen.de

www.essstoerungen-frankfurt.de

www.bundesfachverbandessstoerungen.de/

www.awmf.org/leitlinien

www.kindergesundheit-info.de

Kindergesundheit

www.kiggs.de

www.rki.de

www.kindergesundheit-info.de

www.familie-und-tipps.de

www.gesund-ins-leben.de

Lernen und Hirnentwicklung

www.dijg.de/ehe-familie/forschung-kinder/vertrauen-entwicklung-hirn

Saisonkalender

www.bzfe.de

www.in-form.de

www.regional-saisonal.de/saisonkalender-obst

Stillen

www.bfr.bund.de/de/nationale_stillkommission.html

www.stillen-info.de

www.gesund-ins-leben.de

Zum Weiterlesen

Karl von Koerber, Hubert Hohler: Nachhaltig genießen. Rezeptbuch für unsere Zukunft. Stuttgart, Thieme 2012

Hartmut Morgenroth, Annette Kast-Zahn: Jedes Kind kann richtig essen. München, GU 2007

Cornelia Nitsch, Gerald Hüther: Kinder gezielt fördern. München, GU 2014

Josephine Schwarz-Gerö: Baby, warum isst du nicht? Ostfildern, Patmos 2012

Bausteine für die Gesundheit: Vitamine, Mineralstoffe, Spurenelemente

Nährstoff	Vorkommen	Aufgaben	Mangelsymptome
Vitamin A	Leber	für Sehfähigkeit, Wachstum, Haut und Schleimhäute, Immunsystem	Nachtblindheit, Geschwürbildung der Hornhaut, Austrocknung der Tränendrüsen und Augenbindehaut, Erblindung
Beta-Karotin	intensiv gefärbtes, grünes Gemüse wie Brokkoli, Grünkohl, Spinat	Vorstufe von Vitamin A, schützt möglicherweise vor bestimmten Tumorerkrankungen	Nachtblindheit, Geschwürbildung der Hornhaut, Austrocknung der Tränendrüsen und Augenbindehaut, Erblindung
Vitamin D	Fettfische (Hering, Makrele, Lachs), Leber, Margarine, Eigelb	regelt Kalzium- und Phosphatstoffwechsel, Knochenbildung	Störung der Knochenbildung, Knochenentkalkung, Knochenerweichung
Vitamin E	hochwertige Pflanzenöle, Diätmargarine, Weizenkeime, Haselnüsse	für Fettstoffwechsel, schützt Zellen und ungesättigte Fettsäuren vor Schädigung	Funktionsausfälle in Blut-, Nerven- und Muskelzellen
Vitamin K	grünes Gemüse, Milch und Milchprodukte, Fleisch, Eier, Obst, Gemüse	für Blutgerinnung und Knochenbildung	Neigung zu Blutungen bei bestimmten Erkrankungen
Vitamin B_1	Fleisch, Leber, Scholle, Thunfisch, Vollkornprodukte, Hülsenfrüchte, Kartoffeln	Energie- und Kohlenhydratstoffwechsel, Nervengewebe, Herzmuskel	Störung im Kohlenhydratstoffwechsel, bei schwerem Mangel Muskelschwund und Ödeme
Vitamin B_2	Milch und Milchprodukte, Fleisch, Fisch, Eier, Vollkornprodukte	Energie- und Eiweißstoffwechsel	Hautrisse der Mundwinkel, Wachstumsstörungen, Entzündungen der Zunge und Mundschleimhaut, Blutarmut
Niacin	Fleisch, Innereien, Fisch, Milch, Eier, Getreideprodukte, Kartoffeln	Auf- und Abbau der Aminosäuren (Eiweißbausteine), Fettsäuren und Kohlenhydrate, Zellteilung	Schleimhautveränderungen des Mundes, der Zunge und im Magen-Darm-Trakt, Hautveränderungen an lichtausgesetzten Stellen
Vitamin B_6	Fleisch, Fisch, Kartoffeln, Gemüse, Vollkornprodukte, Weizenkeime, Sojabohnen	Aminosäurestoffwechsel, Blutbildung, Nerven- und Immunsystem	Hautentzündungen im Augen-, Nasen- und Mundbereich, Störungen von Nervenfunktionen, Anämie (Blutarmut)
Folat	Gemüse, Obst, Vollkornprodukte, Weizenkeime, Kartoffeln, Fleisch, Leber, Milch, Milchprodukte, Eier, Sojabohnen	Zellteilung und -neubildung, Blutbildung, Eiweißstoffwechsel, Nervengewebe	Blutarmut (Anämie), Schwangerschaftskomplikationen (Früh- und Fehlgeburt), Neuralrohrdefekt (offener Rücken) beim Neugeborenen

Vitamin B$_{12}$	Leber, Fleisch, Fisch, Milch, Eier, Sauerkraut	Blutbildung, Abbau von Fettsäuren	Blutarmut (Anämie), Dauerschädigung des Rückenmarks
Vitamin C	Obst und Gemüse	Bildung von Bindegewebe, Wundheilung, Zellschutz	erhöhte Infektanfälligkeit, schlechte Wundheilung
Natrium und Chlorid (Kochsalz)	Wurst, Käse, Würzmittel, Brot, Salzgebäck, Fischkonserven, Mineralwasser	Gewebespannung, Wasserhaushalt, Chlorid ist Bestandteil der Magensäure und Natrium aktiviert Enzyme	niedriger Blutdruck, Muskelkrämpfe
Kalium	Bananen, Kartoffeln, Trockenobst, Spinat, Champignons	Gewebespannung, Reizweiterleitung, Wasserhaushalt	Muskelschwäche, Darmlähmung, Funktionsstörungen des Herzens
Kalzium	Milch und Milchprodukte, Grünkohl, Fenchel, Brokkoli, Lauch, Hülsenfrüchte, Nüsse, Mineralwasser	Baustoff für Zähne und Knochen, Blutgerinnung, Reizweiterleitung im Nervensystem	Minderwuchs, Entkalkung von Knochen, Osteoporose im Alter, Krämpfe
Phosphor	Leber, Fisch, Brot, Milch, Eier (Zusatzstoff in der Lebensmittelverarbeitung)	Baustoff für Zähne und Knochen, für Energiebereitstellung und konstanten Säure-Basen-Haushalt	körperliche Schwäche
Magnesium	Vollkornprodukte, Milch und Milchprodukte, Leber, Geflügel, Fisch, Gemüse, Kartoffeln	aktiviert Enzyme, erregt Muskulatur, fördert Knochenmineralisierung	Funktionsstörungen der Herz- und Skelettmuskulatur, Krämpfe
Eisen	Fleisch, , Mineralwasser, grünes Gemüse, Vollkornprodukte, Weizenkeime	Baustein des roten Blutfarbstoffs, Blutbildung, Sauerstofftransport, Bestandteil von Enzymen	Abgeschlagenheit, Erschöpfung, Blutarmut, Störung der Wärmeregulation des Körpers, Infektanfälligkeit
Jod	Seefisch, jodiertes Speisesalz und damit hergestellte Lebensmittel (Brot, Wurst, Käse), Milch und Eier (je nach Fütterung)	beeinflusst als Bestandteil der Schilddrüsenhormone den Energieumsatz, das Wachstum und die Wärmeregulation	Vergrößerung der Schilddrüse (Kropf), Kretinismus (Schwachsinn und Kleinwuchs) beim Neugeborenen
Fluorid	Schwarztee, bestimmte Fische	festigt die Knochen, härtet Zahnschmelz, beugt Karies vor	im Kindesalter mangelhafte Zahnhärtung, Kariesanfälligkeit
Zink	Fleisch, Eier, Milch, Käse, Hülsenfrüchte, Vollkornerzeugnisse	Bestandteil oder Aktivator von Enzymen und Hormonen	Wachstumsverzögerungen, Appetitlosigkeit, entzündliche Hautveränderungen, Beeinträchtigung des Geschmacksempfindens, der Infektabwehr und Wundheilung

Verschiedene Getreide- und Pseudogetreidesorten

Getreide	Infos und Geschmack	Verwendung
Amaranth (glutenfreies Fuchsschwanzgewächs)	wichtigstes Getreide in Mittelamerika. Kleine Körner mit nussigem Geschmack	für Süßspeisen, Suppen, Gemüsegerichte, (mit anderem Getreide gemischt) Brot und Backwaren, Kuchen und Desserts
Buchweizen (glutenfreies Knöterichgewächs)	stammt aus Mittelasien. Körner, Grütze, Flocken oder Mehl mit kräftigem, leicht bitterem Geschmack	für Blinis, Suppen, Gemüsegerichte, Salate, Teigwaren, Müslis, Aufstriche und (mit Weizenmehl gemischt) zum Brot- und Kuchenbacken
Couscous	Grießkörner aus Weizen, Gerste oder Hirse	für Süßspeisen, Suppen, Salate und Gemüsegerichte
Dinkel (Weizengetreide)	Flocken oder Mehl	für Milchbreie, Müslis, Pfannkuchen, Brot und Backwaren, Kuchen und Desserts
Gerste	Graupen, Grütze, Mehl und Flocken	für Suppen und als Beilage für Saucen
Grünkern (unreifer Dinkel)	Körner, Schrot oder Mehl mit kräftig nussig-würzigem Geschmack	für Pfannkuchen, Bratlinge, Suppen, Gemüsegerichte, Salate und Aufstriche
Hafer	Körner, Grütze, Flocken oder Mehl mit nussartigem Aroma	für Milchbreie, Müslis, Suppen, Aufstriche, Salate, Gemüsegerichte, Kuchen, Desserts, als kaltlösliche Instantflocken in Milch und Saft zum Trinken
Hirse (glutenfrei)	wichtigstes Grundnahrungsmittel in Afrika, im vorderen Orient und in Indien. Körner, Flocken, Grieß oder Mehl mit mildem Geschmack	für Milchbreie, Müslis, Suppen, Salate, Aufläufe, Pfannkuchen, Kuchen und Desserts
Mais (glutenfrei)	stammt aus Mittelamerika. Milder bis süßlicher Geschmack. Grieß (Polenta) oder Mehl (Kukuruz)	für Milchbreie, Suppen, Klöße, Pfannkuchen, Fladen, Brot und Backwaren
Quinoa (glutenfreies Fuchs schwanzgewächs)	wichtigstes Grundnahrungsmittel der Ureinwohner in den Anden. Enthält bitter schmeckende Saponine, die die Verdaulichkeit beeinträchtigen, deshalb nicht für Kleinkinder geeignet!	Kann für Müslis, Brot, Gebäck, Kuchen, Desserts und zu Gemüsegerichten verwendet werden.
Reis (glutenfrei)	Anbau vorwiegend in Asien. Körner und Flocken	für Milchbreie, Süßspeisen, Suppen, Salate, Gemüsegerichte, Kuchen und Desserts
Roggen	stammt aus Kleinasien. Wichtigstes Brotgetreide neben Weizen. Leicht herber Geschmack	Körner, Schrot und Mehl für Brot und Backwaren, Aufstriche, Suppen und Gemüsegerichte
Weizen (Weichweizen, Hartweizen)	milder, neutraler Geschmack. Körner, Schrot, Grütze, Grieß oder Mehl	für Brot und Backwaren, Kuchen, Desserts, Milchbreie, Müslis, Pfannkuchen, Klöße, Fladen, Aufläufe, Suppen, Salate, Aufstriche, Gemüsegerichte

Stichwortverzeichnis

A
Abendbrot 116, 142
Abfall 98
Abstillen 27
Alkohol 14
Allergien 22, 103
Allergierisiko 54, 57, 62
Allergievorsorge 22
Anfangsmilch 31 – 32

B
Baby Led Weaning 59
Bauchweh 103
Bewegung 101
Bio 58, 97
Blähungen 29, 33, 37, 103
Bonding 19
Brei 66
Breifahrplan 48
Breivorrat 53
Brot 81

E
Eier 57, 82
Einkaufsliste 81
Einkaufszettel 73
Eisen 46, 56, 96
Eiweiß 95
Ernährung, nachhaltige 97
Ernährung, vegane 12, 94
Ernährung, vegetarische 11, 94
Ernährungspyramide 77
Essensplan 208
Esserziehung 88
Essfahrplan 10.–12. Monat 72
Essstörungen 110
Extrawürste 86

F
Fett 80, 82
Fisch 13, 57, 80, 82
Flaschenmilch 30
– Zusätze 33
Flaschenmilchsorten 32
Fleisch 56, 78, 82
Fluorid 40
Folsäure 10
folatreiche Lebensmittel 11

Folgemilch 31 – 32
Fruchtzuckerunverträglich-
    keit 107
Frühstück 116, 142
Fruktoseintoleranz 107
Fütterstörungen 110

G
Garverfahren 118
Gemüse 53, 77, 81, 172
Gemüse zubereiten 120
Gemüse-Kartoffel-Brei 55
Gemüse-Kartoffel-Fleisch-
    Brei 52, 56
Geschmacksbilder 92
Geschmacksbildung 88
Getränke 50, 72, 77, 81, 101
Getreide 78, 81
Getreide- und Pseudogetreide-
    sorten 205
Gewichtsentwicklung 102
Grundrezepte
– Gemüse-Kartoffel-Fleisch-
    Brei 125
– Gemüse-Kartoffel-Brei 124
– Gemüsebrei 124
– Milch-Getreide-Brei 136

H
HA-Milch 31
Händewaschen 46
Haustiere 23
Honig 63
Hühnereiweißallergie 72
Hungersignale 24 – 25
Hygieneregeln 39

J
Jod 11, 13, 56
Jodmangel 11
jodreiche Lebensmittel 11

K
Kalorien 11
Kalzium 14, 61, 96
Karies 41
Kartoffeln 82, 164
Kinderlebensmittel 86

Kuhmilcheiweiß 33
Kuhmilcheiweißallergie 62, 71

L
Laktoseintoleranz 106, 108
Laktoseunverträglichkeit 106
Lebensmittelallergene 49
Lebensmittelunverträglichkei-
    ten 103
Leitungswasser 38, 77

M
Milch 61, 78, 82
Milch-Getreide-Brei 60
Milchbildung 14
Milcherzeugnisse 78
Milchmenge 36
Milchprodukte 82
Milchsorten 61
Milchzubereitung 34
Milchzucker 107
Milchzuckerunverträglich-
    keit 61
Mineralstoffe 206
Mittagessen 116
Muttermilch 18, 20
Muttermilch abpumpen 26
Muttermilch einfrieren 26

N
nachhaltige Ernährung 97
Nachhaltigkeit 94
Nährstoffe 10
Neurodermitis 104

O
Obst 65, 77, 81
Öle 80, 82
Omega-3-Fettsäuren 13, 56

P
Portionsgrößen 84
pränatale Prägung 13
Prebiotika 36
Probiotika 36

R
Rauchen 23

Regeln 89
Rituale 89

S
Salat 158
Sättigungssignale 25
Schwangerschaftsdiabetes 13
sekundäre Pflanzenstoffe 204
Solanin 55
Spurenelemente 206
Stillen 18, 20, 28
Stillposition 27
Stress 26
Suppen 152
Süßigkeiten 80, 82

T
Trinkmahlzeiten 41

U
Übergewicht 12
Untergewicht 12

V
vegane Ernährung 12, 94
vegetarische Ernährung 11, 94
Vitamin B$_{12}$ 56
Vitamin C 56, 64
Vitamin D 14, 40
Vitamin K 40
Vitamine 206
Vollkorn 71
Vollkorngetreide 62
Vorbilder 89
Vorräte 81

W
Wachstumsschübe 100
Wasser 77
Weizen-Glutensensivität 110
Wurst 82

Z
Zahnpflege 41
Zöliakie 55, 72, 108
Zwischenmahlzeiten 192

Bibliografische Information der Deutschen Nationalbibliothek
Die Deutsche Nationalbibliothek verzeichnet diese Publikation in der Deutschen National-bibliografie; detaillierte bibliografische Daten sind im Internet über http://dnb.d-nb.de abrufbar.

Programmplanung: Uta Spieldiener
Redaktion: Ursula Brunn-Steiner, Vaihingen an der Enz
Bildredaktion: Christoph Frick

Umschlagfoto: Image Broker
Umschlaggestaltung:
Dominique Loenicker, Stuttgart

Fotos im Innenteil:
alle Rezeptbilder: Meike Bergmann, Berlin
Foodstyling: Caroline Franke, Berlin
Stefanie Bütow, Hamburg: S. 67
fotolia: S. 21, 29, 47, 59, 96
Getty Images/Digital Vision: S. 8/9, Getty Images/fStop: S. 87, Getty Images/Westend61 RM: S. 99; plainpicture/Cultura/Brigitte Sporrer: S. 15, plainpicture/Cultura/Emely: S. 50; Shutterstock: S. 16/17, 23

2. Auflage 2018

© 2018 TRIAS
in Georg Thieme Verlag KG
Rüdigerstraße 14, 70469 Stuttgart

1. Auflage 2010 TRIAS Verlag in MVS Medizinverlage Stuttgart GmbH & Co. KG

Printed in Germany

Satz und Repro: Ziegler und Müller, Kirchentellinsfurt
gesetzt in: APP/3B2, Version 9.1 Unicode
Druck: AZ Druck und Datentechnik GmbH, Kempten

Gedruckt auf chlorfrei gebleichtem Papier

ISBN 978-3-432-10414-0

Auch erhältlich als E-Book:
eISBN (ePUB) 978-3-432-10416-4

Liebe Leserin, lieber Leser,

hat Ihnen dieses Buch weitergeholfen? Für Anregungen, Kritik, aber auch für Lob sind wir offen. So können wir in Zukunft noch besser auf Ihre Wünsche eingehen.

Schreiben Sie uns, denn Ihre Meinung zählt!

Ihr TRIAS Verlag

E-Mail-Leserservice:
kundenservice@trias-verlag.de

Adresse:
Lektorat TRIAS Verlag
Postfach 30 05 04
70445 Stuttgart
Fax: 0711-89 31-748

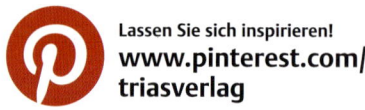
Lassen Sie sich inspirieren!
www.pinterest.com/triasverlag

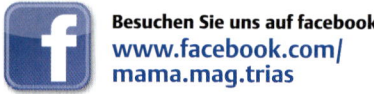
Besuchen Sie uns auf facebook!
www.facebook.com/mama.mag.trias